高等职业学校"十四五"规划药学类及中医药类专业新形态一体化特色教材

供中药学、中药制药、中药材生产与加工等专业使用

药品应用技术(活页式教材)

主　编　闫　晨　天津生物工程职业技术学院
　　　　赵宝林　安徽中医药高等专科学校
　　　　阎　姝　天津市中西医结合医院
副主编　尹浣姝　天津生物工程职业技术学院
　　　　李　璐　天津生物工程职业技术学院
　　　　张　琦　天津中西医结合医院
参　编　(按姓氏笔画排序)
　　　　马德邻　天津河北铁三院医院
　　　　孙智勇　北华大学附属医院
　　　　苏杏丽　天津生物工程职业技术学院
　　　　李希珍　沧州医学高等专科学校
　　　　张灿云　长春医学高等专科学校
　　　　莫　愁　天津生物工程职业技术学院
　　　　谢明伟　天津福芝林医药科技有限公司

华中科技大学出版社

中国·武汉

内容简介

本书是高等职业学校"十四五"规划药学类及中医药类专业新形态一体化特色教材。

本书为活页式教材,共有五个模块,内容包括基础知识、药品陈列及盘点、药品推介——中成药篇、药品推介——化学药篇、岗位实战。

本书可供中药学、中药制药、中药材生产与加工等专业使用。

图书在版编目(CIP)数据

药品应用技术:活页式教材/闫晨,赵宝林,阎姝主编. —武汉:华中科技大学出版社,2023.8
ISBN 978-7-5680-9739-0

Ⅰ.①药… Ⅱ.①闫… ②赵… ③阎… Ⅲ.①用药法-教材 Ⅳ.①R452

中国国家版本馆 CIP 数据核字(2023)第 152667 号

药品应用技术(活页式教材)
Yaopin Yingyong Jishu(Huoyeshi Jiaocai)

闫 晨 赵宝林 阎 姝 主编

策划编辑:史燕丽
责任编辑:郭逸贤 李 佩
封面设计:原色设计
责任校对:李 琴
责任监印:周治超

出版发行:华中科技大学出版社(中国·武汉) 电话:(027)81321913
武汉市东湖新技术开发区华工科技园 邮编:430223
录   排:华中科技大学惠友文印中心
印   刷:武汉市洪林印务有限公司
开   本:787mm×1092mm 1/16
印   张:20.25
字   数:543千字
版   次:2023年8月第1版第1次印刷
定   价:88.00元

本书若有印装质量问题,请向出版社营销中心调换
全国免费服务热线:400-6679-118 竭诚为您服务
版权所有 侵权必究

高等职业学校"十四五"规划药学类及中医药类专业新形态一体化特色教材编委会

主 任 委 员 胡　野　葛淑兰

副主任委员（按姓氏笔画排序）

　　刘　涛　铁岭卫生职业学院
　　陈地龙　重庆三峡医药高等专科学校
　　宣永华　滨州职业学院
　　姚腊初　益阳医学高等专科学校
　　秦立国　铁岭卫生职业学院

委　　　员（按姓氏笔画排序）

　　王　峰　辽宁医药职业学院
　　王文渊　永州职业技术学院
　　王志亮　枣庄科技职业学院
　　王德华　苏州卫生职业技术学院
　　兰小群　广东创新科技职业学院
　　刘修树　合肥职业技术学院
　　刘歆韵　铁岭卫生职业学院
　　李新莉　渭南职业技术学院
　　杨凤琼　广东岭南职业技术学院
　　杨家林　鄂州职业大学
　　张　勇　皖北卫生职业学院
　　陆艳琦　郑州铁路职业技术学院
　　孟彦波　邢台医学高等专科学校
　　封家福　乐山职业技术学院
　　赵立彦　铁岭卫生职业学院
　　钱士匀　海南医学院
　　徐　宁　安庆医药高等专科学校
　　赖菁华　陕西能源职业技术学院
　　谭　工　重庆三峡医药高等专科学校

网络增值服务

使用说明

欢迎使用华中科技大学出版社医学资源网 yixue.hustp.com

1 教师使用流程

（1）登录网址：**http://yixue.hustp.com**（注册时请选择教师用户）

注册 > 登录 > 完善个人信息 > 等待审核

（2）审核通过后，您可以在网站使用以下功能：

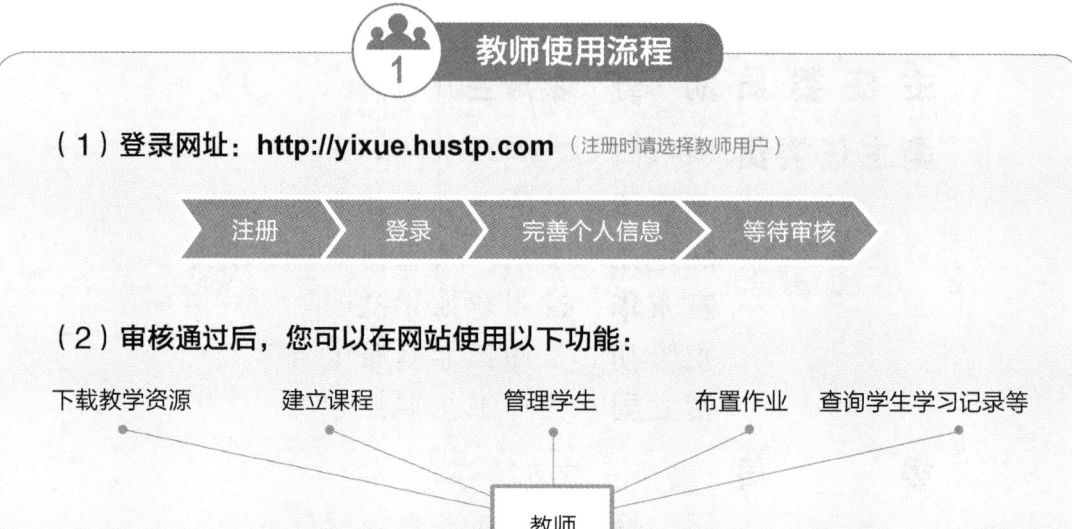

2 学员使用流程

（建议学员在PC端完成注册、登录、完善个人信息的操作）

（1）PC端操作步骤

① 登录网址：**http://yixue.hustp.com**（注册时请选择普通用户）

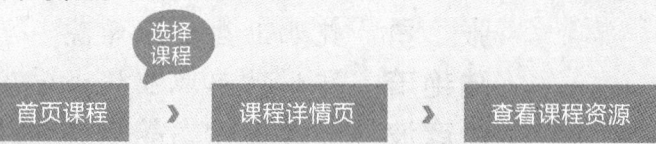

② 查看课程资源：（如有学习码，请在个人中心-学习码验证中先验证，再进行操作）

首页课程 > 课程详情页（选择课程）> 查看课程资源

（2）手机端扫码操作步骤

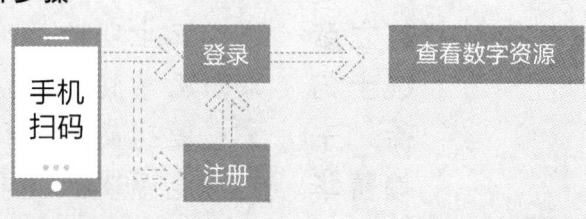

前言

基于国家倡导使用新型活页式、工作手册式的新形态教材的趋势,职业教育特点以及中医药类、药学类、药品与医疗器械类专业学生所面向的药店、医院药房等岗位所涉及的岗位特征,结合国内高等职业教育教学发展趋势,本教材编者科学合理地推进教材体系改革,同步进行数字资源建设,着力打造融合"岗课赛证"的高等职业教育活页式教材。本教材主要特色如下。

1. 校企双元开发,对接企业岗位

坚持校企"双元"合作开发模式。邀请企业、医院等技术能手深度参与本教材的编写,确保工作岗位的先进技术和工作案例及时写入教材,适应行业的快速发展与迭代。本教材以连锁药店、医院药房的工作岗位内容为主线,将职业能力作为最小组织单元,重构了传统教材内容。

2. 落实立德树人,体现课程思政

本教材在编写过程中注重课程思政案例的融入,每个模块下设计"思政加油站"并提炼思政关键词,梳理该模块所蕴含的思政教育元素,形成教材课程思政教育的主线。

3. 新型活页装订,易教易学易用

本教材使用新型活页式设计,在形式上保持"活"的特点,保证可以根据企业行业技术的发展变化和教学需求,动态调整教材内容,完善学习资源,以适应线上线下相结合、智慧学习等不同学习方式,促进学生自学能力的持续提高。

4. 岗课赛证融通,应用范围更广

按照岗位工作逻辑,参照药品购销员、执业药师考核要求,将知识内容任务化,并以岗位真实案例为引导,让学生亲历企业工作。本教材既可以供高等职业院校师生教学使用,也可供医药行业从业人员自学使用,还可作为中药企业员工的培训用书。

5. 融合信息技术,可听可视可练

本教材对纸质教材进行数字化改造,配套知识解析、微课、在线答题等可听、可视、可练的数字资源,使教学内容灵活呈现,难点知识讲解难度降低,易读性更强。

本教材编写分工如下:岗位调研及教材框架搭建工作由闫晨、赵宝林、阎姝负责;模块一基础知识由闫晨、李璐负责编写;模块二药品陈列及盘点和模块三药品推介——中成药篇由闫晨、尹浣姝、莫愁、张灿云负责编写;模块四药品推介——化学药篇由李璐、苏杏丽负责编写;模块五岗位实战由闫晨、李希珍负责编写;附录部分由莫愁、闫晨负责编写。数字资源部分由闫晨、莫愁、尹浣姝、李璐、苏杏丽、张琦、马德邻、孙智勇负责。闫晨、尹浣姝、李璐、莫愁、苏杏丽、谢明伟负责统稿和定稿工作。

本教材在编写过程中,得到了各参编院校及各企业医院的大力支持,在此表示衷心的感谢!由于时间和编者水平有限,书中难免有疏漏和不足之处,敬请各院校师生及同行在教材使用过程中及时提出宝贵的修改意见和建议,以便再版时进一步提高教材质量。

编　者

承 诺 书

作为一名医药行业的准从业者,需要具备高尚的医药职业道德素质,遵守医药行业职业守则并以此来自觉约束自己的行为。因此,我作出以下承诺:

1. 遵纪守法,爱岗敬业

严格执行国家法律、法规及相关政策。忠于职守,以恭敬严肃的态度对待自己的工作,勤奋努力,精益求精,尽职尽责,追求卓越。

2. 质量为本,真诚守信

牢固树立质量第一的观念,以对人民用药安全高度负责的精神,把药品质量放在首位,熟悉药品知识,提高鉴别药品的能力,坚决杜绝假劣药。努力学习新的医药科学知识,熟练掌握本职工作的业务知识和基本技能,为消费者提供安全有效、质量可靠的药品。

3. 急人所难,救死扶伤

医药从业人员从事的是一种维护人类生命和促进人类健康的服务工作。医药从业人员的神圣的职业道德就是防病治病,救死扶伤。因此要做到:对患者一视同仁;把患者的利益放在首位;要有深切的同情心;业务熟练。

4. 在工作中做到以下几点

(1) 团队成员互相尊重,懂礼貌,维护集体利益,增强团队意识。

(2) 服从实训室、实训基地管理,严守纪律。

(3) 为人诚实,不掩饰工作、实训中的过失、错误。

(4) 严格遵守考勤制度,不无故缺勤、迟到、早退等。

(5) 严格遵守实训、实习工作规范和工作流程。

(6) 衣着整齐,符合药师工作要求。

承诺人:

日期:

模块一 基础知识

学习任务 1	认识药物药品	/3
学习任务 2	药物的作用	/10
学习任务 3	特殊人群用药	/18
学习任务 4	方剂的基础知识	/27
学习任务 5	中成药的基础知识	/33

模块二 药品陈列及盘点

| 学习任务 1 | 药品的陈列 | /41 |
| 学习任务 2 | 药品的盘点 | /46 |

模块三 药品推介——中成药篇

学习任务 1	感冒的中成药推介	/53
学习任务 2	咳嗽的中成药推介	/61
学习任务 3	喘证的中成药推介	/69
学习任务 4	胸痹的中成药推介	/75
学习任务 5	不寐的中成药推介	/84
学习任务 6	胃痛的中成药推介	/92
学习任务 7	泄泻的中成药推介	/100
学习任务 8	便秘的中成药推介	/107
学习任务 9	中风的中成药推介	/114
学习任务 10	头痛的中成药推介	/122
学习任务 11	眩晕的中成药推介	/129
学习任务 12	消渴的中成药推介	/136
学习任务 13	郁证的中成药推介	/142

学习任务 14	虚劳的中成药推介	/149
学习任务 15	痹证的中成药推介	/155
学习任务 16	中暑的中成药推介	/162
学习任务 17	妇科的中成药推介	/167
学习任务 18	外科的中成药推介	/184
学习任务 19	儿科的中成药推介	/193

模块四　药品推介——化学药篇

学习任务 1	发热的化学药推介	/203
学习任务 2	头痛的化学药推介	/210
学习任务 3	咳嗽的化学药推介	/216
学习任务 4	鼻塞的化学药推介	/223
学习任务 5	过敏性鼻炎的化学药推介	/229
学习任务 6	感冒的化学药推介	/235
学习任务 7	咽炎的化学药推介	/243
学习任务 8	消化性溃疡的化学药推介	/249
学习任务 9	消化不良的化学药推介	/255
学习任务 10	腹泻的化学药推介	/260
学习任务 11	便秘的化学药推介	/266
学习任务 12	高血压的化学药推介	/272
学习任务 13	高脂血症的化学药推介	/281
学习任务 14	糖尿病的化学药推介	/288
学习任务 15	失眠症的化学药推介	/294
学习任务 16	缺铁性贫血的化学药推介	/301

模块五　岗　位　实　战

| 附录 | /313 |
| 参考文献 | /314 |

模块一

基础知识

思政加油站

　　人类发展的进程,是人类与疾病不断抗争的历程,伴随着药物的不断发展,而药物的发展进一步守护了人类的健康,延长了人类的寿命。党的二十大报告将"健康中国"作为我国2035年发展总体目标的一个重要方面,提出"把保障人民健康放在优先发展的战略位置,完善人民健康促进政策",并对"推进健康中国建设"作出全面部署。在我国对药物的不断探索中,无论是青蒿素的发现,还是对经典方的传承创新,这些成果都有力地守护人民的用药安全与生命质量,但药物的双刃剑特性决定了药物在治疗疾病的同时会给机体带来不良反应,作为中医药的后备人才,要建立安全用药的职业准则,锤炼生命至上的职业追求,确立以人民为中心的医药发展观,正确认识药物、安全合理使用药物、普及用药常识并积极倡导健康生活方式,致力为人民健康保驾护航。

思政关键词: 历史自信　文化自信　职业素养　人民至上

学习任务 1

认识药物药品

扫码
看 PPT

学习导引

药物是指可以改善或查明机体的生理功能或病理状态,用于治疗、预防、诊断疾病的物质。

药品是指用于预防、治疗、诊断人的疾病,有目的地调节人的生理功能并规定有适应证或者功能主治、用法和用量的物质,包括中药材、中药饮片、中成药、化学原料药及其制剂、抗生素、生化药品、放射性药品、血清、疫苗、血液制品和诊断药品等。

学习目标

1. 通过学习知识清单,正确认识药物、药品以及分类方法,药物的剂型及特点;熟悉药物的质量要求并正确认识药物的包装与标识。
2. 在教师的指导下,小组成员协作完成引导问题、任务评价。
3. 建立安全用药的职业准则,树立药师以患者为中心的专业化服务理念。

 任务准备

知识清单 1

药品的分类方法

分类标准	类 别	举例(或含义)
来源	动物	甲状腺素、牛黄等
	植物	小檗碱、颠茄等
	矿物	芒硝、硫黄、硼砂等
	生物	肠乐、辅酶 A 等
	合成或半合成	阿司匹林、苯海拉明等
剂型	注射剂型	粉针剂、小容量注射液、大容量注射液等
	口服剂型	液体制剂:口服溶液、糖浆剂、乳剂、混悬剂等 固体制剂:片剂、胶囊、颗粒剂、丸剂、散剂等

续表

分类标准	类别	举例（或含义）
剂型	外用制剂	固体制剂：散剂、贴膏剂等 半固体制剂：软膏剂、乳膏、栓剂、凝胶剂、膏剂等 液体制剂：搽剂、洗剂、酊剂、滴眼剂、滴耳剂等
	其他剂型	外用喷雾剂、口腔喷雾剂、气雾剂、吸入粉雾剂等
	新剂型	缓释制剂、控释制剂、TTS、脂质体等
药理作用和治疗用途	抗微生物药	青霉素类、大环内酯类、喹诺酮类、抗病毒药等
	抗寄生虫药	抗疟药、驱肠虫药等
	解热镇痛抗炎抗风湿药	镇痛药、解热镇痛抗炎药、抗风湿药、抗痛风药等
	呼吸系统用药	镇咳药、祛痰药、平喘药等
	消化系统用药	抗酸药及抗溃疡病药、助消化药、胃肠解痉药、胃动力药、泻药及止泻药、肝病辅助治疗药、微生态制剂、利胆药、治疗炎性肠病药等
	心血管系统用药	抗心绞痛药、抗心律失常药、抗心力衰竭药、抗高血压药等
	血液系统用药	抗贫血药、抗血小板药、促凝血药、抗凝血药及溶栓药等
	神经系统用药	抗震颤麻痹药、抗癫痫药、中枢兴奋药等
	治疗精神障碍药	抗抑郁药、抗焦虑药、镇静催眠药等
	泌尿系统用药	利尿剂及脱水剂、良性前列腺增生用药、透析用药等
	激素及影响内分泌药	胰岛素及口服降血糖药、甲状腺激素、抗甲状腺药、雄激素及同化激素雌激素、孕激素及抗孕激素、钙代谢调节药及抗骨质疏松药等
	维生素、矿物质类药	维生素A、葡萄糖酸钙、肠外营养药、肠内营养药等
	调节水、电解质及酸碱平衡药	口服补液盐、碳酸氢钠、葡萄糖等
	抗变态反应药	氯苯那敏、氯雷他定等
	免疫系统用药	环孢素等
	抗肿瘤药	烷化剂、抗代谢药、抗肿瘤抗生素等
	解毒药	有机磷酸酯类中毒解毒药、亚硝酸盐中毒解毒药等
	专科用药	皮肤科用药、科用药、耳鼻喉科用药、妇产科用药、儿科用药等
药品管理要求	非处方药	甲类、乙类
	处方药	目前分单轨制管理与双轨制管理两类
	国家基本药品	临床应用的各类药品中经过科学评价而遴选出的在同类药品中具有代表性的药品
	基本医疗保险药品	列入国家基本医疗保险用药范围的药品，分甲、乙两类，为临床必需、安全有效、价格合理、使用方便、市场能保证供应的药品
	特殊管理药品	包括麻醉药品、精神药品、医疗用毒性药品、放射性药品
	仿制药	与商品名药在剂量、安全性和效力（不管如何服用）质量、作用以及适应证上相同的一种仿制品

续表

分类标准	类别	举例(或含义)
药品管理要求	辅助用药	有助于增加主要治疗药物的作用或通过影响主要治疗药物的吸收、作用机制、代谢以增加其疗效的药物,或在疾病常规治疗基础上,有助于疾病或功能紊乱的预防和治疗的药物
	医院制剂	医疗机构根据本单位临床需要经批准而配制、自用的固定处方制剂
	进口药品	进口药品分两类:一类是从港、澳、台进口的药品,在中国大陆注册销售,发给的是医药产品注册证;另一类是从其他国家进口的药品,在中国大陆注册销售,发给的是进口药品注册证

知识清单 2

药物的剂型及特点

分 类	概 述
液体制剂	定义: 液体制剂是指药物分散在适宜的分散介质中制成的液体形态的制剂。液体制剂可供内服或外用 分类: 内服液体制剂包括合剂、糖浆剂、乳剂、混悬剂、滴剂等。外用液体制剂包括皮肤科用的洗剂、搽剂,耳鼻喉科用的洗耳剂、滴耳剂、洗鼻剂、含漱剂、涂剂等,直肠、阴道、尿道用的灌肠剂、灌洗剂等
注射剂	定义: 注射剂是指药物制成的供注入体内的灭菌溶液、乳浊液或混悬液,以及供临用前配成溶液或混悬液的无菌粉末或浓缩液 分类: ①水溶液型注射剂; ②油溶液型或非水溶液型注射剂; ③乳浊型注射剂; ④注射用无菌粉末
滴眼剂	滴眼剂是指药物制成的供滴眼用的澄明溶液或混悬液。一般以水为溶剂,极少用油。滴眼剂可发挥消炎杀菌、散瞳缩瞳、降低眼压、诊断以及局部麻醉等作用

续表

分类	概述
散剂	定义： 散剂是指一种或数种药物经粉碎制成的粉末状制剂，可供内服或外用。散剂为我国传统古老剂型之一，西药散剂应用日趋减少，中药散剂在临床上仍广为应用
	分类： ①按组成分为单散剂与复散剂； ②按剂量分为分剂量散与不分剂量散； ③按用途分为内服散、溶液散、煮散、外用散、吹散、撒布散等
颗粒剂	颗粒剂是指药物与适宜的辅料制成的干燥颗粒状制剂。颗粒剂既可吞服，又可混悬或溶解在水中服用。根据其在水中的溶解情况，颗粒剂分为可溶性颗粒剂、混悬型颗粒剂及泡腾颗粒剂
胶囊剂	胶囊剂是指将药物盛装于硬质空胶囊或具有弹性的软质胶囊中制成的固体制剂。胶囊剂分为硬胶囊剂、软胶囊剂和肠溶胶囊剂，一般供口服用，也可供其他部位如直肠、阴道等使用
丸剂	由药材细粉或药材提取物加适宜的粘合辅料制成的球形或类球片形制剂
	（1）按制备方法分类： ①塑制丸，如蜜丸、糊丸、浓缩丸、蜡丸等； ②泛制丸，如水丸、水蜜丸、浓缩丸、糊丸等； ③滴制丸（滴丸）。 （2）按赋形剂分类：水丸、蜜丸、水蜜丸、糊丸、蜡丸等
片剂	片剂是指药物与辅料均匀混合经制粒或不经制粒压制而成的片状或异形片状制剂，可供内服和外用
栓剂	栓剂是指药物与适宜基质制成的、有一定形状、供人体腔道给药的固体制剂。栓剂在常温下为固体，塞入腔道后，在体温下能迅速软化熔融或溶解于分泌液，逐渐释放药物而产生局部或全身作用。 栓剂按给药部位可分为肛门栓和阴道栓两种，后者主要用于阴道疾病的局部治疗
软膏剂	软膏剂是指药物与适宜基质均匀混合制成的具有一定稠度的半固体外用制剂。其中用乳剂型基质制成的易于涂布的软膏剂称乳膏剂。软膏剂主要起保护、润滑和局部治疗作用
膜剂	膜剂是指药物溶解或分散于成膜材料中或包裹于成膜材料中制成的单层或多层膜状制剂。膜剂可供口服、口含、舌下给药，也可用于眼结膜囊内或阴道内，外用可覆盖于皮肤和黏膜创伤、烧伤或炎症表面
气雾剂	气雾剂是指将药物与适宜的抛射剂封装于具有特制阀门系统的耐压密封容器中制成的制剂。使用时借抛射剂的压力将内容物喷出，药物喷出时多为细雾状气溶胶，有时也可为烟雾状、泡沫状或细流样。气雾剂可在呼吸道、皮肤或其他腔道起局部或全身作用
缓释制剂和控释制剂	缓释制剂是指用药后能在较长时间内持续释放药物以达到延长药效目的的制剂。 控释制剂是指药物能在设定的时间内自动以设定速度释放，使血药浓度长时间恒定维持在有效浓度范围内的制剂

知识清单 3

药品作为一种特殊商品,用于保证人类的生命和健康安全,需要有特有的质量要求和质量标准。

药品的质量要求和质量标准

1. 药品的特性

要 点	内 容
专属性	药品要在医师和药师的指导下对症使用,每种药品都有规定的适应证和功效,不像其他商品那样彼此之间可以互相替代
两重性	药品使用得当,可以治病;使用不当,则可危害健康,甚至致命
严格性	药品必须符合国家标准,符合法定质量标准的药品才是合格药品,才能保证疗效,不得生产、销售和使用不合格药品。国家在药品生产、流通和使用环节实行严格监督管理,确保药品质量
时限性	人只有患病时才需要用药,但药品生产、经营企业平时就应有适当的药品储备

2. 药品的质量特点

要 点	内 容
有效性	有效性是指在规定的适应证、用法和用量的条件下,药品能满足预防、治疗、诊断人的疾病,有目的地调节人的生理功能的要求。疗效确切、适应证肯定是药品质量的根本要求,是药品的基本特征
安全性	安全性是指按规定的适应证和用法、用量使用药品后,人体产生毒副反应的程度。大多数药品有不同程度的毒副反应,因此,只有某种药品的有效性大于毒副反应或可解除、缓解毒副反应的情况下才可使用这种药品。安全性是药品评价和使用时首要考虑的特性
均一性	均一性是指药物制剂的每一单元产品成分含量均匀一致,且都必须符合有效性、安全性的规定要求,主要表现为物理分布方面的特性,是制剂过程中形成的固有特性
稳定性	稳定性是指药品在规定的条件下,能够保持其有效性和安全性的能力。这里所指的规定条件是指在规定的有效期内,以及生产、储存、运输和使用中达到标准规定的条件

3. 药品的质量标准

药品的质量标准是国家对药品质量及检验方法所提出的技术规定,即把反映药品质量特性的技术参数、指标明确规定下来,形成的技术文件

分 类	内 容
法定标准	法定标准是国家对药品品种、规格、技术要求、试验检验方法、包装、标志、储运和保管等方面所做的统一规定,是药品生产、供应、使用、检验单位必须共同遵守的法定依据。法定标准属于强制性标准。 我国的国家药品标准为国家药品监督管理部门发布的《中华人民共和国药典》及其增补版和经国家药品监督管理局批准的药品注册标准和颁布的其他药品标准,具有法律约束力
非法定标准	由行业集团乃至制药公司制定,不能低于法定标准

知识清单 4

药品包装的标识

要 点	内 容
注册商标	药品的注册商标由文字、符号及图形等综合组成,是药品的销售包装及其他宣传品上专用的标志,也是药品生产者为把自己的产品与他人的同类产品相区别的标志。 注册商标应当印刷在药品标签的边角,在商标名称的右上方印一个"®"。R 是英文"registered trademark"的缩写,药品标签中禁止使用未经注册的商标
药品包装上的电子监管码/追溯码	在药品最小销售包装上加印,通过药品全过程电子监管,实现药品全过程可追溯,保障药品在生产、流通、使用各环节的安全,最快捷地实现问题药品的追溯和召回,确保人民群众用药安全
药品批准文号	药品批准文号是药品生产合法性的标志。《中华人民共和国药品管理法》规定,生产药品须经国务院药品监督管理部门批准,并发给药品批准文号。 药品批准文号的格式:国药准字 H(Z、S、J)+4 位年号+4 位顺序号,其中 H 代表化学药,Z 代表中药,S 代表生物制品,J 代表进口药品分包装。除此之外,体外化学诊断试剂使用字母"T",药用辅料使用字母"F"
药品的批号	在规定限度内具有同一性质和质量,并在同一连续生产周期内生产出来的一定数量的药品为一批,每批药品均应指定生产批号。 药品批号的识别:我国医药企业一般用 6 位数来表示批号,前 2 位表示年份,中间 2 位表示月份,后 2 位表示药品的生产批次,也有一些企业以生产日期来表示批次。进口药品的批号由各国生产厂家自定,表示方法不一
药品的有效期	在一定的储存条件下,能够保证药品质量的期限,按规定药品包装应标明有效期的终止日期。 药品的有效期是指药品有效的终止日期,当按照年、月、日的顺序标注,具体标注格式为"有效期至××××年××月"或者"有效期至××××年××月××日"。有效期若标注到日,应当为起算日期对应年月日的前一天;若标注到月,应当为起算月份对应年月的前一个月
专有标志	特殊管理药品(麻醉药品、精神药品、医疗用毒性药品和放射性药品)、外用药品、非处方药,必须在其包装上印有符合规定的专有标志

任务实施

1. 任务书

任务书

任务	完成知识清单学习
准备	在教师的指导下,借助药物药品的基础知识针对具体药物解释药品的分类、剂型、标识等内容

续表

任务内容	列举出5种药品,要求为不同的剂型,涵盖不同的批准文号,并回答下面的问题 1.按照不同的分类标准,5种药品分别属于哪一类 2.5种药品是什么剂型,该剂型的特点是什么 3.找到5种药品所含的标识,解读批准文号、批号、有效期

2.工作实施

引导问题1:简述药物分类方式及类别(用思维导图的形式归纳)。

引导问题2:简述药物剂型及特点(用思维导图的形式归纳)。

引导问题3:药品的质量特点是什么?

引导问题4:药品的质量标准是什么?

引导问题5:药品批准文号的格式是什么?

引导问题6:药品的批号"230901"和"231148"书写正确吗?如何正确解读?

 评价反馈

评分标准

序号	评分要素	评分细则	配分	自评	组评	师评
1	清单学习完成	在规定时间内完成	5			
2	工作实施完成	在规定时间内完成	10			
		正确比例	30			
3	任务书完成	在规定时间内完成	10			
		正确比例	30			
4	职业素养	书写认真工整	5			
		遵守课堂纪律,学习积极,团队协作	5			
		课后清理桌面,椅子归位,无损坏设施/设备,无违规操作	5			
		合计	100			

在线答题

学习任务 2

药物的作用

扫码
看 PPT

学习导引

药物在机体中的作用规律,既包括药物效应动力学(简称药效学),即研究药物对机体的作用规律及作用机制,又包括药物代谢动力学(简称药动学),即研究机体对药物处置的过程。

学习目标

1. 通过学习知识清单,正确认识药物效应动力学、药物代谢动力学相关知识,了解血浆药物浓度变化涉及的相关参数,理解影响药物作用的因素及药物的相互作用。
2. 通过不同途径获取联合用药资讯,能借助药物的作用机制解释药品说明书以及非处方药的主要不良反应及注意事项。
3. 在教师的指导下,小组成员协作完成引导问题、任务评价。
4. 建立安全用药的职业准则,树立药师以患者为中心的专业化服务理念。

→ 任务准备

知识清单 1

药物效应动力学,简称药效学,研究药物对机体的作用规律及作用机制。药物作用是指药物与机体(含病原体)细胞间的初始作用。

药物作用

分　类	概念介绍	实　例
药物的基本作用	使机体器官原有的生理生化功能发生改变,其基本类型包括兴奋和抑制	肾上腺素升高血压 胰岛素降低血糖
药物的作用方式	直接作用:药物对其所接触的组织器官、细胞直接产生的作用	口服抗酸药中和胃酸的作用等
	间接作用:由药物的某一作用引发的其他作用,常可通过神经反射或体液调节引起	硝酸甘油可扩张血管,引起血压下降,可通过机体血压反射机制使心率加快

续表

分　　类			概　念　介　绍	实　　例
药物的作用类型			局部作用：药物未吸收入血，在其应用部位发生作用	皮肤外用药物，消毒防腐药等
			全身作用：药物吸收入血后，分布到机体各个部位而发挥作用	对乙酰氨基酚退热
药物作用的两重性	防治作用	预防作用	利用药物进行疾病的预防	流感疫苗的预防作用
		治疗作用	治疗作用是药物的主要作用。 治疗作用一般分为对症治疗作用与对因治疗作用。 ①对症治疗的目的是缓解疾病症状但不能消除体内的致病因素，可减轻患者的痛苦。 ②对因治疗的目的是消除致病因素，是对疾病根本的治疗。对于无法进行对因治疗的疾病，对症治疗同样重要	对症治疗：用对乙酰氨基酚使发热患者体温下降。 对因治疗：用抗菌药杀灭病原微生物
	不良反应	副作用	用药正常剂量时，伴随着治疗作用出现的与治疗目的无关的作用。在改变用药目的后，副作用与治疗作用有可能相互转化。出现副作用的主要原因是药物的选择性较差、作用范围较广。成熟药物的副作用应是可预知的，因此有些副作用是可以设法减轻或消除的	阿托品使用后出现皮肤干燥、面部潮红、口干、视物模糊、排尿困难
		毒性反应	用药剂量过大或用药时间过长引起的反应，一般在超过极量时才发生。但有时也可因患者的个体差异、病理状态或合并用药使机体敏感性增加而在治疗剂量时发生。毒性反应可以立即发生（用药剂量过大发生急性毒性），也可以经长期蓄积后发生（用药时间过长发生慢性毒性）	大剂量注射吗啡镇痛导致呼吸抑制
		变态反应	抗原（药物或其他过敏原）与抗体结合而形成的一种对机体有损害的病理性免疫反应，也称过敏反应。变态反应与用药的剂量无关或关系很小，一般见于过敏体质患者。对于易致变态反应的药物或过敏体质的患者，用药前应做过敏试验，结果阳性者禁用	青霉素产生过敏反应
		特异质反应	少数人对药物反应特别敏感，反应性质也可能与常人不同，但药理效应基本一致，反应严重程度与剂量成比例，使用药理拮抗药救治可能有效	红细胞内缺乏葡萄糖-6-磷酸脱氢酶的患者，服用磺胺类药物后，易引起溶血反应

续表

分　类		概　念　介　绍	实　　例
药物作用的两重性	不良反应		
	耐受性	机体对某种药物的敏感性特别低，要加大剂量才出现预期的作用。产生耐受性的原因有先天与后天两种。先天耐受性多受遗传因素的影响，在初次用药时即出现；后天耐受性则因反复使用某种药使机体的反应性减弱而获得	糖尿病患者若长期注射胰岛素，降血糖作用减弱
	耐药性	细菌、病毒和寄生虫等接触药物后，产生了结构、生理、生化的变化，形成耐药性变异菌株，它们对药物的敏感性下降甚至消失	咽喉发炎，阿莫西林滥用后效果减弱
	依赖性	一些作用于中枢神经系统的药物连续应用后可致依赖性。临床上可分为精神依赖性与躯体依赖性。精神依赖性也称心理依赖性，是一种强烈、迫切地要求服用某种药物以获得愉快与满足感。躯体依赖性也称生理依赖性或成瘾性，是指用药者被迫要求连续定期使用某种药物，以得到欣快感，一旦停药会产生戒断反应	失眠患者服用安定才可入眠
	继发性反应	由药物治疗作用引起的不良后果	四环素类广谱抗生素引起葡萄球菌伪膜性肠炎
	后遗反应	停药后，血药浓度已降低至最低有效浓度以下仍残存的生物效应	患者服用安眠药隔天昏沉嗜睡
	"三致"反应	"三致"指致畸、致癌、致突变，属于慢性毒性范畴，是新药开发中必须检测的项目。"三致"反应一般比较严重，但是可以预知，应该尽量避免发生	沙利度胺的致畸作用
药物的量效关系		药物剂量与效应之间的关系：在一定剂量范围内，同一药物的剂量（或浓度）增加或减少时，其效应随之增强或减弱，两者具有相关性	
		最小有效量或阈剂量：凡能引起最小药理效应的剂量	
		治疗剂量和常用量：临床上用于防治疾病时既可获得疗效又较为安全的剂量	
		超过有濒临中毒可能的剂量为极量。超过极量可能引起死亡的剂量，称为致死量	
药物的作用机制	非特异性作用机制	以非特异性作用机制产生效应的药物，其作用机制主要与药物的理化性质有关，如pH、渗透压、络合反应等。如碱性的抗酸药可中和胃酸	
	特异性作用机制	以特异性作用机制产生效应的药物，其作用机制主要与药物的化学结构有关，通过特异性的结构，影响或作用于靶点（如受体、酶、细胞膜离子通道、核酸代谢、免疫功能等），而产生药理效应	

知识清单 2

药物代谢动力学,简称药动学,研究机体对药物处置的过程。药物的体内过程为药物在机体内的吸收、分布、代谢和排泄四个阶段,代谢和排泄又合称为消除,它们可影响血浆中的药物浓度,直接表现为药物的作用随时间变化的规律。

药物的体内过程

分类		概述	实例
吸收	消化道吸收 口服	最常用的给药方法。小肠是吸收的主要部位,由胃肠吸收的药物,进入门静脉后都要经过肝才能进入体循环。 有些口服的药物在首次通过肝时即发生转化灭活,使进入体循环的药量减少,药效降低,这种现象称为首过效应。首过效应较多的药物不宜口服给药	布洛芬口服给药易吸收
	舌下	由口腔黏膜吸收,此法具有吸收迅速和避开首过效应的特点,但吸收面积小,吸收药量少,适用于脂溶性强、有效剂量比较小的药物	硝酸甘油舌下含服
	直肠	药物经肛门灌肠或使用栓剂进入直肠或结肠,吸收面积不大,吸收量较口服少,但可避开首过效应	痔疮栓
	注射吸收 皮下	药液沿结缔组织穿过毛细血管壁进入血液循环	胰岛素皮下注射
	肌内	药液沿肌纤维扩散,穿过毛细血管壁进入血液循环	双氯芬酸钠注射液治疗类风湿性关节炎具有镇痛和消炎的作用
	静脉	静脉注射时无吸收过程	休克时静脉注射肾上腺素
	黏膜吸收	完整皮肤的吸收能力差。黏膜吸收能力比皮肤强	口腔溃疡时使用意可贴进行治疗
	呼吸道吸收	呼吸道给药主要由肺泡吸收,气体或挥发性药物可直接进入肺泡;药物溶液经喷雾器雾化后,可到达肺泡迅速被吸收	雾化吸入的支气管舒张剂异丙托溴铵可用于舒张支气管
	影响因素 药物的理化性质	药物的分子大小、脂溶性、溶解度和解离度均可影响药物的吸收,药物的脂溶性越强,越易吸收;小分子水溶性药物易被吸收,不溶于水和脂肪的药物则难以被吸收。解离度大的药物口服很难被吸收	
	药物的剂型	口服给药时,溶液剂较片剂或胶囊剂等固体制剂吸收快,因为后者需要崩解和溶解的过程。皮下或肌内注射时,水溶液吸收迅速,混悬剂或油制剂由于在注射部位滞留而吸收较慢,故显效慢、作用时间久	
	吸收环境	口服给药时,胃排空情况、肠蠕动的快慢、pH、肠内容物的多少和性质均可影响药物的吸收。如胃排空迟缓、肠蠕动过快或肠内容物多等均不利于药物的吸收	

续表

分　类			概　述	实　例
分布			药物被吸收后,经血液循环到达各组织器官的过程称为分布。药物在体内的分布是不均匀的,血流丰富的组织,药物分布得快而且量多	碘和碘化物在甲状腺中的浓度较高,对该部位的作用较强
	影响因素	药物的理化性质和体液pH	脂溶性药物或水溶性小分子药物均易透过毛细血管壁进入组织;水溶性大分子药物或离子型药物则难以透过毛细血管壁进入组织。如右旋糖酐由于其分子体积较大,不易透过毛细血管壁,故静脉注射后,一方面可补充血容量,另一方面可通过其胶体渗透压作用,吸收血管外的水分而扩充血容量。 体液 pH 也能影响药物的分布,生理情况下细胞内液的 pH 约为7.0,细胞外液的 pH 约为7.4。弱酸性药物在酸性环境下解离较少,易透过细胞膜,因此其在细胞内的浓度略低于细胞外液;弱碱性药物则相反。升高血液 pH 可使弱碱性药物向细胞内转移,弱酸性药物向细胞外转移	苯巴比妥中毒时,应用碳酸氢钠碱化血液与尿液,有助于药物排出
		药物与血浆蛋白的结合	在血液中总有或多或少的药物与血浆蛋白结合形成结合型药物,由于分子量变大,不易跨膜转运,从而影响药物的分布和排泄。药物与血浆蛋白的结合是可逆的,结合后暂时失去药理活性。未结合的药物为游离型,具有药理活性。药物不同,其血浆蛋白结合率也不同,结合率高的药物,生效慢、作用时间较长	
		药物与组织的亲和力	有些药物与某组织细胞有特殊的亲和力,使药物在其中的浓度较高,从而表现出药物分布的选择性,如碘在甲状腺中的浓度比在血浆中的浓度高约25倍	碘与甲状腺的亲和力大
		血脑屏障	血脑屏障是指血浆与脑细胞或脑脊液间由特殊细胞构成的屏障,这是大脑自我保护机制。药物只有通过血脑屏障才能进入脑组织,此屏障能阻止某些大分子、水溶性和解离型药物通过;脂溶性药物可以通过	青霉素一般难以进入脑脊液,但在脑膜炎患者的脑脊液中可达到有效浓度
		胎盘屏障	胎盘屏障是由胎盘将母体与胎儿血液隔开的屏障,其通透性与一般细胞膜相似,脂溶性强的药物易通过,解离度大的药物难通过	四环素、氯霉素孕妇禁用
代谢			代谢指药物在体内发生化学变化的过程。 多数药物经过代谢后失去活性,并转化为极性大的水溶性代谢产物而利于排出体外。也有些药物以原型排出体外	
	影响因素		易受某些药物的影响。凡能使肝药酶的活性增强或合成加速的药物称为肝药酶诱导剂,它可加速药物自身和其他某些药物的代谢。凡能使肝药酶活性降低或合成减少的药物称为肝药酶抑制剂,它能减慢其他某些药物的代谢,使药效增强	

续表

分类		概述	实例
排泄	肾排泄	肾是排泄药物的主要器官。游离型药物及其代谢产物可经肾小球滤过,与血浆蛋白结合的药物分子较大而不易被滤过	
	影响因素	尿量和尿液pH的改变可影响药物排泄。增加尿量可增加药物排泄。尿液呈酸性时,弱碱性药物排泄多。尿液呈碱性时,弱酸性药物排泄多	
	胆汁排泄	某些药物及其代谢产物可经胆汁排泄进入肠道	红霉素、四环素、利福平等治疗胆道感染
	乳汁排泄	药物经简单扩散的方式自乳汁排泄,由于乳汁为弱酸性,富含脂质,所以脂溶性强的药物和弱碱性的药物易经乳汁排泄	吗啡易通过乳汁排出

知识清单 3

影响药物的作用因素

分类			概念介绍	实例
影响因素	药物本身	药物剂型因素	同一药物不同剂型的吸收速率和分布范围可能不同,从而影响药物起效时间、作用强度和维持时间等。 通常吸收速度:液体＞胶囊＞片剂＞丸剂,给药途径快慢:静注＞肌注＞皮注＞口服。 一般说来,吸收快的剂型的血药浓度的峰值较高,单位时间内排泄也较多,故维持时间较短。吸收太慢则血药浓度的峰值可能太低,从而影响疗效	口服液体制剂比固体制剂吸收快
		药物剂量因素	剂量是指每天的用药量(包括每次用量)。在一定范围内,剂量越大,药物在体内的浓度就越高,作用也越强。随着剂量的加大,血药浓度继续升高,则会引起毒性反应,出现中毒甚至死亡,几乎所有的药物均有从量变到质变的基本规律	
	患者生理因素	年龄	小儿的药物代谢清除率较高,而且对药物较敏感,同时小儿处在发育阶段,易受药物影响;老年人的器官功能减弱,对药物敏感性增强,对药物的耐受性较差	新生儿使用庆大霉素,药物的血浆半衰期长达18 h
		性别	药物反应和药物代谢酶活性有性别差异。酒精在女性体内的代谢较男性慢(女性更易发生中毒反应)。雌激素、孕激素可抑制药物代谢,从而导致女性对药物的清除能力一般比男性弱	女性对特非那定(抗组胺药)的心脏毒性更敏感
		个体差异	有的患者对某种药物特别敏感,他人的最小有效量便是他的中毒剂量;有的患者对某种药物特别耐受,需要比别人更大的剂量才有效。少数人由于体质特异,使用某些具有抗原性的药物时可产生变态反应,甚至是过敏性休克。还有人体内缺少某种酶,导致药物代谢异常	

续表

分 类			概 念 介 绍	实 例
影响因素	患者生理因素	疾病	肝实质损伤导致酶活性降低,肝组织结构紊乱导致血流量改变;肾脏疾病导致肾脏血流量降低,肾排泄减少	肝肾功能不全者易出现药物中毒
		心理与精神状态	医患关系、治疗手段和医师对患者的心理影响及患者本身的情绪均对疾病的治疗有直接或间接的影响。乐观的情绪对疾病的痊愈可产生有利的影响,忧郁、悲观的情绪可影响药物的疗效	心情愉悦可使疼痛、咳嗽、焦虑、紧张、感冒、心绞痛和心力衰竭等症状改善

知识与思政链接 1-2-1　　　　知识与思政链接 1-2-2

任务实施

1. 病例描述

患者:男,55 岁。

主诉:发热、疼痛。

症状:身上疼痛、发冷,咽干。诊断:甲型流感病毒感染引起的相关症状。治疗:布洛芬 0.3 g,每天 2 次。给药后腹痛减轻继而消失,但患者出现恶心、便秘、耳鸣和视物模糊等症状。

既往史:否认高血压、心脏病史,否认肝炎、结核病史。

家族史:无。

查体结果:T 38.6 ℃,P 79 次/分,R 18 次/分,BP 132/83 mmHg,身高 175 cm,体重 75 kg,BMI 25.2 kg/m²。

2. 任务书

任务书

任务准备	完成知识清单的学习
	在教师指导下,借助药物的作用机制解释药品说明书以及非处方药的主要不良反应及注意事项
任务内容	结合病例,以药物布洛芬为例,回答相关问题。 1.病例中布洛芬发挥的药物作用是什么? 2.病例中布洛芬发挥的治疗作用是对因治疗作用还是对症治疗作用? 3.患者用药后,哪些症状改善属于治疗作用?哪些症状属于不良反应? 4.本类药物的吸收方式是什么? 5.该药物的半衰期有多久? 　　知识与思政链接 1-2-3

3. 工作实施

引导问题1：药物作用的双重性包括_____、_____两种类型。

引导问题2：药物的治疗作用包括_____、_____两种类型。

引导问题3：药物不良反应的类型有哪些？举例说明。

引导问题4：简述影响药物作用的因素（用思维导图的形式归纳）。

引导问题5：药物在体内的过程包括_____、_____、_____、_____四种类型。

引导问题6：简述药物吸收的类型，以及影响药物吸收的因素。

引导问题7：简述影响药物分布的因素。

引导问题8：简述药物排泄的类型，以及影响药物吸收的因素。

评价反馈

评分标准

序号	评分要素	评分细则	配分	自评	组评	师评
1	清单学习完成	在规定时间内完成	5			
2	工作实施完成	在规定时间内完成	10			
		正确比例	30			
3	任务书完成	在规定时间内完成	10			
		正确比例	30			
4	职业素养	书写认真工整	5			
		遵守课堂纪律，学习积极，团队协作	5			
		课后清理桌面，椅子归位，无损坏设施/设备，无违规操作	5			
	合计		100			

在线答题

学习任务 3

特殊人群用药

扫码
看 PPT

学习导引

特殊人群是指妊娠期和哺乳期妇女、新生儿、婴幼儿、儿童、老年人以及肝肾功能不全患者等。特殊人群的生理、生化功能与一般人群相比存在着明显差异,这些差异影响着特殊人群的药动学和药效学。高度重视特殊人群的特点,做到有针对性地合理用药,对保护特殊人群的健康尤为重要。

学习目标

1. 通过学习知识清单,正确认识妊娠期合理用药的原则,化学药和中成药妊娠毒性分级,哺乳期妇女、新生儿及儿童、老年人合理用药的原则及肝、肾功能不全患者合理用药的原则。
2. 在教师的指导下,小组成员协作完成引导问题、任务评价。
3. 建立安全用药的职业准则,树立药师以患者为中心的专业化服务理念。

 任务准备

知识清单 1

妊娠期是妇女特殊的生理期。药物在妊娠期妇女体内的药动学与正常成人相比有较大差异,这是由于胎儿生长发育的需要,使妊娠期妇女体内发生适应性的生理变化,特别是胎儿、胎盘对母体内分泌的影响等,所以合理用药是确保母子健康平安的重要手段。

1. 妊娠期妇女用药

要 点	内 容
妊娠期药动学特点	吸收:口服减慢吸入多 分布:血药浓度会降低 代谢:廓清减慢易蓄积 排泄:侧卧肾脏清除快

续表

要 点	内 容
药物通过胎盘的影响因素	胎盘屏障:胎盘内有母体和胎儿两套血液循环,两者的血液在各自的封闭管道内循环,互不相混,但可进行物质交换 (1) 药物的脂溶性:脂溶性强的药物易通过胎盘; (2) 药物分子的大小:分子量小的药物(250~500)易过胎盘,分子量大的药物(1000 以上)难通过胎盘; (3) 药物的解离程度:解离程度低的药物易通过胎盘; (4) 与蛋白的结合力:结合力差的药物易通过胎盘
药物妊娠毒性分级	美国 FDA 于 1979 年,根据动物实验和临床实践经验及对胎儿的不良影响,将药物分为 A、B、C、D、X 五级。 A 级:对孕妇安全; B 级:对孕妇相对安全; C 级:对孕妇权衡利弊后慎用; D 级:在万不得已时才可使用; X 级:绝对禁止使用 中成药妊娠禁忌的描述一般有禁用、忌用和慎用
妊娠期用药原则	单药有效不联合,小量有效不大量; 能用老药不用新,早期不用 C 类药; 选药一定要安全,治疗方案个体化; 血药浓度要监测,疗效不定不可用; 神经垂体缩宫素,麦角胺类都不用; 抗菌治疗要慎重,患者胎儿都要看; 氨基糖苷喹诺酮,各有风险不可用; β-内酰胺可首选;厌氧感染甲硝唑

2. 化学药妊娠毒性分级

要 点	内 容	
A 级 (最安全)	在有对照组的早期妊娠妇女中未显示对胎儿有危险	各种水溶性维生素、正常剂量的脂溶性维生素 A 和维生素 D、左甲状腺素钠、叶酸、泛酸、氯化钾等
B 级 (相对安全)	动物实验未显示对胎儿有危害,但缺乏人体试验证据	青霉素、阿莫西林、美洛西林、氨苄西林舒巴坦、哌拉西林三唑巴坦、苄星青霉素;头孢呋辛、头孢克洛、头孢拉定、头孢哌酮钠舒巴坦钠、头孢曲松钠;红霉素;克林霉素;美罗培南、多黏菌素 B;阿昔洛韦;降糖药阿卡波糖、二甲双胍、门冬胰岛素;解热镇痛药对乙酰氨基酚;消化系统用药法莫替丁、雷尼替丁、泮托拉唑

续表

要点	内容	
C级 （权衡：利＞ 弊慎用）	动物实验证明对胎儿有一定的致畸作用，但缺乏人体试验证据	阿米卡星、氯霉素、咪康唑、万古霉素、去甲万古霉素、氧氟沙星、环丙沙星、莫西沙星、利奈唑胺等抗菌药物； 更昔洛韦、奥司他韦等抗病毒药； 格列吡嗪、罗格列酮、吡格列酮、瑞格列奈等抗高血压药； 奥美拉唑、多潘立酮等消化系统用药； 氨氯地平、比索洛尔、美托洛尔等降压药
D级 （万不得已 才可使用！）	对人类胎儿的危险有肯定的证据，仅在对孕妇肯定有利时，方予应用（如生命垂危或疾病严重而无法应用较安全的药物或药物无效时）	伏立康唑、妥布霉素、链霉素、甲巯咪唑、缬沙坦氨氯地平片、卡马西平； 抗高血压药卡托普利、依那普利； 比索洛尔、美托洛尔在妊娠中晚期使用时亦属此类
X级 （绝对禁止使用）	药物对孕妇的应用危险明显大于其益处。禁用于已妊娠或将妊娠的妇女	降脂药辛伐他汀、洛伐他汀、阿托伐他汀、氟伐他汀、瑞舒伐他汀； 抗病毒药利巴韦林； 激素类药物米非司酮、炔诺酮、己烯雌酚、非那雄胺、戈舍瑞林； 沙利度胺、华法林、甲氨蝶呤、米索前列醇、前列腺素E1、碘甘油等

3. 中成药妊娠毒性分级

要点	内容	
禁用药	大多是剧毒药，或药性比较剧烈，服用后可导致滑胎或死胎的药物	西黄丸、七厘胶囊、小金胶囊、壮骨伸筋胶囊、保妇康栓、比拜克胶囊、肾炎康复片、速效救心丸、辛芩颗粒、通天口服液、复方珍珠暗疮片、喉咽清口服液、都梁软胶囊、醒脑静注射液、疏血通注射液、红花注射液、安宫止血颗粒、复方南五加口服液、川芎清脑颗粒、冠心宁注射液、复方青黛丸
忌用药	避免使用或最好不用的药物	止痛化癥胶囊、心脑静片、血栓心脉宁片、颈复康颗粒、乳癖散结胶囊、山楂化滞丸、风湿骨痛胶囊、六味安消胶囊、安宫止血颗粒、骨刺丸、胃苏颗粒、正清风痛宁片、丹红注射液、抗妇炎胶囊、炎可宁片、宫瘤宁胶囊、消乳散结胶囊
慎用药	攻下药、温里药、行气药、活血祛瘀药中的部分药，没有毒性，但药性猛烈或"下行"容易损伤胎气	万氏牛黄清心丸、安宫牛黄丸、妇宁栓、丹七片、乳癖消胶囊、舒肝丸、胆石通胶囊、活血通脉片、女金丸、四妙丸、稳心颗粒、穿龙骨刺片、灯台叶颗粒、乳康颗粒、六味西红花口服液、珍黄片、冠心丹参滴丸、谷红注射液、参麦注射液

知识清单2

对于哺乳期这样的特殊生理阶段，用药必须考虑能从乳汁排泄的药物会影响新生儿、婴儿的生理状态,如呼吸情况等,长期应用则对其生长发育有一定的影响。

哺乳期妇女用药

要 点	内 容
药物的乳汁分泌	绝大多数药物都能通过被动扩散进入乳汁,只是浓度不同,但母乳中分布的药量不会超过母体摄取量的2%
哺乳期合理用药原则	(1) 选药慎重,权衡利弊:尽量选用短效、单剂药物;哺乳期禁用抗甲状腺药。 (2) 适时哺乳,防止蓄积:服药时间应该在哺乳后 30 min 至下一次哺乳前 3～4 h。 (3) 非用不可,选好替代:如哺乳期妇女尿路感染时,不用磺胺药,而用氨苄西林代替。 (4) 代替不行时,人工哺育。 (5) 特殊人群,加强指导:停止用药后恢复哺乳的时间应在 5 个半衰期后

知识清单 3

现代医学将 14 岁以内的人群均作为儿科诊疗人群,儿童器官、体内的酶、代谢和排泄没有完全成熟,随着生长发育和年龄的增长新陈代谢逐渐旺盛,对药物的代谢和排泄逐渐加快,所以儿科用药要重视其特有的各种生理、生化特征,特别是早产儿及新生儿、婴儿、幼儿等低龄小儿用药有一定的独特规律,用药时必须更加重视其安全性和合理性。

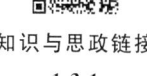

知识与思政链接
1-3-1

新生儿及儿童用药

要 点	内 容
新生儿用药原则	个体差异大、药物安全及中毒范围较窄,不良反应发生率较儿童及成人高 2～3 倍。新生儿宜按照不同日龄的药动学参数调整用药剂量和给药间隔。 1. 明确用药指征,严格遵守药物的适应证,结合病情轻重缓急制定合理给药方案,避免使用新生儿禁用药品。 2. 明确用药目的,密切观察新生儿用药后的反应,发现问题及时处理或调整给药方案,避免或减少药品不良反应的发生。 3. 根据新生儿的特点和病情需要,选择合适的给药途径,如滴剂口服给药、静脉给药等。 4. 用药谨遵医嘱,新生儿用药时,不可随意加减剂量,否则容易引起严重的不良反应
儿童用药原则	1. 明确诊断,严格掌握适应证 选择疗效确切、不良反应较小的药物,特别是对中枢神经系统、肝功能、肾功能有损害的药物尽可能少用或不用。禁用或慎用喹诺酮类抗生素、四环素类抗生素、链霉素、庆大霉素等氨基糖苷类抗生素、氯霉素。 2. 根据儿童特点选择适宜的给药方案 根据儿童年龄、疾病及病情严重程度选择适当的给药途径、剂型及用药次数,以保证药效和尽量减少对患儿的不良影响。 ①口服给药方便、安全、经济,但影响因素较多,剂量不如注射给药准确,特别是吞咽能力差的婴幼儿受到一定限制。 ②注射给药奏效快,但对小儿刺激大。 ③儿童皮肤吸收较好,透皮给药方便且痛苦小。用药时要注意防止小儿用手抓摸药物,误入眼、口引起意外,不宜使用刺激性较大的药物。

续表

要 点	内 容
儿童用药原则	④直肠给药时,药物从直肠下部吸收,不经过肝直接进入体循环,所用剂型有栓剂和灌肠剂。临床应用较多的有退热药物。 ⑤注意单剂量包装问题,如避免一日剂量或多次剂量一次误服等。 3. 根据儿童的不同阶段严格掌握用药剂量 儿童期组织器官逐步成熟,功能逐步完善,用药剂量应根据儿童的年龄、体重等进行调整,特别是新生儿、婴幼儿用药,应严格掌握剂量。 4. 密切监护儿童用药,避免产生不良反应 儿童应急能力较差,较敏感,极易产生药品不良反应。在用药过程中应密切注意药品不良反应,以免造成严重后果

知识清单 4

老年人(一般指 65 岁及 65 岁以上者)的器官功能进入衰退期,结构与功能出现较大的改变,患病和用药概率增加,不良反应的发生率也相应较高。

老年人用药

要 点	内 容
老年人用药常见的不良反应	1. 直立性低血压 常见于抗高血压药、利尿剂和血管扩张药。应用上述药物时要慎重,注意剂量、给药速度和患者体位,做好用药指导和预防措施。 2. 神经和精神症状 老年人由于普遍性的脑萎缩和中枢神经系统功能的退变,使用许多药物会出现更明显的神经和精神异常现象。如糖皮质激素;许多抗高血压药和中枢抑制药可以加重老年人的记忆减退、认知障碍、情绪低落等症状。 3. 耳毒性 使用氨基糖苷类抗生素等有耳毒性的药物时要特别谨慎。 4. 尿潴留 针对有尿潴留或有潜在尿潴留的老年人,使用呋塞米等利尿剂时应注意患者会因尿量突然增多而无法排尿产生痛苦;选用具有平滑肌松弛作用的药物如阿托品会导致患者无法自行排尿
老年人用药的原则	1. 药物的选择 配伍用药一般不宜超过 4 种,因为过多的同类型或相似副作用的药物合并应用,会加重不良反应。 2. 剂量的选择 小剂量;短疗程;重监测;个体化。 3. 给药方法的选择 简化治疗方案,使老年人易于领会与接受

续表

要　点	内　　容
老年人用药的原则	常见疾病的用药原则 1. 抗高血压药 ①坚持长期用药,规范治疗; ②根据病情合理选择药物; ③采取合理的联合用药方案,宜采取"阶梯疗法"; ④个体化给药方案。 2. 抗微生物药 ①明确用药目的,切忌滥用抗生素; ②严格按照医嘱或给药方案进行,一般敏感菌用药 7～10 天症状消失或感染控制后,应继续给药 48 h 以上;密切监测肝、肾功能及神经功能。 3. 抗慢性充血性心力衰竭的药物 ①应用抗慢性充血性心力衰竭的药物时,要注意给药方案的个体化,明确病情、用药目的和用药史等,要根据病情随时调整剂量; ②老年性疾病要注意综合治疗措施和配伍药物的相互作用; ③注意药物的给药方法,尽量不要与其他药液混合注射,硝普钠、硝酸甘油等药物高浓度快速静脉滴注易引起严重不良反应,故应严密监测血压及心率,确保疗效,避免出现严重不良反应; ④提高患者的依从性,指导其按医嘱给药,不可补服漏服的药物。 4. 降血糖药 ①学会使用血糖仪,进行自我监测; ②学会正确使用胰岛素注射器,确保剂量准确; ③老年人及家属学会低血糖的预防和紧急处理措施; ④联合用药一般不超过 3 种,如血糖仍控制不理想,则应使用胰岛素

知识清单 5

机体会因为疾病,改变自身处理药物的能力,并影响其对药物反应的敏感度,肝脏和肾脏是药物在人体内重要的代谢和排泄器官,其功能障碍或异常必然会显著影响药物的药动学和药效学。因此,对于临床用药要充分考虑疾病或药物对患者尤其是肝、肾功能不全的患者的肝、肾的影响,制定安全合理的用药方案。

1. 肝、肾功能不全患者的用药原则

要　点	内　　容
肝功能不全患者	(1)以预防为主。在用药过程中,要注意密切观察病情变化和药物治疗反应。凡对肝病患者禁用或慎用的药物应尽量予以注意,切记不可滥用。 (2)使用药物必须谨慎,不可无休止地长期使用,剂量亦不宜过大。 (3)不可同时用多种药物,凡饮食基本正常、肝脏无显著压痛、无质地改变、肝功能无明显损害的肝病患者,可以不必用药

续表

要点	内容
肾功能不全患者	（1）药物对肾脏的损害因素很多，在实际应用中可按药物的有效成分，从肾脏排泄的百分比来估计药物的肾毒性。 （2）对肾功能不全的患者，应该按其功能损害之轻重减小药物的剂量。 （3）对于肾衰竭患者，应注意抗生素的应用

2. 肝功能不全患者慎用的化学药

要点	内容
抗凝血药	病情较重的慢性活动性肝炎患者，凝血因子和纤维蛋白原减少，可使抗凝血药的作用极大增强，容易出现出血等
糖皮质激素类药物	该类药物能促进脂肪分解，影响血脂转运和分布，可加重脂肪肝和肝功能不全，并能诱发或加重消化道出血。使用该类药物时主张短疗程，剂量不宜过大，当病情稳定后应逐渐停药
利尿剂	肝硬化腹水患者使用利尿剂，宜先选用保钾利尿剂如氨苯蝶啶或螺内酯，然后在此基础上配伍噻嗪类利尿剂。高效利尿剂使用不当易导致循环血容量减少，诱发肝性脑病，故应慎用
可诱发肝性脑病的药物	能干扰胺类物质代谢的药物（如尿素、锂盐、蛋氨酸、阳离子交换树脂、高效和中效利尿剂等）可使慢性肝炎患者发生肝性脑病

3. 肾功能不全患者慎用的化学药

要点	内容
抗微生物药	主要包括氨基糖苷类、四环素类、氯霉素、喹诺酮类、呋喃妥因、利福平、磺胺类、两性霉素 B、氟康唑、伊曲康唑、特比萘芬、多黏菌素类、替考拉宁、万古霉素等。青霉素 G、氨苄西林、羧苄西林等如剂量过大亦可发生肾损害
抗肿瘤药	大部分的抗肿瘤药有肾毒性，肾毒性较为严重的有环磷酰胺、卡莫氟、卡培他滨、顺铂、司莫司汀、甲氨蝶呤、门冬酰胺酶、丝裂霉素等
利尿剂	长期或大剂量服用解热镇痛药包括阿司匹林、吡罗昔康、布洛芬、吲哚美辛、甲氯芬那酸、非那西丁、保泰松及含非甾体抗炎药的常用复方制剂等，可造成肾脏损害
造影剂	在血管造影、增强 CT 造影、静脉尿路造影中使用的造影剂可因其高渗性直接损伤肾小管，引起肾缺血和肾小球滤过率下降，最终导致急性肾衰竭。造影剂所致的急性肾衰竭尤其常见于肾功能不全、糖尿病、高血压或年老、脱水患者

4. 引起肝损伤的中药及其主要化学物质

要点		内容
植物类	生物碱类	有一些生物碱具有典型的肝脏毒性，如含有吡咯双烷生物碱的中草药，包括菊科的千里光属（如千里光等）、款冬属、蜂斗菜属、泽兰属，紫草科的紫草属、天芥菜属，可引起肝细胞坏死、肝纤维化，继而发展为肝硬化

续表

要点		内容
植物类	苷类	强心苷类及氰苷类成分的药物鲜有造成肝损伤的报道，皂苷有局部刺激作用，有的还有溶血作用。含皂苷的中药有三七、商陆、黄药子等，黄药子是目前公认的肝脏毒性中药
	毒蛋白类	毒蛋白主要存在于一些中药的种子中，如苍耳子、蓖麻子、望江南子、相思豆等
	多肽类	有一些毒性较大的活性肽，其中毒蕈植物中的毒蕈伞对肝脏损害最大
	萜类	萜类在自然界的分布广泛，种类繁多，不少萜类化合物对肝脏有明显毒副作用，但肝损伤机制还不甚明了。包括有川楝子、黄药子、艾叶等
	鞣质类	研究表明，可水解的鞣质毒性较高，具有直接肝脏毒性，长期大量应用可引起肝小叶中央坏死、脂肪肝、肝硬化。包括五倍子、石榴皮、诃子等，其中五倍子含有大量可水解的鞣质
动物类	蜈蚣	含有类似蜂毒的毒性成分，即组胺样物质及溶血蛋白质，可引起溶血作用及过敏反应，对肾脏及肝脏造成损伤
	鱼胆	对肝脏损伤的作用机制可能是胆汁毒素直接作用于肝，造成器官的损害，引起功能障碍
	蟾蜍	能产生强烈的刺激性物质蟾蜍毒素，致使肝脏损害
	斑蝥	主要含有斑蝥素、脂肪、树脂、甲酸及色素等。其中斑蝥素具有一定的肝脏毒性
	猪胆	含有组胺类物质，可引起变态反应，其中的胆盐及氰化物，也可能引起肝脏损害
矿物类	含汞矿物药	指以汞及其化合物为主要成分的一类矿物药，主要有朱砂、银朱、轻粉、白降丹等，其以HgS、HgO、$HgCl_2$等汞化物形式存在
	含砷矿物药	包括砒石、雄黄、代赭石等，其毒性成分主要是三氧化二砷（As_2O_3），即砒霜
	含铅矿物药	包括铅丹、密陀僧等

任务实施

1. 任务书

任务书

任务准备	完成知识清单的学习
	在教师指导下，借助药物药品的基础知识描述特殊人群用药要点
任务内容	每组成员列举出妊娠期和哺乳期妇女，儿科诊疗人群，老年人，肝、肾功能不全患者的药品，回答下面的问题。 1. 根据妊娠期用药原则，请列举该药品不合理的原因。 2. 根据哺乳期用药原则，请列举该药品不合理的原因。 3. 根据儿科用药原则，请列举该药品不合理的原因。 4. 根据老年人用药原则，请列举该药品不合理的原因。 5. 根据肝、肾功能不全患者用药原则，请列举该药品不合理的原因。

2. 工作实施

引导问题1：简述妊娠期的合理用药原则。

引导问题2：简述化学药与中成药妊娠毒性分级（用思维导图的形式归纳）。

引导问题3：简述哺乳期的合理用药原则。

引导问题4：简述老年人的合理用药原则，以及涉及哪些常见疾病。

引导问题5：简述肝功能不全患者合理用药原则，总结该患者慎用的化学药以及中药的类别。

引导问题6：简述肾功能不全患者合理用药原则，总结该患者慎用的化学药以及中药的类别。

评价反馈

评分标准

序号	评分要素	评分细则	配分	自评	组评	师评
1	清单学习完成	在规定时间内完成	5			
2	工作实施完成	在规定时间内完成	10			
		正确比例	30			
3	任务书完成	在规定时间内完成	10			
		正确比例	30			
4	职业素养	书写认真工整	5			
		遵守课堂纪律，学习积极，团队协作	5			
		课后清理桌面，椅子归位，无损坏设施/设备，无违规操作	5			
	合计		100			

在线答题

学习任务 4

方剂的基础知识

扫码
看 PPT

学习导引

方剂是理、法、方、药的重要组成部分,是在中医理论指导下,有目的、有法度地运用药物防治疾病的主要工具。"方以药成",方剂的组成是在辨证立法的基础上通过合理的药物配伍而成。只有合理的药物配伍,才能使各具特性的群药组合成一个新的有机整体,以符合辨证论治的要求。理解方剂的内涵,可以帮助我们体会中医学整体观念,领悟中华文化的博大精深,树立文化自信。

学习目标

1. 通过学习知识清单,正确理解中医八法的内容,正确认识方剂配伍的作用以及方剂的基本结构。
2. 在教师的指导下,小组成员协作完成引导问题、任务评价。
3. 体会中医学整体观念,体悟中华文化的博大精深,树立文化自信。

 任务准备

知识清单 1

治法是治疗疾病的方法,为中医学理、法、方、药的重要组成部分,是指在辨明病因、辨清证候的基础上,针对病证的病因病机,有针对性地拟定的治疗方法。

知识与思政链接
1-4-1

方剂是在治法的指导下,按照组方原则和方剂配伍规律遣药用方,即"法随证立""方从法出"。"以法组方""以法遣方""以法类方""以法释方"这四个方面,构成了中医学历来强调的"以法统方"的全部内容。

中医学的治法内容,首先,应具有一定概括性的、针对某一类病机共性所确立的治法,称为治疗大法,如表证用汗法、寒证用温法等,"八法"即属这一大法。其次,应具有针对具体证候的治疗方法,即具体治法。

常用治法

要点		内容
汗法	定义	通过皮肤腠理开泄、调和荣卫、宣发肺卫等方法,使在表的病邪由汗液排出体外的一类治法
	适用范围	主要适用于外感风寒、风热表证,麻疹初起疹出不透,疮疡初起及以皮肤为主要部位的水肿、疟疾而见恶寒发热及往来寒热等有表证者
	作用特点	根据病情及病邪性质,合理选择汗法中辛温、辛凉等治法。常与补法、和法、下法、清法等合用
吐法	定义	通过涌吐外邪、积滞的方法,使停留在咽喉、食管、胸膈、胃脘的痰涎、宿食、有毒物质等从口中排出的一类治法
	适用范围	主要适用于中风痰壅、宿食壅阻胃脘、毒物尚在胃中等需吐出者
	作用特点	因吐法易耗气伤津,故体虚患者、孕妇等均应慎用
下法	定义	通过通泄肠胃、促使排便的方法,使停留于肠胃的有形积滞从大便排出的一类治法
	适用范围	主要适用于燥屎内结、冷积不化、瘀血内停、宿食不消、结痰停饮、虫积等病证。常用下法又分为寒下、温下、润下、逐水、攻补兼施等法
	作用特点	下法以攻逐为特点,易耗伤正气,故临床以有形实邪停留肠胃的里实证为宜,对于孕妇、年老体弱者、失血者及妇女产后、月经期等,均应慎用
和法	定义	通过和解或调和的方法,使半表半里之邪,或脏腑、阴阳、表里失和之证得以解除的一类治法
	适用范围	和解法主要为和解少阳之法,适用于半表半里之少阳证、肝脾不和、胃肠不和等证。和法主要和其不和者,邪犯少阳及肝脾不和、气血失调、胃肠不和、荣卫不和、表里同病等均可使用此法
	作用特点	作用缓和,应用范围广,适用于证情比较复杂者
清法	定义	通过清热泻火、凉血解毒、滋阴清热等方法,使里热得以减弱和消散的一类治法
	适用范围	适用于火热证、热毒证及虚热证等。热邪在里,常可存在于气分、营分、血分,亦可热壅成毒,因而清法又常分为清脏腑热、清气分热、清虚热、清营凉血、清热解毒、清热祛暑等法
	作用特点	清法常与补法、下法等配合应用,运用清法的同时应注意津液的保护
温法	定义	通过温散里寒、回阳通脉等方法,消除患者的沉寒阴冷,使寒去阳复,治疗里寒证的一类治法
	适用范围	适用于中焦虚寒、亡阳厥冷、经脉寒凝。温法常分为温中祛寒、温通经脉、回阳救逆等法
	作用特点	由于寒邪凝滞易损伤阳气,故里寒常与阳虚并存,所以温法常与补法合用
消法	定义	通过消食导滞、行气活血、化痰利水、驱虫等方法,使气、血、痰、食、水、虫等有形之邪渐消缓散的一类治法。广义的消法是指"八法"中的消法,消六种有形之邪。狭义的消法为消导,用于食积停滞
	适用范围	适用于气滞血瘀、食积停滞、痰饮不化、水湿内停、痰核瘰疬、疳积虫积等病证

续表

要点		内容
消法	作用特点	消法与下法都可以用于治疗有形实邪,但所治疗的病邪有所不同。下法所治病邪,大多为病势急迫,形证俱实,邪在肠胃,必须速除,且可从下窍而出;消法治疗的病邪,常因病邪是在组织、脏腑、肌肉、经络之间渐积而成,且多虚实夹杂,不宜立即消除,需要渐消缓散
补法	定义	通过滋养或补益人体气、血、阴、阳的方法,从而使人体正气以恢复,以治疗各种虚劳性疾病的一类治法
	适用范围	补法对气、血、阴、阳,或心、脾、肺、肝、肾等有滋补作用
	作用特点	常见清补、缓补和温补,亦有峻补以及"虚则补其母"等。补法一般是在患者虚弱时使用,但于正虚邪实者,则要审清病因,确定合理的治疗方法,此时补法应与汗法、下法、消法等配合使用,以扶正祛邪
小结		上述八种治法,适用于表、里、寒、热、虚、实等不同证候。对于多数疾病而言,由于病情的复杂性,单一治法并不能完全满足治疗的需要,故常数种治法结合运用,以达到预期的治疗效果。正如清·程钟龄《医学心悟》中说:"一法之中,八法备焉,八法之中,百法备焉。"因此,临证处方,需因时、因地、因人三因制宜,合理运用八法,使之切合病情,方能收到满意的疗效

知识清单 2

每味药都具有其特有的功能特点,将药物通过合理的配合,调整其偏性,制约其毒性,增强或改变原治疗疾病时发挥的作用,减少或消除其对人体的不良影响,发挥其相辅相成或相反相成的综合作用,使各具特性的群药组合成一个新的有机整体,以达到有效、高效治疗疾病的目的。这种运用药物的组合过程,称为"配伍"。

知识与思政链接 1-4-2

1. 配伍的作用

要 点	举 例
增强药力	功能和主治类似的药物配伍,可使治疗作用增强,组方和运用之时常用此配伍方式。如麻黄、桂枝同用以发汗解表
产生协同作用	药物之间可以相互协同、相互促进、相互为用,配合运用可以增强疗效。如生姜和大枣相配,通过"生姜发散"和"大枣补益"协同,达到类似桂枝的作用,从而滋助汗源
控制多功能单味中药作用的发挥方向	桂枝具有发汗解肌、温通经脉、助阳化气、平冲降逆等功能,然其在不同方剂中所发挥的作用受该方剂中药物配伍关系的影响。如和麻黄相配,可以发汗解表;和细辛相配,可以温通经脉;与芍药相配,可以调和营卫;与茯苓、甘草等缓和补益之品相配,可平冲降逆;与牡丹皮、赤芍相配,可温经活血
扩大治疗范围,适应复杂病情	四君子汤的基础上配伍陈皮,组成异功散。其功能为益气健脾、行气化滞;若脾气虚弱进而聚湿生痰,则会出现恶心、呕吐、咳嗽、唾清稀痰,此时在异功散的基础上加入半夏,组成六君子汤,其功能为健脾、化痰;若脾胃气虚,而见纳呆、呕吐泄泻、脘腹胀满或疼痛等,则可配伍木香、砂仁,组成香砂六君子汤,功能为益气健脾、行气化痰

要点	举例
控制药物的毒副作用	生姜能减轻和消除天南星、半夏的毒性,十枣汤用大枣来缓和甘遂、大戟、芫花的毒性

2. 方剂的基本结构

要点	内容
君药	对主病或主证起主要治疗作用的药物
	提示:除君药对主证、主病起主要治疗作用外,臣、佐、使药都具两种或多种治疗作用
臣药	一是辅助君药治疗主病或主证
	二是针对主要兼证或兼病起治疗作用
佐药	佐助药,即协助君、臣药以加强治疗作用,或直接治疗次要兼证的药物
	佐制药,即制约君、臣药的峻烈之性,或减轻、消除君、臣药毒性的药物
	反佐药,即根据某些病证之需,配伍少量与君药性味或作用相反而又能在治疗中起相成作用的药物
	提示:佐药在方中之药力小于臣药,一般用量较小
使药	一是引经药,能引领方剂药效到达特定经络或病所的药物
	二是调和药,主要有调和方中药性合一、制约方中药物毒性等作用
举例	以麻黄汤为例。 麻黄为君药,其性味辛温,功在发汗解表,宣肺平喘。可以通过发散表邪、宣发肺气以达到发汗祛邪和平喘的作用。 桂枝为臣药,其性味辛甘温,功在解肌发表,可以帮助麻黄发汗,以达到散寒的作用;同时可以温通经脉,治疗头身疼痛等。 杏仁为佐药,其性味苦平,降肺气、止咳嗽,以助麻黄平喘,起佐助君药的作用。又可以制约麻黄升散太过,以佐制君药峻烈之性。 炙甘草为使药,其性味甘温,调和诸药。 通过对麻黄汤组方结构的分析可知,遣药组方时既要针对病机合理地选择药物进行配伍应用,又要按照方剂组成的基本结构进行框构,同时要分清主次、全面兼顾以达到更好治疗疾病的目的

3. 方剂的组成变化

要点	内容
药味的加减变化	形式一:臣药的加减变化。 若臣药配伍发生变化,会使原方主要的配伍关系发生变化,可能导致原方剂的功能发生根本性改变。 举例:麻黄汤与麻杏石甘汤,二方均用麻黄、杏仁和甘草,且均以麻黄为君。其不同的是,前者以桂枝为臣,取其辛温之性,桂枝则助麻黄发汗解表,治疗风寒表实证,为辛温解表剂。而后者以辛甘大寒的石膏为臣,助麻黄宣泄肺热,治疗肺热咳喘证,为辛凉解表剂。可见因臣药的变化,辛温解表剂变为辛凉解表剂,导致原方剂的功能发生了根本性改变

续表

要 点	内 容
药味的加减变化	形式二：佐使药的加减变化。 因佐使药在方中的药力较小，其加减不会引起原方功能发生根本性改变，亦被称为"随证加减"。 举例：四君子汤主治脾胃气虚证，功能为益气健脾。若气虚而兼气滞、湿滞，见有脘闷腹胀、舌苔滑腻者，可在四君子汤中加入陈皮、半夏，行气消胀，祛湿化痰，仍治疗脾胃气虚，但兼有气滞、湿滞之证，原方剂的功能未发生改变
药量的加减变化	作用一：改变药力。 举例：四逆汤与通脉四逆汤均由生附子、干姜、甘草三药组成，二者的区别在于通脉四逆汤中生附子、干姜的用量增加了，但君臣的配伍关系没有改变，故其功能和主治与四逆汤基本等同，只是使四逆汤的药力增强
	作用二：改变主治。 举例：小承气汤和厚朴三物汤，均由大黄、枳实、厚朴三药组成。小承气汤主治阳明腑实证，以大黄四两为君药，枳实三枚为臣药，君臣配伍，重在攻下热结。厚朴三物汤主治气滞便秘证，以厚朴八两为君药，枳实五枚为臣药，君臣配伍，重在行气除满。由于方中君药和臣药的药量发生改变，君臣之间的配伍关系也发生改变，所以其功能、主治与原方各不相同，方名也随之改变
剂型的更换变化	剂型的更换变化主要根据病情的轻重缓急而定，若病情、病势较缓，且偏向于慢性虚劳性疾病，可采用丸剂缓治；若病情重而病势较急，可采用汤剂治疗

任务实施

1. 任务书

任务书

任务准备	完成知识清单的学习
	在教师指导下，借助方剂的基础知识完成小组任务
任务内容	每组成员分别收集 2 首方剂，按照方剂组方原则分析其配伍意义并画出思维导图

2. 工作实施

引导问题 1：中医八法包括哪些内容？

引导问题 2：收集 2 首方剂，按照方剂组方原则分析其配伍意义。（用思维导图的形式归纳）

评价反馈

评分标准

序号	评分要素	评分细则	配分	自评	组评	师评
1	清单学习完成	在规定时间内完成	5			
2	工作实施完成	在规定时间内完成	10			
		正确比例	30			
3	任务书完成	在规定时间内完成	10			
		正确比例	30			
4	职业素养	书写认真工整	5			
		遵守课堂纪律,学习积极,团队协作	5			
		课后清理桌面,椅子归位,无损坏设施/设备,无违规操作	5			
	合计		100			

在线答题

学习任务 5

中成药的基础知识

扫码
看PPT

学习导引

中成药是以中药材为原料,在中医药理论的指导下,按规定的处方和标准加工制成各种不同剂型,供临床医师辨证应用或患者自行使用的药物。中成药属于"成品制剂",其组成、主治、剂型规格、服用方法固定不变,便于携带和储存,是历代医家在长期的医疗实践中创造、总结的精华,和方剂学的发展一脉相承。

学习目标

1. 通过学习知识清单,了解方剂与中成药发展史,能正确分辨中成药处方来源,能准确说出中成药的命名方法,熟悉中成药的分类方法。
2. 在教师的指导下,小组成员协作完成引导问题、任务评价。
3. 了解中医药发展历程,树立中医药文化自信。

 任务准备

知识清单 1

方剂与中成药的起源历史久远。早在原始社会,我们的祖先就发现了药物并知道运用药物治疗疾病。药物的名称、形态、产地、采收、炮制、药性、功能等是本草学范畴,而以此为基础,以一定的制剂、给药方式及运用药物配伍来治病便是方剂与中成药的内容。

方剂与中成药的发展史

要 点	代表性成就
先秦时期	1. 我国现存最早的方书是《五十二病方》。共收载医方283首,治疗52种疾病。 2.《黄帝内经》约成书于春秋战国时期,是中医理论的经典著作,对中医学的发展起着重要的奠基作用
两汉时期	《伤寒杂病论》,后人称其为"方书之祖"。分为《伤寒论》和《金匮要略》。《伤寒论》载方113首,主要以六经论伤寒。《金匮要略》载方262首,主要以脏腑论杂病。书中载方有理有法,配伍严谨,选药精当,用量准确,变化巧妙,且疗效确切,深为后世医家推崇,将其所载之方称为"经方"。《伤寒杂病论》记载中成药60余种

续表

要　点	代表性成就
魏晋南北朝时期	1. 东晋医家葛洪的《肘后备急方》，该书共收单方510首、复方494首。书中第一次使用了"成剂药"这一名词术语，进一步丰富和发展了药物剂型的内容。 2. 陶弘景在所著的《本草经集注》中收载药物730种，剂型有汤剂、酒剂、丸剂、膏剂等。 3. 该时期开始出现外科的专科方书，即晋末《刘涓子鬼遗方》
唐代	1. 唐代孙思邈的《备急千金要方》和《千金翼方》，其中著名的方剂与中成药有温胆汤、独活寄生汤、苇茎汤等。第一次提出丸剂包装宜采用蜡密封包裹防潮的见解。 2. 王焘的《外台秘要》，该书整理并保存了一大批唐代及唐代以前的名方和一些海外传来的方剂，使用了进口药材。如"吃力伽丸"，即苏合香丸，现代研制的"冠心苏合丸""苏冰滴丸"均源于此方
宋代	1.《太平惠民和剂局方》是我国第一部由国家组织编制的成药药典。书中一些著名成方如牛黄清心丸、至宝丹、藿香正气散等，都是临床常用的中成药。 2.《太平圣惠方》是由政府诏令编撰的第一部大型方书。 3.《圣济总录》是北宋徽宗时期由朝廷组织人员编著的，载方约20000首，是宋代载方最多的方书，是对宋以前方剂的总结
金元时期	1. 刘完素善用寒凉，撰《宣明论方》，创防风通圣散、六一散。 2. 张从正主张攻下，编撰《儒门事亲》，创木香槟榔丸、禹功散。 3. 李东垣专补脾胃，撰《脾胃论》，创补中益气汤、朱砂安神丸。 4. 朱震亨力倡滋阴，撰《丹溪心法》，创大补阴丸、越鞠丸
明代	1.《普济方》，该书共426卷，载方61739首，成为15世纪前收方最多的方书。 2.《医方考》成为历史上第一部方论专著。 3.《外科正宗》为外科名著。 4.《景岳全书》中的"古方八阵"，将历代众多方剂按"以法分类"的原则，由博返约地分为八阵，从而使治法成为方剂学研究的重要内容
清代	1. 汪昂的《医方集解》促进了方剂释义的深入，还首开综合分类方剂的先例。 2. 吴尚先的《理瀹骈文》，集外用膏剂之大成。 3. 温病学派兴起，创制了银翘散、桑菊饮、安宫牛黄丸等一系列温热急症的有效急救成药，促进了中成药的发展
1912年以来	1. 张锡纯的《医学衷中参西录》首开以西医的理论研究方剂与中成药之端。 2.《中医方剂大辞典》最具代表性。此书分11个分册，收录历代方剂96592首，汇集了古今方剂学研究的成果。 3. 先后颁布了《中华人民共和国药典》《中华人民共和国药品管理法》《新药审批办法》等

知识清单 2

中药学专业技术人员应具备对中成药进行分类的能力,能够辨别中成药的处方来源。

中成药的处方来源

要 点	内 容	举 例
传统古方（传统方）	来自古典医籍中组方严谨、方证明确、疗效可靠,并且具有临床实践基础的著名方剂	如六味地黄丸、逍遥丸等
民间验方（经验方）	包括在民间流传较广的有效经验方、著名医师的临床经验方以及医院根据临床医师的经验由数名权威专家集体拟定的处方。这类处方都有药味精专、药效显著、简便易行的特点,在民间流传较广	如白带丸、牛黄解毒片等
新研制方（科研方）	运用现代科学方法进行研究试制,并经国家或地方药品管理部门批准生产的中成药处方。这类处方大多经过先进的实验、合理的科研设计,有较高的科技含量	如银杏叶片、复方丹参滴丸等
协定处方	医院根据医疗需要,与医师协商后制定的处方。这类处方有较强的针对性,主治病证专一,可重复性好,有一定临床基础	如抗病毒口服液、湿疹膏等

知识清单 3

只有较好地掌握中成药的命名规律,才能在品种繁多的药品中更好地理解和使用中成药。中成药的处方来源、主要药物、主要功能、主治病证、使用方法等某一方面的特点,都可能在其名称中有所体现,方便文献查询及临床用药。

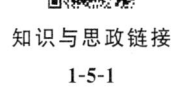
知识与思政链接
1-5-1

中成药的命名规律

要 点	内 容	举 例
以中成药处方来源命名	此种命名方法有利于查找中成药处方的来源	如金匮肾气丸出自《金匮要略》,济生肾气丸出自《济生方》等
以中成药药物组成命名	多以方中主要药物命名;若为单方制剂或药味较少的小复方,则以全方组成命名,便于医师根据药物功能合理选方	如高良姜和香附组成的良附丸,木香和黄连组成的香连丸等
以药味数目命名	多以方中药物数目命名	如四君子丸由四味药物组成,六味地黄丸由六味药物组成,八珍颗粒由八味药物组成,九味羌活丸由九味药物组成等
以功能主治命名	此种命名方法比较直观,便于医师和患者选用	如止咳定喘丸,主治咳嗽气喘、久咳不止;补中益气丸,功能为补中益气、升阳举陷等

续表

要 点	内 容	举 例
以其他方法命名	以中成药性状命名	如紫雪散,药品色紫,状如霜雪
	以服用剂量命名	如七厘散,一次服用剂量为七厘
	以服用方法命名	如牛黄噙化丸,服用时含口中噙化
	以中医术语、中成药颜色、医学典故等命名	如天王补心丹等

知识清单 4

对中成药进行分类,以便满足其在临床医治中的需要,并为按照《药品经营质量管理规范》的要求进行药品陈列打下基础。

中成药的分类

要 点	内 容	举 例
按功能分类	此法便于中医辨证的临床应用	如解表剂、固涩剂、泻下剂等
按病证分类	此法便于临床对证应用	如感冒类、咳嗽类、失眠类等
按剂型分类	此法突出剂型特点,便于经营保管	如蜜丸、散剂、膏药、药酒、片剂等
按笔画、拼音分类	此法便于收录查阅	历版《中华人民共和国药典》就是采用此法
按管理分类	此法便于加强临床医师用药的规范性	如处方药、非处方药、国家基本药物、基本医疗保险药物等
按临床科属分类	此法便于医师使用	如内科、外科、妇科、儿科用药

> 任务实施

1. 任务书

任务书

任务准备	完成知识清单的学习
	在教师指导下,借助中成药的基础知识完成线上、线下资源收集以及针对中成药发展史完成中医药文化宣传活动设计
任务内容	1.每组成员收集按照不同分类原则分类的中成药实例,不少于 5 个 2.每组成员收集 5~10 种中成药并准确说出其命名原则 3.每组成员根据中成药发展史设计一张中医药文化宣传海报

2. 工作实施

引导问题 1:收集中医药在抗疫史上贡献。

引导问题 2:收集二十大报告中对于中医药发展的信息(用思维导图的形式归纳)。

评价反馈

评分标准

序号	评分要素	评分细则	配分	自评	组评	师评
1	清单学习完成	在规定时间内完成	5			
2	工作实施完成	在规定时间内完成	10			
		正确比例	30			
3	任务书完成	在规定时间内完成	10			
		正确比例	30			
4	职业素养	书写认真工整	5			
		遵守课堂纪律,学习积极,团队协作	5			
		课后清理桌面,椅子归位,无损坏设施/设备,无违规操作	5			
	合计		100			

在线答题

模块二

药品陈列及盘点

思政加油站

20世纪90年代中期,贵州的药店门口随处可见衣物、尿布迎风飘舞,根本谈不上任何的陈列。1999年,贵州第一家采用开架方式销售药品的"一树"药店在贵阳市中心亮相,新鲜的陈列方式在当时引起了轰动。当时的陈列很简单,就是把药盒用透明胶粘贴在店里最显眼的位置即可。这种方式很奏效,这些药品在门店销售得很快,于是厂商就纷纷提出空盒陈列的请求,橱窗、玻璃、收银处、进出口处都有各种大小不一、高低不齐的盒子东倒西歪地粘着。一些不可以放空盒的地方,厂商也把自己的海报和宣传画拿来张贴,但是这种无序的乱贴乱粘的行为,严重影响了药店的形象,给顾客一种"卖狗皮膏药"的感觉。由此可见,科学的药品陈列对于药品经营企业尤为重要。

药品也是商品,利用各种药品固有的形状、色彩、性能等进行科学分类陈列,展示药品,突出重点,既能增加顾客对药品的了解、记忆和信赖的程度,又是便利顾客、保管药品的重要手段,是衡量服务质量高低的重要标志。

随着药品经营企业的增多,人们越来越重视合理的药品分类陈列和储存,在《药品经营质量管理规范》(GSP)中对药品的陈列也有明确的要求,实施 GSP 是贯彻执行国家有关法律法规的需要。GSP 是我国药品经营质量管理工作基本准则,实施 GSP 将会促进药品经营企业做到依法经营和依法管理,以保证经销药品质量、消费者的合法权益和用药安全。

思政关键词: 用药安全　职业行为规范　职业道德　社会责任感

学习任务 1

药品的陈列

扫码看 PPT　　微课

学习导引

药品正确的陈列及分类摆放，不仅是《药品经营质量管理规范》的要求，也能方便销售，带给顾客最大的便利，提高药品经营方管理药品的效率。

任务实施内容及实施过程

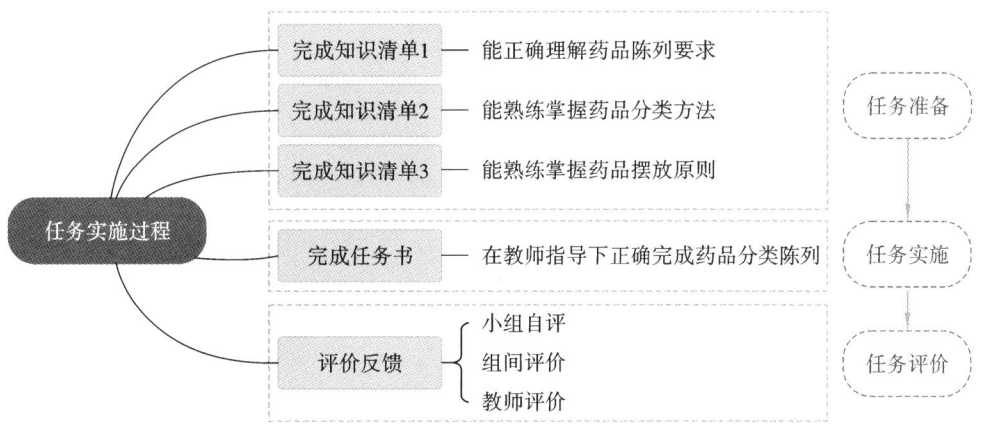

学习目标

1. 通过学习知识清单，能正确理解药品陈列及分类摆放的原则，能熟练掌握药品陈列及分类摆放的方法，能熟练掌握药品陈列及分类摆放的操作程序。
2. 在教师的指导下，能正确完成药品陈列及分类摆放并完成任务评价。
3. 培养良好的思想品德和爱岗敬业、一丝不苟、安全用药的职业精神。

任务准备

知识与思政链接
2-1-1

知识清单 1

药品在经营场所的陈列摆放，必须符合《药品经营质量管理规范》第一百六十一条规定，药品的陈列应当符合以下要求：

(1) 按剂型、用途以及储存要求分类陈列,并设置醒目标志,类别标签字迹清晰、放置准确。
(2) 药品放置于货架(柜),摆放整齐有序,避免阳光直射。
(3) 处方药、非处方药分区陈列,并有处方药、非处方药专用标识。
(4) 处方药不得采用开架自选的方式陈列和销售。
(5) 外用药与其他药品分开摆放。
(6) 拆零销售的药品集中存放于拆零专柜或者专区。
(7) 第二类精神药品、毒性中药品种和罂粟壳不得陈列。
(8) 冷藏药品放置在冷藏设备中,按规定对温度进行监测和记录,并保证存放温度符合要求。
(9) 中药饮片柜斗谱的书写应当正名正字;装斗前应当复核,防止错斗、串斗;应当定期清斗,防止饮片生虫、发霉、变质;不同批号的饮片装斗前应当清斗并记录。
(10) 经营非药品应当设置专区,与药品区域明显隔离,并有醒目标志。

另外,应当定期对陈列、存放的药品进行检查,重点检查拆零药品和易变质、近效期、摆放时间较长的药品以及中药饮片。发现有质量疑问的药品应及时撤柜,停止销售,由质量管理人员确认和处理,并保留相关记录。应当对药品的有效期进行跟踪管理,防止近效期药品售出后可能发生的过期使用。

知识清单 2

药品分类方法

药品与非药品:以药品批准文号进行区分	药品	国药准字 H(化学药制剂)+区域代码(年份)+编码 国药准字 Z(中成药制剂)+区域代码(年份)+编码
	非药品	保健品:卫食准字 消毒剂:消卫准字 卫生材料、医疗器械:管械(准)字
处方药与非处方药	处方药	甲类:临床治疗必需,使用广泛,疗效好,同类药品中价格适中的药品。"甲类目录"由国家统一制定,各地不得调整。基本医疗保险参保人员使用"甲类目录"的药品所发生的费用,按基本医疗保险的规定支付
		乙类:可供临床治疗选择使用,疗效好。同类药品中比"甲类目录"药品价格略高的药品。基本医疗保险的参保人员自付一定比例,再按基本医疗保险的规定支付
	非处方药 OTC	甲类:红色为甲类,必须在药店出售
		乙类:绿色为乙类,除药店外,还可在药监部门批准的宾馆、商店等商业企业中零售
内用药与外用药	内用药	供口服,经口腔、消化道吸收的药品
	外用药	药品包装上明显标有红底白字"外",如外用涂抹软膏,喷剂,栓剂,滴眼、耳、鼻液等

续表

按功能主治划分	抗菌消炎类、心脑血管类、降糖类、胃肠类、肝胆肾类、抗感冒类、清热解毒类、呼吸系统类、儿科类、妇科类、维生素及矿物质类、养血安神类、中成药类、其他类、外用类、保健品、医疗器械、化妆品等
按质量管理要求划分	内用(服)药、外用药、易串味药、特殊管理药品、危险品、非药品
按储存条件划分	常温储存、阴凉储存、冷藏储存、冷冻储存
按基本医疗保险药品目录划分	西药、中药、中成药

知识清单 3

药品摆放原则

1. 分类摆放原则	必须符合《药品经营质量管理规范》要求,一般是按照药品与非药品、处方药与非处方药、内用药与外用药及功能主治进行分类
2. 易取易见原则	①药品正面应正立或调整角度使正面朝向顾客。货架或柜台下层不易看到的药品应前进陈列或倾斜陈列,货架上层不宜陈列过高药品。单品陈列时遵守"能立不躺"原则,尤其超过 50 ml 的液体制剂应正立放置,不能躺倒放置。 ②同种药品陈列面朝向应一致,相邻两种药品之间的分界线应一目了然,严禁交叉混放。陈列药品的前端及左、右的分界处应成一直线。 ③包装相似的不同药品应分开陈列,避免混淆拿错药品。 ④同类药品陈列时注意细分小类和剂型相对集中,作用机制相同的药品相对集中陈列,固体制剂与液体制剂相对集中陈列
3. 满陈列原则	药品陈列的种类和数量要丰富、充足,所有陈列药品都前进陈列(靠前陈列),药品排列面整齐展开,防止货架缺货、及时补上货是满陈列原则的保证
4. 同一品牌垂直陈列原则	同一品牌药品沿上下垂直方向陈列在货架的不同层次上
5. 先进先出原则	药品按照有效期进行销售,近期先出、先产先出。即同种药品中有效期近的药品放前排,有效期远的放后排,保证药品先产先出
6. 关联陈列原则	按药品功能、使用对象、用法等关联关系,将药品组合起来陈列
7. 主辅结合陈列原则	高周转率的药品带动低周转率的药品的销售(可以使顾客选购药品时有对比空间,也能使店员的推销有主力方向和说服力,同时也能增加药店收入)
8. 季节性陈列原则	在不同季节把当季的商品或药品陈列在醒目的位置

任务实施

1. 岗位情境描述

某药店购进一批药品,需将药品正确分类后,在冷柜、货架、柜台等位置进行陈列摆放。(教师课前准备每组不少于 50 个药品零售包装教学道具)。

2. 任务书

按照《中华人民共和国药品管理法》《药品经营质量管理规范》《执业药师业务规范》《药品购销职业技能等级标准》要求,完成以下内容。

(1)将药品正确分类。

(2)将分类后的药品在货架、柜台进行摆放。

(3)自查分类摆放是否符合《药品经营质量管理规范》要求。

3. 任务分组

按附录中学生任务分配表模板,填写实训报告。

4. 工作准备

(1) 完成知识清单 1、知识清单 2 和知识清单 3 的学习。

(2) 在教师指导下,完成药品分类摆放。

5. 工作实施

引导问题 1:药品在经营场所的陈列摆放,必须符合_____的要求。

引导问题 2:药品按剂型、用途以及储存要求分类陈列,并设置_____。

引导问题 3:_____不得采用开架自选的方式陈列和销售。

引导问题 4:_____、_____和_____不得陈列。

引导问题 5:中药饮片柜斗谱的书写应当_____。

引导问题 6:常见的药品分类方法有哪些?

引导问题 7:如何区分药品与非药品?

引导问题 8:药品摆放的原则有哪些?

引导问题 9:分组练习药品的分类摆放。按药品分类摆放的原则和要求进行自查,完成下表。

药品分类摆放自查表

1. 处方药与非处方药是否分开	□是	□否
2. 处方药是否摆放在专门区域	□是	□否
3. 外用药与其他药品是否分开摆放	□是	□否
4. 药品按功能主治分类是否正确	□是	□否
5. 摆放是否整齐有序,是否避免阳光直射	□是	□否
6. 药品正面是否正立并朝向顾客	□是	□否
7. 相邻两种药品之间的分界线是否一目了然	□是	□否
8. 是否符合先进先出原则	□是	□否
9. 需要冷藏、冷冻储藏的药品是否摆放在正确区域	□是	□否

评价反馈

多元评价表

评价项目	评价标准	分值	自评得分	小组评价得分	教师评价得分
工作态度	在规定时间内完成引导问题及药品分类摆放	20			
	出勤良好	5			
工作质量	药品摆放区域正确;药品陈列符合《药品经营质量管理规范》相关要求,符合先进先出、易取、易见等原则	30			
协调能力	担任组长工作,能推进小组任务实施	10			
	担任组员工作,能服从组长的任务分配并完成任务	5			
职业素质	按实训场所要求着装	5			
	完成清场工作	10			
创新意识	获取知识能力:能多途径完成知识获取	5			
	表达能力:代表小组进行工作任务实施演示	5			
	表达能力:课堂回答问题率	5			
	合计				

 知识储备

1. 药品分类

类别	具体药物
中成药	解表类中成药,祛暑类中成药,泻下类中成药,清热类中成药,止咳化痰平喘类中成药,温里类中成药,开窍类中成药,固涩类中成药,扶正类中成药,安神类中成药,理血类中成药,理气类中成药,治风类中成药,祛湿类中成药,消导类中成药,妇科常用中成药,儿科常用中成药,眼科常用中成药,耳鼻喉、口腔科常用中成药,骨伤科常用中成药
化学药	中枢神经系统药物、循环系统药物、呼吸系统药物、消化系统药物、血液系统药物、激素类及影响内分泌系统药物、抗过敏药、抗生素、抗病毒药、抗真菌药、解热镇痛抗炎药、抗痛风药、维生素、矿物质

具体内容详见知识与思政链接 2-1-2。

2. 拓展思考题

药品的陈列应当符合哪些要求?

在线答题

答案解析

知识与思政链接
2-1-2

学习任务 2

药品的盘点

扫码看 PPT　　微课

学习导引

药品的盘点是指对药品实有库存数量及其金额进行全部或部分清点,以确切掌握一定时间内的货品状况。

任务实施内容及实施过程

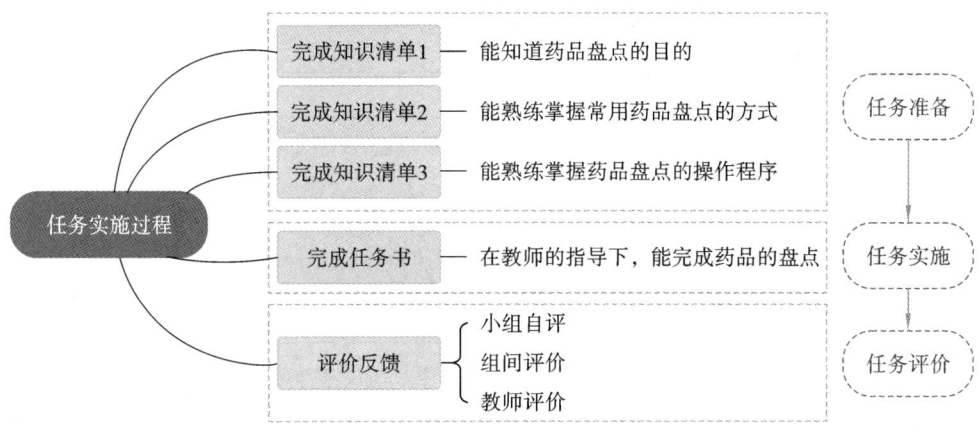

学习目标

1. 通过学习知识清单,知道药品盘点的目的,熟练掌握常用药品盘点的方式,熟练掌握药品盘点的操作程序。
2. 在教师的指导下,能完成药品的盘点。
3. 完成任务评价。

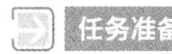

知识清单 1

药品盘点的目的

掌握与控制库存	全面掌握药品的库存品种、数目和金额
了解药品损益情况	核对实盘金额和账面金额,找出差异,并通过盘点差异表,确切掌握所有药品损益情况
了解药品效期情况	盘点过程中全面清理滞销药品,及时登记、上报、退库,调整库存
药品结构调整	通过盘点登记,计算出各类药品的品项数、销售比例、库存比例、毛利、存销比等,进行销售分析,调整药品结构

知识清单 2

常用药品盘点的方式

定期盘点	日盘	交接班或营业后盘点(重点盘点贵重药品和易盗药品)
	全面盘点	仓库在每个季度末进行盘点
	停业盘点	用于清算时的盘点
不定期盘点		存在盘点差异过大、重要人员调动或离职、意外事件发生时需进行不定期盘点

知识清单 3

药品盘点的操作程序:盘点前准备→盘点操作→盘点后工作。

盘点前准备	时间	确定盘点时间后,应提前通知柜组成员,做好准备。 告知供应商,以免盘点期间供应商送货上门,造成混乱。 门店前张贴安民告示,以免给顾客带来不便
	环境	盘点前做好环境整理工作
	人员	明确人员职责和分工,具体盘点实施小组由盘点人、记录人、监盘人三人组成。进行人员培训,熟悉盘点区域、点数原则、数字填报、签字等程序
	盘点工具	若使用盘点机盘点,需先检查盘点机是否能正常操作;如采用人工填写,则需准备盘点表及红、蓝色圆珠笔
	单据整理	整理好进货单据、变价单据、净销货收入汇总表、报废品汇总表、赠品汇总表、移库表、报废品单据、药品调拨单据、前期盘点单据等,以便能尽快获得盘点结果
盘点操作	基本过程	(1)点货:对卡,对账。 (2)核对相符的药品,做好盘点标记,认真填写药品盘点表。 (3)有溢余或短缺的药品,不但要做好盘点标记及签字盖章,还要填报盘点损益情况说明
	盘点作业	初点作业、复点作业和抽点作业

续表

盘点后工作	盘点后整理	资料整理、药品整理和环境整理
	计算盘点结果	将每一张药品盘点单中的原价和数量相乘,合计出药品的盘点金额。报送财务部门,计算出毛利和净利润
	分析盘点数据	(1)根据盘点结果,实施奖惩措施。 (2)针对存在的问题,重新盘点,并找出经营管理中的缺陷,提出改善对策

> 任务实施

1. 学习情境描述

某药店为及时掌握门店药品实存数量、批号与电脑数据是否一致及其财务状况,将对门店药品进行盘点。

2. 任务书

按照《中华人民共和国药品管理法》《药品经营质量管理规范》《执业药师业务规范》《药品购销职业技能等级标准》要求,完成以下内容。

(1)正确选择盘点的方式。

(2)按照盘点操作程序完成盘点。

3. 任务分组

按附录中学生任务分配表模板,填写实训报告。

4. 工作准备

(1)完成知识清单1、知识清单2和知识清单3的学习。

(2)在教师的指导下,完成药品盘点。

5. 工作实施

引导问题1:什么是药品盘点?

引导问题2:常见的药品盘点的方式有哪些?

引导问题3:药品盘点的操作程序是什么?

引导问题4:分组练习药品盘点。

盘点前准备:

盘点操作:

盘点后工作:

引导问题5:完成以下表格。

药品盘点表

部门：							货架编号：			年　月　日	
行号	商品编号	商品名称	商品规格	生产厂家	单位	批号	有效期至	零售价	账面数	实盘数	
1											
2											
3											
4											
5											
小计											
记录人：		盘点人：		复点人：			抽点人：				

药品盘点损益情况说明表

柜组：								年　月　日	
品名	品号	原盘点金额	实际数量	差额	复点数量	与实际差额	损益原因		
								处理对策	
盘点人：			记录人：				监盘人：		

> **小提示**

(1)盘点前合理划分盘点区域。
(2)盘点时三人一组,一人点货,一人记录,一人监督。
(3)盘点顺序由左至右、由上至下,避免漏点。
(4)复点在初点完成后进行。复点时须更换负责人。
(5)对初点和复点差异较大的药品应随即下架,做好记录。

> **评价反馈**

多元评价表

序号	考核内容	考　核　要　点	分值	配分	自评得分	小组评价得分	教师评价得分
1	仪表	着装整洁,佩戴胸卡	5	5			

续表

序号	考核内容	考核要点	分值	配分	自评得分	小组评价得分	教师评价得分
2	盘点前准备	人员分工合理：一人盘点，一人记录，一人监督	20	5			
		口述盘点时间和盘点人员名单		5			
		环境整洁、货架药品陈列整齐		5			
		出示盘点工具、药品盘点表和有关单据		5			
3	盘点操作	初点人员按照所负责的区位，由左至右、由上至下盘点	30	10			
		复点人员核对盘点配置图，按照初点药品盘点表由左至右、由上至下依序盘点		10			
		做好盘点标记并盖章		5			
		使用红色圆珠笔把差异值填入差异栏		5			
4	盘点后工作	整理盘点环境，药品复位	20	5			
		药品盘点表填制完整、规范		15			
5	团队合作	设计的对白和场景能较好地运用专业知识	10	5			
		小组配合密切，真实感强		5			
6	礼仪	使用礼貌用语，语气亲切；语速语气适中，表达准确；离别时说"谢谢！"	5	5			
7	清理现场	物品归位	10	10			
		合计	100	100			

在线答题

模块三

药品推介——中成药篇

思政加油站

习近平总书记指出,我们要坚持道路自信、理论自信、制度自信,最根本的还有一个文化自信。中国是一个有着数千年历史的文明古国,有着博大精深的优秀文化。

中国共产党第二十次全国代表大会(党的二十大),是在全党全国各族人民迈上全面建设社会主义现代化国家新征程、向第二个百年奋斗目标进军的关键时刻召开的一次十分重要的大会。大会强调,人民健康是民族昌盛和国家强盛的重要标志。我们要坚持以习近平新时代中国特色社会主义思想为指引,全面贯彻党的二十大精神,充分发挥医药健康产业的基础优势,坚定信心、抢抓机遇、埋头苦干,全力推动医药产业链做大做强、医药健康产业高质量发展。党的二十大报告中深刻指出,推进健康中国建设,把保障人民健康放在优先发展的战略位置。同学们作为未来的医药人才,要有为医药产业高质量发展作出更大贡献,为人民健康保驾护航的坚定决心和行动自觉,勤奋获取知识,努力磨炼技能。

思政关键词: 文化自信　中华优秀传统文化　二十大　医药人才

学习任务 1

感冒的中成药推介

扫码看 PPT　　微课

学习导引

感冒是感受触冒风邪，邪犯卫表而导致的常见外感疾病，临床表现以头痛、发热、鼻塞、打喷嚏、流鼻涕、咳嗽、恶寒、全身不适、脉浮为特征。感冒包括风寒感冒、风热感冒、时行感冒及体虚感冒。

任务实施内容及实施过程

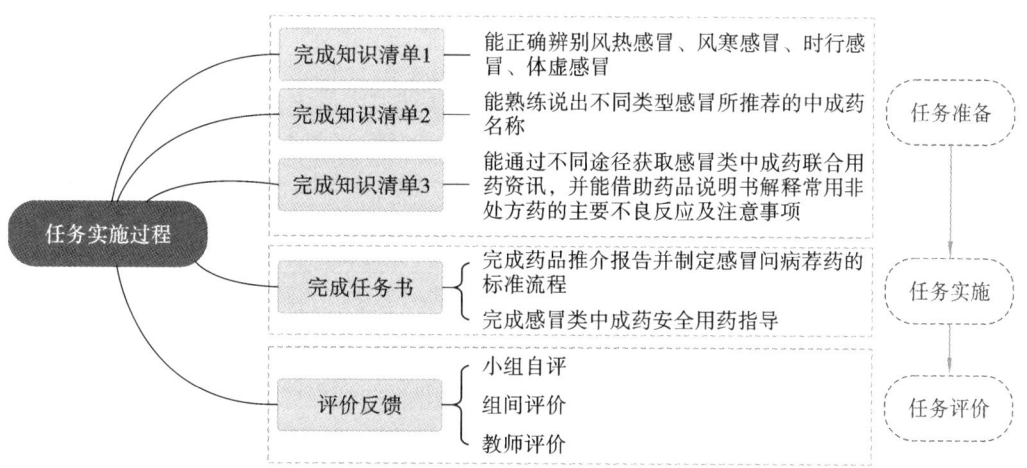

学习目标

1. 通过学习知识清单，正确辨别风热感冒、风寒感冒、时行感冒、体虚感冒，并能根据顾客需求推介中成药，能熟练说出不同类型感冒所推荐的中成药名称，并借助药品说明书解释常用非处方药的作用、用途。

2. 能通过不同途径获取感冒类中成药联合用药资讯，并能借助药品说明书解释常用非处方药的主要不良反应及注意事项。

3. 在教师指导下，小组成员协作制定感冒问病荐药的标准流程、安全用药指导并完成任务评价（多元评价表见附录）。

4. 培养良好的思想品德和爱岗敬业、一丝不苟、安全用药的职业精神。

→ **任务准备**

知识清单 1

风热感冒	
要　点	内　　容
症状	身热较著,微恶风,头胀痛,或咳嗽少痰,或痰出不爽,咽痛咽红,口渴。舌边尖红,苔薄白或微黄,脉浮数
治法	清热,宣肺解表

风寒感冒	
要　点	内　　容
症状	恶寒重,发热轻,恶寒头痛,肢体酸痛,或鼻塞声重,或鼻痒打喷嚏,流鼻涕清稀,咽痒,咳嗽,痰吐稀白。舌苔薄白,脉浮紧
治法	辛温解表,宣肺散寒

时行感冒	
要　点	内　　容
症状	突然发热,高热不退,甚则寒战,周身酸痛,无汗,咳嗽,口干,咽喉疼痛,伴明显全身症状,呈现流行性发作。舌红,苔黄,脉浮数
治法	清热解毒

体虚感冒	
要　点	内　　容
症状	发热,恶寒较重,无汗,头痛鼻塞,身体倦怠,咳嗽,咳痰无力。舌淡,苔白,脉浮无力
治法	益气解表,宣肺化痰

知识清单 2

类　别		推　荐　用　药
风热感冒	方剂应用	银翘散
	中成药选用	银翘解毒(丸)片、复方金黄连颗粒、双黄连口服液
风寒感冒	方剂应用	荆防败毒散、桂枝汤
	中成药选用	感冒清热颗粒、正柴胡饮颗粒、表实感冒颗粒
时行感冒	方剂应用	清瘟解毒丸
	中成药选用	清开灵颗粒(口服液)、羚羊感冒片、连花清瘟胶囊
体虚感冒	方剂应用	参苏饮
	中成药选用	参苏丸

知识清单 3

1. 用药注意

服用治疗感冒的中成药后,宜以遍身微汗为度,切忌大汗,并注意避受风邪,以免复发。除体虚感冒可用补虚解表的中成药外,应忌服滋补类中药,并忌烟、酒及油腻难消化食物,以免延误治疗。

部分含西药成分的抗感冒类中成药

品　　名	含西药成分	品　　名	含西药成分
重感冒灵片	安乃近、马来酸氯苯那敏	强力感冒片(强效片)	对乙酰氨基酚
速感康胶囊	对乙酰氨基酚、马来酸氯苯那敏、维生素C	感冒清片(胶囊)	对乙酰氨基酚、马来酸氯苯那敏、盐酸吗啉胍
维C银翘片	对乙酰氨基酚、马来酸氯苯那敏、维生素C	速感宁胶囊	对乙酰氨基酚、马来酸氯苯那敏
感冒灵胶囊(冲剂)	对乙酰氨基酚、马来酸氯苯那敏、咖啡因	新复方大青叶片	对乙酰氨基酚、维生素C、咖啡因、异戊巴比妥
感特灵胶囊	对乙酰氨基酚、马来酸氯苯那敏、咖啡因	抗感灵片	对乙酰氨基酚
治感佳片(胶囊)	对乙酰氨基酚、马来酸氯苯那敏、盐酸吗啉胍	贯黄感冒片	马来酸氯苯那敏
复方感冒灵片(胶囊)	对乙酰氨基酚、马来酸氯苯那敏、咖啡因	感冒安片	对乙酰氨基酚、马来酸氯苯那敏、咖啡因
金羚感冒片	阿司匹林、马来酸氯苯那敏、维生素C		

2. 健康指导

(1)应慎起居,适寒温,在冬春之际尤其应当注意防寒保暖,盛夏亦不可贪凉露宿。

(2)注意锻炼,增强体质以御外邪。

(3)常易患感冒者,可坚持每天按摩迎香穴,并服用调理防治方药。

任务实施

1. 岗位情境描述

患者,女,60岁,平时易出汗,畏风寒。一周前患感冒,四肢倦怠,乏力,轻微发热,鼻流清涕,食欲不振,舌体胖大,舌边有齿痕。

2. 任务书

按照《中华人民共和国药品管理法》《药品经营质量管理规范》《执业药师业务规范》《药品购

销职业技能等级标准》要求,完成以下内容。

(1)根据岗位情境描述,对患者进行疾病评估。写出该患者可能患有的疾病以及判断依据。

(2)结合疾病症状从药品货架上取出一种适用的中成药,放在柜台上。

(3)写出推荐的中成药的基本作用,并对推荐的中成药进行用药交代。

(4)将药品放回原处。

知识与思政链接

3-1-1

3. 任务分组

按附录中学生任务分配表模板,填写实训报告。

4. 工作准备

完成知识清单1、2、3的学习并收集感冒类中成药联合用药资讯,列出用药注意事项。在教师指导下,分析感冒类中成药问病荐药难点和常见问题。

知识与思政链接

3-1-2

5. 工作实施

引导问题1:感冒一般分为_____、_____、_____、_____四种证型。

引导问题2:分析四种感冒症状的异同点(用思维导图的形式归纳)。

引导问题3:分析知识清单2中所列中成药的功用、主治、辨证要点的异同点(用思维导图的形式归纳)。

知识与思政链接

3-1-3

引导问题4:含有西药成分的感冒类中成药在用药时需要注意什么?

引导问题5:特殊人群使用感冒类中成药时需要注意什么?

引导问题6:能不能同时使用两种或两种以上感冒类中成药?为什么?

引导问题7:在进行感冒问病荐药时需要注意哪些问题?

引导问题8:根据任务书要求完成药品推介报告并记录问病荐药过程。

知识与思政链接

3-1-4

感冒的中成药推介

姓名:　　　　　班级:　　　　　日期:

评价内容	填写内容	
疾病评估	患者可能的疾病:	
判断理由	判断依据:	
推荐中成药	药品名称:	
	基本作用:	
用药交代	单次用量:_____　每日给药次数:_____	
	给药时间:_____　给药途径:_____	
	储藏方法:	
	常见不良反应:(不少于1条)	(1)
	用药注意事项:(不少于2条)	(1)
		(2)

▶ 评价反馈

按附录中多元评价表进行评价。

知识储备

1. 感冒类方剂相关知识

银翘散

出处	《温病条辨》
组成	银花、连翘、桔梗、薄荷、竹叶、甘草、荆芥穗、淡豆豉、牛蒡子
功用	辛凉透表,清热解毒
主治	温病初起。症见发热无汗,或有汗不畅,微恶风寒,头痛口渴,咳嗽咽痛,舌尖红,苔薄白或微黄,脉浮数
配伍意义	本方证为温病初起,邪郁肺卫所致。感受温邪,正邪斗争剧烈,且温为阳邪,故发热;温病初起,邪在卫分,卫气被遏,则微恶风寒;邪郁卫分,腠理闭塞,故无汗或有汗不畅;风热上犯于肺,肺气失宣而咳嗽;热蕴成毒,搏结于咽喉,则咽痛;风热上攻则头痛;温邪伤津,故口渴;舌尖红,苔薄白或微黄,脉浮数均为风热在表之证。 　　治宜辛凉透表,清热解毒。方中银花、连翘既能疏散风热,清热解毒,又具有芳香辟秽,切中温热病邪易蕴结成毒及多夹秽浊之病机,共为君药。薄荷、牛蒡子辛凉,疏散风热,清利头目,且可解毒利咽;荆芥穗、淡豆豉虽辛而微温,但配入辛凉解表药中,恰能助君药辛散透表之力,俱为臣药。桔梗宣肺止咳化痰;竹叶清心除烦,引热下行,合为佐药。甘草调和诸药,配桔梗以利咽,为佐使之用。诸药合用,共奏辛凉透表、清热解毒之功
临床应用	辨证要点	本方是治疗风热表证的常用方,有"辛凉平剂"之称。以发热、微恶风寒、咽痛、口渴、脉浮数为辨证要点
	现代应用	常用于普通感冒、流行性感冒(简称流感)、急性扁桃体炎、麻疹初起、流行性腮腺炎、乙型脑炎初起兼有风热表证或温病初起者
	不良反应	偶有心慌,胸闷,呼吸困难,大汗淋漓,面色苍白,眼前发黑,恶心呕吐等
使用注意	外感风寒及湿热病初起者忌用。因本方中多为芳香轻宣之品,故不宜久煎
用法用量	共为粗末,每次用18 g,以鲜芦根煎汤代水煎服,一日2~3次。现多作汤剂,加鲜芦根15~30 g,水煎服
其他剂型	银翘解毒丸、银翘解毒片、银翘解毒胶囊、银翘解毒颗粒

荆防败毒散

出处	《摄生众妙方》	
组成	羌活、独活、柴胡、前胡、枳壳、茯苓、荆芥、防风、桔梗、川芎、甘草	
功用	发汗解表,散风祛湿	
主治	外感风寒初起,恶寒发热,头痛身痛,胸闷咳嗽,痰多色白,苔白脉浮,及疮疡肿毒,肿痛发热,脉浮数者	
配伍意义	本方即人参败毒散去人参、生姜、薄荷加荆芥、防风而成。方中荆芥、防风、羌活辛温解表,发散风寒,为主药;辅以柴胡加强解表之功;佐以独活祛风除湿,川芎活血祛风止痛,前胡、桔梗宣畅肺气以祛痰,枳壳理气宽中,茯苓利湿;甘草调和主药,缓急止咳为使。诸药协同,具有疏风解表、败毒消肿、祛痰止咳作用	
临床应用	辨证要点	以恶寒发热,头痛身痛,胸闷咳嗽,痰多色白,舌苔白腻,脉浮者为辨证要点
	现代应用	常用于治疗感冒、流行性感冒,有良效。也用于治疗皮肤病、腮腺炎、乳房肿块等疾病
使用注意	本方药性偏温燥,凡里有实热或阴虚内热者不宜用	
用法用量	水一盅半,煎至八分,温服(现代用法:水煎,日1剂,分2次服)	
其他剂型	荆防败毒颗粒	

桂枝汤

出处	《伤寒论》	
组成	桂枝、芍药、炙甘草、生姜、大枣	
功用	解肌发表,调和营卫	
主治	风寒表虚证。症见头痛发热,汗出恶风,鼻鸣干呕,苔薄白,脉浮缓	
配伍意义	本方证为外感风寒,营卫不和所致。外感风邪,风性开泄,卫气因之失其固护之性,阳强而不能密,不能固护营阴,致令营阴不能内守而外泄,故恶风发热,汗出头痛,脉浮缓等;邪气郁滞,肺胃失和,则鼻鸣干呕;风寒在表,应辛温发散以解表,但本方证属表虚,腠理不固,故治宜解肌发表,调和营卫。 方中桂枝辛甘而温,透营达卫,温通经络,解肌发表,外散风寒,用治"卫强",为君药。芍药酸甘以益阴敛营,敛固外泄之营阴,用治"营弱",为臣药。君臣二药等量合用,一治卫强,一治营弱,一散一收,调和营卫,使发汗而不伤阴,止汗而不恋邪,有"相反相成"之妙用。生姜辛温发散,助桂枝解肌调卫;大枣甘平滋润,助芍药益阴和营,姜枣相合,加强桂枝、芍药调和营卫之功,共为佐药。炙甘草甘缓调和,益气和中,与桂枝相合,可辛甘化阳以实卫,与芍药相伍,则酸甘化阴以和营;功兼佐使之用。诸药合用,辛甘发散,酸甘收敛,辛散不伤阴,收敛不留邪,共奏解肌发表、调和营卫之功	
临床应用	辨证要点	本方是治疗外感风寒表虚证的代表方。以恶风,发热,汗出,脉浮缓为辨证要点
	现代应用	常用于治疗感冒、流行性感冒、原因不明的低热、荨麻疹、皮肤瘙痒、冻疮、妊娠呕吐、产后或病后低热等证属营卫不和者

续表

使用注意	表实无汗,或表寒里热,汗不出而烦躁,以及温病初起,见发热口渴,咽痛脉数时,皆不宜使用。服药期间禁食生冷、油腻、五辛
用法用量	水煎服,服后即时啜热粥或喝少量热开水,冬季盖被保温,以助药力,取微汗。若服后汗出病瘥,不必尽剂;若不汗,照前法再服。病重者,可昼夜给药
其他剂型	桂枝颗粒

参苏饮

出处	《太平惠民和剂局方》
组成	人参、紫苏叶、葛根、半夏、前胡、茯苓、枳壳、木香、陈皮、甘草、桔梗
功用	益气解表,理气化痰
主治	气虚外感风寒,内有痰湿证。症见发热恶寒,无汗,鼻塞头痛,胸脘满闷,咳嗽痰白,气短懒言,倦怠无力,苔白,脉弱
配伍意义	本方证为素体脾肺气虚、外感风寒所致。风寒束表,邪正相争,则恶寒发热、头痛;肺气闭郁,毛窍闭塞,则无汗、鼻塞;脾肺气虚,内有痰饮,因外感而引动,故咳嗽痰白;痰饮阻滞气机,故胸膈满闷;正气不足,故倦怠无力、气短懒言、脉弱。总之,其病机主要是脾肺气虚、外感风寒、内有痰阻气滞,故治当益气解表,理气化痰。 方中紫苏叶、葛根为君药,发散风寒、解肌透邪。前胡、半夏、桔梗止咳化痰,宣降肺气;陈皮、枳壳理气宽胸。五药共为臣药,化痰与理气兼顾,既寓治痰先治气之意,又使肺气升降复常而有助于表邪之宣散。人参益气,与紫苏叶相伍,扶正托邪;茯苓健脾,渗湿消痰,与半夏相配,以加强化痰之功;木香助陈皮、枳壳以行气,醒脾畅中。三药共为佐药。甘草补气和中,调和诸药,为使药。诸药合用,共奏益气解表、理气化痰之功。人参虽为佐药,但其作用亦甚重要,故名为参苏饮
临床应用	辨证要点	本方为益气解表、理气化痰的代表方。临床应用以恶寒发热、无汗头痛、咳嗽痰白、倦怠乏力、苔白、脉弱为辨证要点
	现代应用	常用于慢性支气管炎、肺气肿合并感染、上呼吸道感染等属气虚外感风寒、内有痰饮者
使用注意	风热外感及阴虚外感者忌用。忌烟、酒及辛辣、生冷、油腻食物
用法用量	加生姜7片,大枣1枚,水煎温服
其他剂型	参苏胶囊,参苏片,参苏颗粒

败毒散

出处	《小儿药证直诀》
组成	人参、前胡、桔梗、羌活、独活、川芎、柴胡、枳壳、茯苓、甘草、生姜、薄荷
功用	益气解表,散寒祛湿
主治	气虚外感风寒湿表证。症见憎寒壮热,无汗,头痛项强,肢体酸痛,鼻塞声重,咳嗽有痰,胸膈痞满,舌淡苔白腻,脉浮而按之无力

续表

配伍意义		本方证为正气素虚,又外感风寒湿邪,表阳被遏,肺气失宣所致。外邪袭于肌表,卫阳被遏,正邪交争,故见憎寒壮热、无汗;外邪客于肢体、骨节、经络,气血运行不畅,故头痛项强、肢体酸痛;风寒挟湿犯肺,肺气不宣,故鼻塞声重、咳嗽有痰。胸膈痞闷;舌苔白腻,脉浮按之无力,是气虚外感风寒湿表证。治宜散寒祛湿,益气解表。方中羌活、独活发散风寒,除湿止痛,通治周身风寒湿邪而止头身疼痛,共为君药。川芎行血祛风,善止头痛;柴胡疏散解肌,助羌活、独活散外邪、除疼痛,共为臣药。桔梗宣肺;枳壳降气,升降结合,宽胸利气;前胡化痰;茯苓渗湿,皆为佐药。更少佐人参,用之益气扶正,既可扶助正气,鼓邪外出,又能散中有补,不致耗伤正气。甘草调和诸药,兼以益气和中;生姜、薄荷为引,以助解表之力,皆属佐使之品。诸药合用,共奏益气解表、散寒祛湿之功
临床应用	辨证要点	本方为治疗气虚外感风寒湿表证的常用方,又名人参败毒散。以恶寒发热、肢体酸痛、无汗,脉浮按之无力为辨证要点
	现代应用	常用于治疗感冒、支气管炎、过敏性皮炎、荨麻疹、湿疹、风湿性关节炎等外感风寒湿邪兼气虚者
使用注意		痢下不爽,里急后重,或便脓血,无表证者,为邪已入里化热,不宜使用
用法用量		上为粗末,每用6 g,入生姜、薄荷煎服,用量参照原方比例酌定
其他剂型		败毒胶囊

2. 根据感冒类方剂及中成药相关知识将下表补充完整

类别	药品名称	组成	功用	主治	用法用量	使用注意
风热感冒	银翘解毒丸(颗粒、片、胶囊)					
	复方金黄连颗粒					
	双黄连口服液					
风寒感冒	感冒清热颗粒					
	正柴胡饮颗粒					
	表实感冒颗粒					
	桂枝合剂					
时行感冒	清开灵颗粒(口服液)					
	羚羊感冒片					
	连花清瘟胶囊					
	清瘟解毒丸					
体虚感冒	参苏丸					

3. 拓展思考题

患儿,男,10岁,午后突然发热,体温达39 ℃,头身疼痛剧烈,喜冷饮,咽喉肿痛,舌尖红,苔薄黄,脉浮数。试分析该患儿可能的疾病是什么,并推荐合适的中成药。

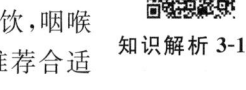

知识解析 3-1-1

答案解析

在线答题

学习任务 2

咳嗽的中成药推介

扫码看 PPT

微课

学习导引

咳嗽是指肺失宣降，肺气上逆作声，咳吐痰液，为肺系疾病的主要证候之一。可参考西医学中急慢性支气管炎、部分支气管扩张症、慢性咽炎等以咳嗽为主要表现者。

任务实施内容及实施过程

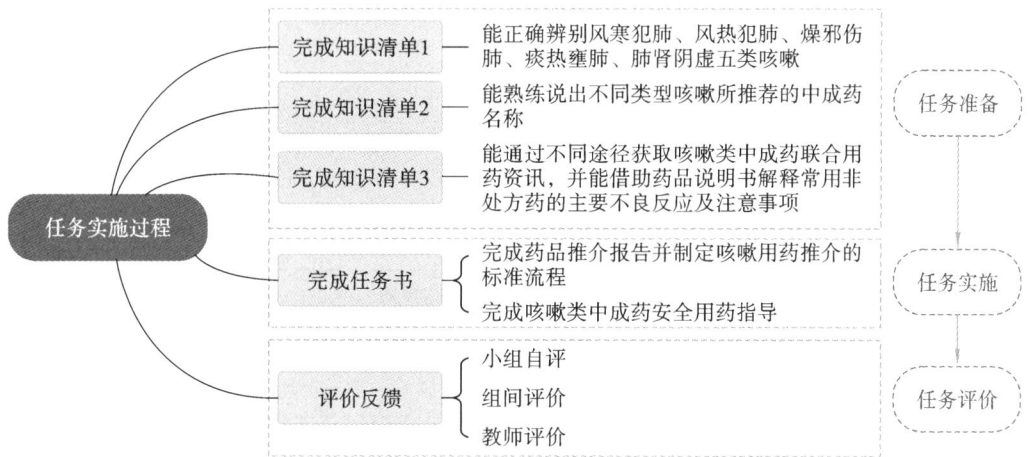

学习目标

1. 通过学习知识清单，能正确辨别风寒犯肺、风热犯肺、燥邪伤肺、痰热壅肺、肺肾阴虚五类咳嗽，并能根据顾客需求推介中成药，能熟练说出不同类型咳嗽所推荐的中成药名称，并能借助药品说明书解释常用非处方药的作用、用途。

2. 能通过不同途径获取咳嗽类中成药联合用药资讯，并能借助药品说明书解释常用非处方药的主要不良反应及注意事项。

3. 在教师指导下，小组成员协作制定咳嗽问病荐药的标准流程、安全用药指导并完成任务评价（多元评价表见附录）。

4. 培养良好的思想品德和爱岗敬业、一丝不苟、安全用药的职业精神。

> 任务准备

知识清单 1

风寒犯肺	
要　点	内　　容
症状	咳嗽声重,痰稀色白,口不渴,恶寒,或有发热,无汗,或兼头痛。舌苔薄白,脉浮紧
治法	疏散风寒,宣肺解表
风热犯肺	
要　点	内　　容
症状	咳嗽气粗,咳痰黏稠,色白或黄,咽痛,声音嘶哑,或兼发热,微恶风,口微渴。舌边尖红,苔薄白或微黄,脉浮数
治法	辛凉解表,宣肺清热
燥邪伤肺	
要　点	内　　容
症状	干咳无痰,或痰少而黏,不易咳出,或痰中带血,并见鼻燥咽干。舌红少津,脉细数
治法	辛凉清润
痰热壅肺	
要　点	内　　容
症状	咳嗽气粗,痰多黄稠,烦热口干。舌红,苔黄腻,脉滑数
治法	清热化痰肃肺
肺肾阴虚	
要　点	内　　容
症状	干咳少痰,或痰中带血,午后咳甚,或伴五心烦热,颧红,耳鸣。舌红少苔,脉细数
治法	滋阴润肺,止咳化痰

知识清单 2

类　别		推 荐 用 药
风寒犯肺	方剂应用	杏苏散
	中成药选用	通宣理肺丸、风寒咳嗽丸、三拗片、杏苏止咳糖浆
风热犯肺	方剂应用	桑菊饮
	中成药选用	蛇胆川贝枇杷膏、急支糖浆、桑菊感冒片(合剂)、强力枇杷露(胶囊)

续表

类 别		推 荐 用 药
燥邪伤肺	方剂应用	桑杏汤
	中成药选用	二母宁嗽丸、蜜炼川贝枇杷露、清瘟解毒丸
痰热壅肺	方剂应用	清金化痰汤
	中成药选用	清气化痰丸、复方鲜竹沥液、蛇胆川贝散、橘红丸、莘贝胶囊
肺肾阴虚	方剂应用	百合固金汤
	中成药选用	二冬膏、养阴清肺丸、百合固金丸

知识清单 3

1. 用药注意

(1)咳嗽患者在服药期间忌烟、酒及辛辣、生冷、鱼腥、油腻类食物。

(2)儿童、老年人、孕妇及哺乳期妇女咳嗽时,宜在医师指导下选择用药或去医院诊治。

部分含西药成分的止咳、平喘、化痰类中成药

品　名	含西药成分	品　名	含西药成分
痰咳净散	咖啡因	海珠喘息定片	盐酸氯苯那敏、盐酸去氯羟嗪
安嗽糖浆	盐酸麻黄碱、氯化铵	咳喘膏	盐酸异丙嗪
清咳散	盐酸溴己新	散痰宁糖浆	盐酸麻黄碱、氯化铵
舒咳枇杷糖浆	氯化铵	天一止咳糖浆	盐酸麻黄碱、氯化铵
苏菲咳糖浆	盐酸麻黄碱、氯化铵	芒果止咳片	盐酸氯苯那敏
舒肺糖浆	盐酸麻黄碱、氯化铵	咳痰清片	盐酸麻黄碱、氯化铵
化痰平喘片	盐酸异丙嗪	咳特灵片(胶囊)	盐酸氯苯那敏
镇咳宁糖浆	盐酸麻黄碱、酒石酸锑钾	消痰咳片	盐酸依普拉酮、甲氧苄啶、磺胺林
消咳宁片	盐酸麻黄碱、碳酸钙		

2. 健康指导

(1)预防咳嗽,首先应注意防寒保暖,戒烟酒,饮食相对清淡,避免接触刺激性气体。

(2)适当参加体育锻炼,以增强体质,提高抵抗力。初患咳嗽者,如发热等全身症状明显,应注意休息。

(3)慢性咳嗽若反复发作,尤其应当注意起居饮食的调护,可据病情适当选食梨、莱菔、山药、百合、荸荠、枇杷等。

任务实施

1. 岗位情境描述

患者,男,40岁,因秋季干燥而咳嗽,痰黏而少,喑哑喉痒,面赤唇干,喜冷饮,大便干,舌红,苔薄黄。

2. 任务书

按照《中华人民共和国药品管理法》《药品经营质量管理规范》《执业药师业务规范》《药品购销职业技能等级标准》要求,完成以下内容。

(1)根据岗位情境描述,对患者进行疾病评估。写出该患者可能患有的疾病以及判断依据。
(2)结合疾病症状从药品货架上取出适用的一种中成药,放在柜台上。
(3)写出推荐的中成药的基本作用,并对推荐的中成药进行用药交代。
(4)将药品放回原处。

3. 任务分组

按附录中学生任务分配表模板,填写实训报告。

4. 工作准备

完成知识清单1、2、3的学习并收集咳嗽类中成药联合用药资讯,列出用药注意事项。在教师指导下,分析咳嗽类中成药问病荐药的难点和常见问题。

5. 工作实施

引导问题1:咳嗽一般分为_____、_____、_____、_____、_____五种证型。

引导问题2:分析五种咳嗽症状的异同点(用思维导图的形式归纳)。

知识与思政链接
3-2-1

引导问题3:分析知识清单2中所列中成药的功用、主治、辨证要点的异同点(用思维导图的形式归纳)。

引导问题4:复方枇杷糖浆能否与地高辛联合应用?
引导问题5:糖尿病患者在使用咳嗽类中成药时需要注意什么?
引导问题6:能不能同时使用两种或两种以上咳嗽类中成药?为什么?

知识与思政链接
3-2-2

引导问题7:在进行咳嗽问病荐药中需要注意哪些问题?
引导问题8:根据任务书要求完成药品推介报告(记录问病荐药过程)。

咳嗽的中成药推介

姓名:　　　　　　　　班级:　　　　　　　　日期:

评 价 内 容	填 写 内 容	
疾病评估	患者可能的疾病:	
判断理由	判断依据:	
推荐中成药	药品名称:	
	基本作用:	
用药交代	单次用量:_____　每日给药次数:_____ 给药时间:_____　给药途径:_____	
	储藏方法:	
	常见不良反应:(不少于1条)	(1)
	用药注意事项:(不少于2条)	(1)
		(2)

评价反馈

按附录中多元评价表进行评价。

知识储备

1. 咳嗽类方剂相关知识

杏苏散

出处	《温病条辨》
组成	紫苏叶、半夏、茯苓、甘草、前胡、桔梗、枳壳、生姜、橘皮、大枣（去核）、杏仁
功用	发散风寒，宣肺化痰
主治	外感凉燥证。症见恶寒无汗、头微痛、咳嗽痰稀、鼻塞咽干、苔白脉弦
配伍意义	本方证为凉燥外袭，肺失宣降，痰湿内阻所致。凉燥伤及皮毛，故恶寒无汗、头微痛。所谓头微痛者，不似伤寒之痛甚也。凉燥伤肺，肺失宣降，津液不布，聚而为痰，则咳嗽痰稀；凉燥束肺，肺系不利而致鼻塞咽干；苔白脉弦为凉燥兼痰湿佐证。遵《素问·至真要大论》"燥淫于内，治以苦温，佐以甘辛"之旨，治当轻宣凉燥为主，辅以理肺化痰。方中紫苏叶辛温不燥，发表散邪，宣发肺气，使凉燥之邪从外而散；杏仁苦温而润，降利肺气，润燥止咳，二者共为君药。前胡疏风散邪，降气化痰，既协紫苏叶轻宣达表，又助杏仁降气化痰；桔梗、枳壳一升一降，助杏仁、紫苏叶理肺化痰，共为臣药。半夏、橘皮燥湿化痰，理气行滞；茯苓渗湿健脾以杜生痰之源；生姜、大枣调和营卫以利解表，滋脾行津以润干燥，是为佐药。甘草调和诸药，合桔梗宣肺利咽，功兼佐使
临床应用 辨证要点	本方为治疗轻宣凉燥的代表方，亦是治疗风寒咳嗽的常用方。临床应用以恶寒无汗、咳嗽痰稀、咽干、苔白、脉弦为辨证要点
临床应用 现代应用	临床常用于治疗上呼吸道感染、慢性支气管炎、肺气肿等证属外感凉燥（或外感风寒轻证）、肺失宣降、痰湿内阻者
使用注意	汗后避风
用法用量	水煎温服

桑菊饮

出处	《温病条辨》
组成	桑叶、菊花、杏仁、连翘、薄荷、桔梗、生甘草、芦根
功用	疏风清热，宣肺止咳
主治	风温初起。症见咳嗽，身热不甚，口微渴
配伍意义	本方证为外感风温袭肺，肺失清肃所致。风温初起，邪在肺络，肺气宣，故以咳嗽为主症。受邪轻浅，故身热不甚，口微渴。治宜疏风清热，宣肺止咳。方中桑叶甘苦性凉，疏散上焦风热，且善走肺络，能清宣肺热而止咳；菊花辛甘苦凉，散风热长于清散上焦风热而利头目，二药相须，旨在清上焦邪热，共为君药。薄荷疏散风热，助君药疏散上焦风热；杏仁、桔梗，一升一降，解肌肃肺以止咳，共为臣药。连翘清热解毒，芦根清热生津而止渴，俱为佐药。生甘草调和诸药，为使药，且与桔梗相合而利咽，诸药合用，共奏疏风清热、宣肺止咳之功

续表

临床应用	辨证要点	本方是治疗风温或风热犯肺轻证的常用方,有"辛凉轻剂"之称。以咳嗽,发热不甚,微渴,脉浮数为辨证要点
	现代应用	常用于治疗流行性感冒、急性支气管炎、急性扁桃体炎、上呼吸道感染、急性结膜炎等证属风热犯肺轻证者
使用注意		风寒感冒忌用。本方为轻清宣透之剂,不宜久煎
用法用量		水煎服
其他剂型		桑菊片、桑菊丸、桑菊散、桑菊糖浆、桑菊冲剂、桑菊合剂

桑杏汤

出处	《温病条辨》
组成	桑叶、象贝、香豉、栀子皮、梨皮、杏仁、沙参
功用	清宣温燥,润肺止咳
主治	外感温燥证。症见身热不甚,口渴,咽干鼻燥,干咳无痰或痰少而黏,舌红,苔薄白而干,脉浮数而右脉大
配伍意义	本方证为温燥外袭,肺津受灼之轻证。因秋感温燥之气,伤于肺卫,其病轻浅,故身热不甚;燥气伤肺,耗津灼液,肺失清肃,故口渴、咽干鼻燥、干咳无痰,或痰少而黏。本方证虽似于风热表证,但因温燥为患,肺津已伤,治当外以清宣燥热,内以润肺止咳。方中桑叶清宣燥热,透邪外出;杏仁宣利肺气,润燥止咳,共为君药。香豉辛凉透散,助桑叶轻宣燥热;象贝清热化痰,助杏仁止咳化痰;沙参养阴生津,润肺止咳,共为臣药。栀子皮质轻而入上焦,清泄肺热;梨皮清热润燥,止咳化痰,均为佐药

临床应用	辨证要点	本方为治疗温燥伤肺轻证的常用方。临床应用以身热不甚,干咳无痰或痰少而黏,脉浮数而右脉大为辨证要点
	现代应用	临床常用于治疗上呼吸道感染、急慢性支气管炎、支气管扩张咯血、百日咳等证属外感温燥,邪犯肺卫者
使用注意		因本方证邪气轻浅,故诸药用量较轻,且煎煮时间不宜过长
用法用量		水二杯,煮取一杯,顿服之,重者再作服。现代用法:水煎服

清金化痰汤

出处	《医学统旨》
组成	黄芩、栀子、知母、桑白皮、瓜蒌仁、贝母、麦冬、橘红、茯苓、桔梗、甘草
功用	清肺化痰
主治	热痰壅肺,咳嗽,咯痰黄稠,舌质红,苔黄腻,脉濡数
配伍意义	方中橘红理气化痰,使气顺则痰降;茯苓健脾利湿,湿去则痰自消;更以瓜蒌仁、贝母、桔梗清热涤痰,宽胸开结;麦冬、知母养阴清热,润肺止咳;黄芩、栀子、桑白皮清泄肺热,甘草补土而中和。故全方有化痰止咳,清热润肺之功。适用于痰浊不化,蕴而化热之证

续表

临床应用	辨证要点	临床上咳嗽痰黄或白黏稠,痰咳难出,或带血丝,面赤,鼻出热气,咽喉干痛,舌苔黄腻,脉数或滑为其辨证要点
	现代应用	现多用于上呼吸道感染,急慢性支气管炎属痰热证者
用法用量		水煎服
其他剂型		清金化痰丸

百合固金汤

出处		《慎斋遗书》
组成		熟地黄、生地黄、当归身、白芍、甘草、桔梗、玄参、贝母、麦冬、百合
功用		滋养肺肾,止咳化痰
主治		肺肾阴亏,虚火上炎证。症见咳嗽气喘,痰中带血,咽喉燥痛,头晕目眩,午后潮热,舌红少苔,脉细数
配伍意义		本方证由肺肾阴亏所致。肺乃肾之母,肺虚及肾,病久则肺肾阴虚,阴虚生内热,虚火上炎,肺失肃降,则咳嗽气喘;虚火煎灼津液,则咽喉燥痛、午后潮热,甚者灼伤肺络,以致痰中带血。治宜滋养肺肾之阴血,兼以清热化痰止咳,以图标本兼顾。方中百合甘苦微寒,滋阴清热,润肺止咳;生地黄、熟地黄并用,滋肾壮水,其中生地黄兼能凉血止血。三药相伍,为润肺滋肾,金水并补的常用组合,共为君药。麦冬甘寒,协百合以滋阴清热,润肺止咳;玄参咸寒,助二地滋阴壮水,以清虚火,兼利咽喉,共为臣药。当归身治咳逆上气,伍白芍以养血和血;贝母清热润肺,化痰止咳,俱为佐药;桔梗宣肺利咽,化痰散结,并载药上行;甘草清热泻火,调和诸药,共为佐使药
临床应用	辨证要点	本方为治疗肺肾阴亏,虚火上炎而致咳嗽痰血的常用方。临床应用以咳嗽气喘,咽喉燥痛,舌红少苔,脉细数为辨证要点
	现代应用	临床常用于治疗肺结核、慢性支气管炎、支气管扩张咯血、慢性咽炎、自发性气胸等属肺肾阴虚,虚火上炎者
使用注意		脾虚患者慎用。服药期间忌食生冷油腻食物
用法用量		水煎服
其他剂型		百合固金丸、百合固金片、百合固金颗粒

2. 根据咳嗽类方剂及中成药相关知识将下表补充完整

类别	药品名称	组 成	功 用	主 治	用法用量	使用注意
风寒犯肺	通宣理肺丸					
	风寒咳嗽丸					
	杏苏止咳糖浆					
风热犯肺	蛇胆川贝枇杷膏					
	急支糖浆					
	桑菊感冒片(合剂)					
	强力枇杷露(胶囊)					

续表

类别	药品名称	组 成	功 用	主 治	用法用量	使用注意
燥邪伤肺	二母宁嗽丸					
	蜜炼川贝枇杷露					
	清瘟解毒丸					
痰热壅肺	清气化痰丸					
	复方鲜竹沥液					
	蛇胆川贝散					
	橘红丸					
肺肾阴虚	二冬膏					
	养阴清肺膏					
	百合固金丸					

3. 拓展思考题

患者,女,43岁,症见咽喉干痛,干咳少痰,偶尔痰中带血。试分析该患者可能的疾病是什么,并推荐合适的中成药。

知识解析
3-2-1

答案解析　　　　　　在线答题

学习任务 3

喘证的中成药推介

扫码看 PPT　　微课

学习导引

喘证的临床表现以呼吸困难为主,有时伴随张口抬肩、鼻翼翕动,不能平卧。相当于西医学的肺炎、支气管炎、肺气肿、肺源性心脏病、心源性哮喘以及癔症等导致呼吸困难。

任务实施内容及实施过程

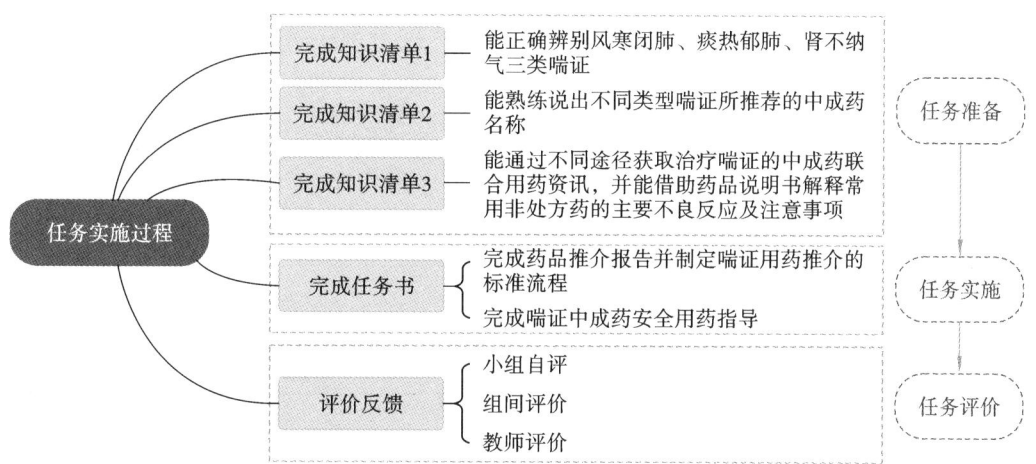

学习目标

1. 通过学习知识清单,能正确辨别风寒闭肺、痰热郁肺、肾不纳气三类喘证,并根据能顾客需求推介中成药,能熟练说出不同类型喘证所推荐的中成药名称,并能借助药品说明书解释常用非处方药的作用、用途。

2. 能通过不同途径获取治疗喘证的中成药联合用药资讯,并能借助药品说明书解释常用非处方药的主要不良反应及注意事项。

3. 在教师指导下,小组成员协作制定喘证问病荐药的标准流程、安全用药指导并完成任务评价(多元评价表见附录)。

4. 培养良好的思想品德和爱岗敬业、一丝不苟、安全用药的职业精神。

> 任务准备

知识清单 1

风寒闭肺	
要　点	内　　容
症状	喘咳气逆,呼吸急促,胸部胀闷,痰多色白稀薄而带泡沫,兼头痛鼻塞,无汗,恶寒,发热。舌苔薄白而滑,脉浮紧
治法	宣肺散寒
痰热郁肺	
要　点	内　　容
症状	喘咳气涌,胸部胀痛,痰稠黏色黄,或夹血痰,伴胸中烦闷,身热,有汗,口渴喜冷饮,咽干,面红,尿赤,便秘。舌红,苔薄黄腻,脉滑数
治法	清热化痰,宣肺止咳
肾不纳气	
要　点	内　　容
症状	喘促日久,呼多吸少,气不得续,动则喘甚,小便常因咳甚而失禁,或尿后余沥,形瘦神疲,汗出肢冷,面唇青紫,或有浮肿,舌淡苔薄,脉沉弱;或见喘咳,面红烦躁,口咽干燥,足冷,汗出如油。舌红少津,脉细
治法	补肾纳气

知识清单 2

类　　别		推　荐　用　药
风寒闭肺	方剂应用	麻黄汤
	中成药选用	小青龙合剂、桂龙咳喘宁胶囊
痰热郁肺	方剂应用	桑白皮汤
	中成药选用	清肺化痰丸、清肺消炎丸、止嗽定喘口服液、清肺抑火丸
肾不纳气	方剂应用	金匮肾气丸
	中成药选用	七味都气丸、苏子降气丸、固本咳喘片、蛤蚧定喘丸

知识清单 3

1. 用药注意

喘证用药首先要分清寒热虚实。服药期间忌烟、酒及辛辣、生冷、鱼腥、油腻食物。

2. 健康指导

(1)喘证者宜早期治疗,力求根治,尤其应当注意防寒保暖,防止受邪而诱发,忌烟酒,调情志,饮食宜清淡而富有营养。

(2)适当进行体育锻炼,增强体质,提高机体的抵抗力,但活动量应根据个人体质强弱及病情而定,不宜过度疲劳。

> 任务实施

1. 岗位情境描述

患者,男,30岁,恶寒发热,无汗,头身疼痛,胸痞喘咳,痰涎清稀量多,舌苔白滑,脉浮。

2. 任务书

按照《中华人民共和国药品管理法》《药品经营质量管理规范》《执业药师业务规范》《药品购销职业技能等级标准》要求,完成以下内容。

(1)根据岗位情境描述,对患者进行疾病评估。写出该患者可能患有的疾病以及判断依据。

(2)结合疾病症状从药品货架上取出一种适用的中成药,放在柜台上。

(3)写出推荐的中成药的基本作用,并对推荐的中成药进行用药交代。

(4)将药品放回原处。

3. 任务分组

按附录中学生任务分配表模板,填写实训报告。

4. 工作准备

完成知识清单1、2、3的学习并收集喘证的中成药联合用药资讯,列出用药注意事项。在教师指导下,分析喘证类中成药问病荐药难点和常见问题。

5. 工作实施

引导问题1:喘证一般分为_____、_____、_____三种证型。

引导问题2:分析三种喘证症状的异同点(用思维导图的形式归纳)。

引导问题3:分析知识清单2中所列中成药的功用、主治、辨证要点的异同点(用思维导图的形式归纳)。

引导问题4:小青龙汤能否与氨茶碱联合应用?

引导问题5:根据任务书要求完成药品推介报告(记录问病荐药过程)。

喘证的中成药推介

姓名: 　　　　　　班级: 　　　　　　日期:

评价内容	填写内容	
疾病评估	患者可能的疾病:	
判断理由	判断依据:	
推荐中成药	药品名称:	
	基本作用:	
用药交代	单次用量:_____ 每日给药次数:_____	
	给药时间:_____ 给药途径:_____	
	储藏方法:	
	常见不良反应:(不少于1条)	(1)
	用药注意事项:(不少于2条)	(1)
		(2)

评价反馈

按附录中多元评价表进行评价。

 知识储备

1. 喘证类方剂相关知识

麻黄汤

出处	《伤寒论》
组成	麻黄、桂枝、杏仁、炙甘草
功用	发汗解表,宣肺平喘
主治	外感风寒表实证。症见恶寒发热,头身疼痛,无汗,咳嗽气喘,舌苔薄白,脉浮紧
配伍意义	本方证为外感风寒,营卫郁滞所致。风寒侵犯人体肌表,营卫首当其冲,因寒性收引凝滞,可导致卫阳被遏,腠理闭塞,故恶寒发热,无汗;头身疼痛由营卫郁滞、经脉不通所致;肺主气,外合皮毛,寒邪束表,毛窍闭塞,肺气不能宣通,则上逆而为咳喘;邪在肌表,尚未化热入里,故舌苔薄白,脉浮紧,紧是寒邪收引之象,浮为病在表之征。综上所述,本方证之病机是寒邪郁于肌表,肺气失宣。根据"其在皮者,汗而发之"的理论,治疗当以辛温发汗。 方中麻黄辛苦而温,入肺经,既能发汗解表,又能宣肺平喘,是针对主症而设立的一味主药,为方中的君药。桂枝辛温,温经散寒,透达营卫,既可以助君药麻黄发汗解表,又可温经止痛而调和营卫,为方中臣药。桂枝与麻黄同用则发汗解表之力大增,麻黄发汗,能开腠理毛窍,以开驱邪之路,使邪有出路;桂枝解肌,能温经通阳,调和营卫,使气血运行通畅。二者配伍合用,相得益彰,使汗出则邪除。恶寒发热、头痛、身痛可解。杏仁苦温,降气平喘。本方证之喘是由肺气郁而上逆所致,麻黄、桂枝又都上行发散,所以方中再配伍杏仁降肺气、散风寒,与麻黄一宣一降,增强解郁平喘之功,恢复肺的宣降功能,加强麻黄的平喘作用,为方中佐药。炙甘草甘温而平,既可以调和麻黄、杏仁的宣降功能,又可以缓解麻黄、桂枝相合的峻烈之性,使汗出不至于过猛而伤耗正气,是使药而兼有佐药之义。诸药合用,发汗散寒以解表邪,宣降肺气以平喘止咳
临床应用 辨证要点	本方是治疗风寒咳嗽的常用方。临床应用以恶寒无汗,咳嗽痰稀,咽干,苔白,脉浮紧为辨证要点
临床应用 现代应用	常用于感冒、支气管炎、支气管哮喘、风湿性关节炎、慢性风湿性肌炎、类风湿性关节炎等属风寒表实证者
使用注意	麻黄汤发汗力强,不可过服
用法用量	水煎温服

桑白皮汤

出处	《古今医统大全》
组成	桑白皮、半夏、苏子、杏仁、贝母、山栀、黄芩、黄连

续表

功用	清肺降气,化痰止咳
主治	肺气有余,痰火盛而作喘者
配伍意义	方中重用桑白皮为君药,泻肺平喘、利水消肿;辅以黄芩、黄连、山栀,以清泄痰热,热退则无以炼津生痰,咳喘自除;贝母、杏仁、半夏、苏子,平喘、祛痰、清三焦之热。诸药共奏涤痰清热、止咳平喘之功
临床应用	辨证要点	本方以气喘咳嗽、痰多黏稠色黄、舌苔黄、脉滑数为辨证要点
	现代应用	临床常用于老年性慢性支气管炎、慢性肺源性心脏病急性发作期,急性病毒性结膜炎角膜炎并发症
使用注意	勿令汗出当风
用法用量	上以水二盏,加姜三片,煎至八分,口服

金匮肾气丸(八味肾气丸)

出处	《金匮要略》
组成	熟地黄、淮山药、山茱萸(酒炙)、茯苓、牡丹皮、泽泻、桂枝、附子(制)
功用	补肾助阳
主治	用于肾虚水肿,腰膝酸软,小便不利,畏寒肢冷
配伍意义	本方证为肾阳不足所致,故以补肾助阳为法,"益火之源,以消阴翳",辅以利水渗湿。方用桂枝、附子(制)温肾助阳,熟地黄、山茱萸(酒炙)、淮山药滋补肝、脾、肾三脏之阴,阴阳相生,刚柔相济,使肾之元气生化无穷;再以泽泻、茯苓利水渗湿,牡丹皮擅入血分,配伍桂枝可调血分之滞。诸药合用,助阳之弱以化水,滋阴之虚以生气,使肾阳振奋,气化复常。 畏寒肢冷者,可将桂枝改为肉桂,并加重桂枝、附子(制)之量;若用于阳痿,可加淫羊藿、补骨脂、巴戟天等以助壮阳起痿之力;痰饮咳喘者,加干姜、细辛、半夏等以温肺化饮
临床应用	辨证要点	临床应用以腰酸腿软、小便不利或反多、尿舌淡胖、脉虚弱而尺脉沉细为辨证要点
	现代应用	临床常用于慢性前列腺炎、腰肌劳损等
	不良反应	偶见荨麻疹、心动过缓、胃酸增多等症状
使用注意	孕妇忌服。忌房欲、气恼。忌食生冷物
用法用量	口服,一次20～25粒(4～5 g),一日2次

2. 根据喘证类方剂及中成药相关知识将下表补充完整

类别	药品名称	组成	功用	主治	用法用量	使用注意
风寒闭肺	小青龙合剂					
	桂龙咳喘宁胶囊					
痰热郁肺	清肺化痰丸					
	清肺消炎丸					
	止嗽定喘口服液					
	清肺抑火丸					

续表

类别	药品名称	组 成	功 用	主 治	用法用量	使用注意
肾不纳气	七味都气丸					
	苏子降气丸					
	固本咳喘片					
	蛤蚧定喘丸					

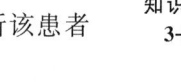

知识解析
3-3-1

3. 拓展思考题

患者,男,45岁,症见咳嗽、痰黄黏稠、口干咽痛、大便干燥。试分析该患者可能的疾病是什么,并推荐合适的中成药。

答案解析 　　　　　　　　　在线答题

学习任务 4

胸痹的中成药推介

扫码
看 PPT

学习导引

胸痹是指以胸部闷痛,甚则胸痛彻背,短气、喘息不得卧为主症的一种病证。可参考西医学的冠心病(心绞痛或心肌梗死)、其他原因引起的心绞痛(如主动脉瓣狭窄、梗阻型肥厚型心肌病)、心包炎以及肺源性心脏病等以上述表现为主者。

任务实施内容及实施过程

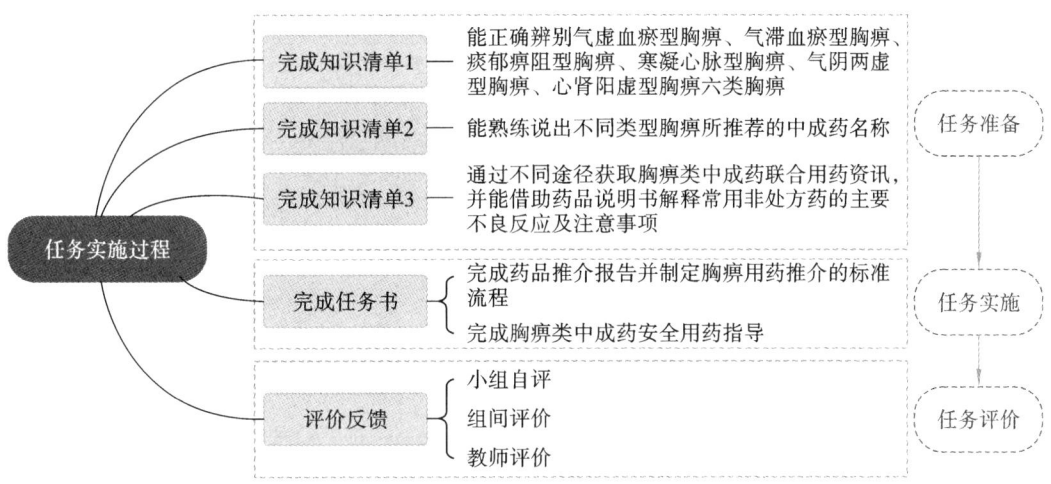

学习目标

1. 通过学习知识清单,能正确辨别气虚血瘀型胸痹、气滞血瘀型胸痹、痰郁痹阻型胸痹、寒凝心脉型胸痹、气阴两虚型胸痹、心肾阳虚型胸痹,并能根据顾客需求推介中成药,能熟练说出不同类型胸痹所推荐的中成药名称,并能借助药品说明书解释常用非处方药的作用、用途。

2. 能通过不同途径获取治疗胸痹的中成药联合用药资讯,并能借助药品说明书解释常用非处方药的主要不良反应及注意事项。

3. 在教师指导下,小组成员协作制定胸痹问病荐药的标准流程、安全用药指导并完成任务评价(多元评价表见附录)。

4. 培养良好的思想品德和爱岗敬业、一丝不苟、安全用药的职业精神。

 任务准备

知识清单 1

要 点	内 容
气虚血瘀型胸痹	
症状	胸痛隐隐,遇劳则发,神疲乏力,气短懒言,心悸自汗。舌胖有齿痕,色淡暗,苔薄白,脉弱而涩,或结、代
治法	益气活血
气滞血瘀型胸痹	
症状	胸痛胸闷,胸胁胀满,心悸。唇舌紫暗,脉涩
治法	行气活血
痰郁痹阻型胸痹	
症状	胸闷痛如窒,痛有定处,形体肥胖,肢体沉重,纳呆痰多。舌色暗,苔浊腻,脉滑,或结、代
治法	豁痰开窍
寒凝心脉型胸痹	
症状	胸痛彻背,感寒痛甚,胸闷气短,心悸,形寒肢冷,面白,舌苔白,脉沉迟或沉紧
治法	温阳散寒
气阴两虚型胸痹	
症状	胸闷隐痛,时作时止,心悸气短,倦怠懒言,头晕,失眠多梦,舌红少苔,脉弱而细数
治法	益气养阴
心肾阳虚型胸痹	
症状	心悸而痛,胸闷,甚则胸痛彻背,畏寒肢冷,气短汗出,腰酸肢肿,面色苍白,唇甲淡暗。舌淡白或紫暗,脉沉细或沉微欲绝
治法	温补心肾

知识清单 2

类　　别		推　荐　用　药
气虚血瘀型胸痹	方剂应用	补阳还五汤（加减）
	中成药选用	通心络胶囊、舒心口服液、芪参胶囊、芪参益气滴丸、参芍片
气滞血瘀型胸痹	方剂应用	血府逐瘀汤
	中成药选用	血府逐瘀口服液、复方丹参滴丸、速效救心丸、心可舒片、消栓通络胶囊
痰郁痹阻型胸痹	方剂应用	瓜蒌薤白半夏汤合丹参饮加减
	中成药选用	丹蒌片
寒凝心脉型胸痹	方剂应用	乌头赤石脂丸加减
	中成药选用	冠心苏合丸、宽胸气雾剂
气阴两虚型胸痹	方剂应用	生脉散加减
	中成药选用	黄芪生脉饮、生脉饮（胶囊）、稳心颗粒
心肾阳虚型胸痹	方剂应用	附子汤合右归饮加减
	中成药选用	芪苈强心胶囊、参仙升脉口服液

知识清单 3

1．用药注意

①胸痹常呈发作性胸痛，在胸痛发作时，可临时服用含冰片的中成药，如麝香保心丸、复方丹参滴丸、速效救心丸以及通心络胶囊等，以帮助迅速缓解症状。若治疗中，胸痛发作转频或程度加重，应及时去医院就诊，以免贻误治疗。

②复方丹参滴丸、麝香保心丸、冠心苏合丸、通心络胶囊因含冰片可引起胃脘不适，有胃炎、消化性溃疡、食管炎的患者慎用，更不宜久用。

③治疗胸痹的中成药大多活血祛瘀及芳香温通，对妊娠有影响，故孕妇禁用。

④芪参益气滴丸孕妇慎用。

⑤胸痹常需长期用药，待病情缓解后宜适当减少剂量或服用次数。

2．健康指导

①饮食起居：低脂、低盐、低糖、多纤维素饮食；避免饱餐，尤其避免饱餐后快走；早上 6:00 至 9:00 是冠心病患者发生心脏事件的高危时期，故胸痹患者应避免在该时段进行锻炼。

②冠心病心绞痛是发作时的症状，一般患者都有恒定表现，以及恒定的诱发因素，如快走、持重、乍受寒风或情绪激动等。如发作时症状性质改变，或程度加重，或持续时间延长，或诱发心绞痛发作的活动耐量降低等，都应该及时去医院的心血管专科就诊；新近 1 个月内发生的胸痹，亦应及时至心血管专科就诊，以排除急性冠脉综合征的可能。

▶ 任务实施

1．岗位情境描述

患者，男，65 岁，心胸疼痛，如刺如绞，痛有定处，入夜为甚，甚则心痛彻背，背痛彻心，或痛引肩背,伴有胸闷,日久不愈,可因暴怒、劳累而加重。舌质紫暗,有瘀斑,苔薄,脉弦涩。

2. 任务书

按照《中华人民共和国药品管理法》《药品经营质量管理规范》《执业药师业务规范》《药品购销职业技能等级标准》要求,完成以下内容。

(1) 根据岗位情境描述,对患者进行疾病评估。写出该患者可能患有的疾病以及判断依据。

(2) 结合疾病症状从药品货架上取出一种适用的中成药,放在柜台上。

(3) 写出推荐的中成药的基本作用,并对推荐的中成药进行用药交代。

(4) 将药品放回原处。

3. 任务分组

按附录中学生任务分配表模板,填写实训报告。

4. 工作准备

完成知识清单1、2、3的学习并收集治疗胸痹的中成药联合用药资讯,列出用药注意事项。在教师指导下,分析胸痹类中成药问病荐药难点和常见问题。

5. 工作实施

引导问题1:胸痹一般分为_____、_____、_____、_____、_____、_____六种证型。

引导问题2:分析六种胸痹症状的异同点(用思维导图的形式归纳)。

引导问题3:分析知识清单2中所列中成药的功用、主治、辨证要点的异同点(用思维导图的形式归纳)。

知识与思政链接 3-4-1

引导问题4:对于含有冰片的治疗胸痹的中成药,在使用时需要注意什么?中药冰片的不良反应有什么?

引导问题5:治疗胸痹的中成药对于特殊人群用药需要注意什么?

引导问题6:进行胸痹类中成药问病荐药时需要注意哪些问题?

引导问题7:根据任务书要求完成药品推介报告(记录问病荐药过程)。

知识与思政链接 3-4-2

胸痹的中成药推介

姓名:　　　　　　班级:　　　　　　日期:

评价内容	填写内容	
疾病评估	患者可能的疾病:	
判断理由	判断依据:	
推荐中成药	药品名称:	
	基本作用:	
用药交代	单次用量:_____　每日给药次数:_____	
	给药时间:_____　给药途径:_____	
	储藏方法:	
	常见不良反应:(不少于1条)	(1)
	用药注意事项:(不少于2条)	(1)
		(2)

评价反馈

按附录中多元评价表进行评价。

 知识储备

1. 胸痹类方剂相关知识

补阳还五汤

出处	《医林改错》
组成	黄芪、当归尾、赤芍、地龙(去土)、川芎、红花、桃仁
功用	补气,活血,通络
主治	中风之气虚血瘀证。症见半身不遂,口眼㖞斜,语言謇涩,口角流涎,小便频数或遗尿失禁,舌暗淡,苔白,脉缓无力
配伍意义	本方证由中风之后,正气亏虚,气虚血滞,脉络瘀阻所致。正气亏虚,不能行血,以致脉络瘀阻,筋脉肌肉失去濡养,故见半身不遂、口眼㖞斜。气虚血瘀,舌本失养,故语言謇涩;气虚失于固摄,故口角流涎、小便频数、遗尿失禁;舌暗淡,苔白,脉缓无力为气虚血瘀之象。 本方证以气虚为本,血瘀为标,即王清任所谓"因虚致瘀"。治当以补气为主,活血通络为辅。本方重用生黄芪,补益元气,意在气旺则血行,瘀去则络通,为君药。当归尾活血通络而不伤血,为臣药。赤芍、川芎、桃仁、红花协同当归尾以活血祛瘀;地龙通经活络,力专善走,周行全身,以行药力,亦为佐药
临床应用	辨证要点	本方既是益气活血的代表方,又是治疗中风后遗症的常用方。临床应用以半身不遂,口眼㖞斜,舌暗淡,苔白,脉缓无力为辨证要点
	现代应用	本方常用于脑血管意外后遗症、冠心病、小儿麻痹后遗症,以及其他原因引起的偏瘫、截瘫、单侧上肢或下肢痿软等属气虚血瘀者
	不良反应	肢痛、高血压、胸闷、心力衰竭等
使用注意	久服本方才可见效,愈后还应继续服用,以巩固疗效,防止复发。若中风后半身不遂属阴虚阳亢,痰阻血瘀,见舌红苔黄、脉洪大有力者,非本方所宜
用法用量	水煎服
其他剂型	补阳还五胶囊、补阳还五口服液、补阳还五片、补阳还五丸

血府逐瘀汤

出处	《医林改错》
组成	桃仁、红花、当归、生地黄、牛膝、川芎、桔梗、赤芍、枳壳、甘草、柴胡
功用	活血化瘀,行气止痛
主治	胸中血瘀证。症见胸痛,头痛,日久不愈,痛如针刺而有定处,或呃逆日久不止,或饮水即呛,干呕,或内热瞀闷,或心悸怔忡,失眠多梦,急躁易怒,入暮潮热,唇暗或两目暗黑,舌质暗红,或舌有瘀斑、瘀点,脉涩或弦紧

续表

配伍意义		本方主治诸症皆为瘀血内阻胸部，气机郁滞所致。即王清任所称"胸中血府血瘀"之证。胸中为气之所宗，血之所聚，肝经循行之分野。血瘀胸中，气机阻滞，清阳郁遏不升，则胸痛、头痛日久不愈，痛如针刺，且有定处；胸中血瘀，影响及胃，胃气上逆，故呃逆干呕，甚则水入即呛；瘀久化热，则内热瞀闷，入暮潮热；瘀热扰心，则心悸怔忡，失眠多梦；郁滞日久，肝失条达，故急躁易怒；至于唇、目、舌、脉所见，皆为瘀血征象。治宜活血化瘀，兼以行气止痛。方中桃仁破血行滞而润燥，红花活血祛瘀以止痛，共为君药。赤芍、川芎助君药活血祛瘀；牛膝活血通经，祛瘀止痛，引血下行，共为臣药。生地黄、当归养血益阴，清热活血；桔梗、枳壳，一升一降，宽胸行气；柴胡疏肝解郁，升达清阳，与桔梗、枳壳同用，尤善理气行滞，使气行则血行，以上均为佐药。桔梗并能载药上行，兼有使药之用；甘草调和诸药，亦为使药。合而用之，使血活瘀化气行，则诸症可愈，为治胸中血瘀证之良方
临床应用	辨证要点	本方广泛用于因胸中瘀血而引起的多种病证。临床应用以胸痛，头痛，痛有定处，舌暗红或有瘀斑，脉涩或弦紧为辨证要点
	现代应用	临床常用于治疗冠心病心绞痛、风湿性心脏病、胸部挫伤及肋软骨炎之胸痛，以及脑血栓形成、高血压病、高脂血症、血栓闭塞性脉管炎、神经症、脑震荡后遗症之头痛、头晕等属瘀阻气滞者
使用注意		由于方中活血祛瘀药较多，故孕妇忌用
用法用量		水煎服
其他剂型		血府逐瘀颗粒、血府逐瘀口服液

瓜蒌薤白半夏汤

出处		《金匮要略》
组成		瓜蒌、薤白、半夏、白酒（非现代之白酒，实为黄酒，或用醪糟代之亦可）
功用		行气解郁，通阳散结，祛痰宽胸
主治		痰盛瘀阻胸痹证。症见胸中满痛彻背，背痛彻胸，不能安卧，短气，或痰多黏而白，舌质紫暗或有暗点，苔白或腻，脉迟
配伍意义		方中瓜蒌清热化痰，宽胸散结；半夏辛散消痞，化痰散结，瓜蒌配半夏，化痰消痞，二药相配，相辅相成，化痰消痞，宽胸散结之功显著；薤白辛温通阳，豁痰下气，理气宽胸，白酒通阳，可助药势
临床应用	辨证要点	以胸中满痛彻背，背痛彻胸，不能安卧，短气，苔白或腻，脉迟为辨证要点
	现代应用	可用于冠心病心绞痛、风湿性心脏病、室性心动过速、肋间神经痛、乳腺增生、慢性阻塞性肺疾病、创伤性气胸、老年咳喘、慢性支气管肺炎、慢性胆囊炎等属上述证机者
使用注意		服药期间忌辛辣油腻食物
用法用量		水煎分3次温服（成人常用剂量：5剂）
其他剂型		瓜蒌薤白半夏胶囊

乌头赤石脂丸

出处	《金匮要略》
组成	蜀椒、乌头、附子、干姜、赤石脂
功用	温阳散寒止痛
主治	心痛彻背,背痛彻心,寒凝心脉,手足不温
配伍意义	乌头赤石脂丸温阳散寒,峻逐阴邪。方中乌头、附子、干姜、蜀椒皆大辛大热之品,共用可同力相助,振奋心胃之阳,峻逐阴寒邪气;赤石脂温涩调中,收敛阳气,并防温散太过;蜜丸可解乌头、附子毒性,又能顾护胃气,缓解疼痛。本方乌头擅长散沉寒痼冷,以祛散肌腠经俞寒湿见长;而附子擅长温脏腑之阳,以消散在里寒湿见长。本证阴寒邪气内外夹攻,病及心背脏腑经络,故乌头、附子同用,经脏共治,是其用药特点
临床应用 — 辨证要点	临床以心痛彻背,背痛彻心,寒凝心脉,手足不温为辨证要点
临床应用 — 现代应用	临床常用于阴寒腹痛和胃脘疼痛。也可用于十二指肠溃疡之心背痛,效果也很明显。也可用于心绞痛,阴寒下利,腹髋疼痛
使用注意	湿热证、阴虚证,慎用本方。忌猪肉、冷水、生葱
用法用量	先食服1丸,一日3次。不知,稍加服。

生脉散

出处	《医学启源》
组成	人参、麦冬、五味子
功用	益气复脉,养阴生津
主治	（1）温热、暑热耗气伤阴证。症见汗多神疲,体倦乏力,气短懒言,咽干口渴,舌干红少苔,脉虚数 （2）久咳伤肺,气阴两虚证。症见干咳少痰,气短自汗,口干舌燥,脉虚细
配伍意义	方中人参甘温,既大补肺脾之气,又生津液,用为君药。麦冬甘寒,养阴清热,润肺生津,与人参相合,则气阴双补,为臣药。五味子酸敛,既能敛阴止汗,又能收敛耗散之肺气而止咳,为佐药。三药相合,一补一润一敛,既能补气阴之虚,又能敛气阴之散,使气复津生,汗止阴存,脉气得充,则可复生,故名"生脉"。汪昂在《医方集解》中提出:"人有将死脉绝者,服此能复生之,其功甚大。"
临床应用 — 辨证要点	本方是治疗气阴两虚证的常用方。以气短乏力,咽干口渴,舌干红,脉虚数为辨证要点
临床应用 — 现代应用	常用于冠心病、急性心肌梗死、心源性休克、中毒性休克、失血性休克、肺结核、神经衰弱等属气阴两虚证者
使用注意	若属外邪未解,或暑病热盛,气阴未伤者,均不宜用。久咳肺虚,应在阴伤气耗,纯虚无邪时使用
用法用量	水煎服
其他剂型	生脉饮、生脉胶囊

附子汤

出处	《伤寒论》
组成	附子、茯苓、人参、白术、芍药
功用	温经散寒
主治	少阴病,得之一二日,口中和,其背恶寒,身体痛,手足冷,骨节痛,脉沉者
配伍意义	在附子汤中,炮附子辛甘大热,具有回阳救逆、补火助阳、散寒止痛的功效,为回阳救逆第一品药;人参补益元气,复脉固脱;茯苓、白术健脾化湿,且白术可增强炮附子去寒湿之邪的功效;芍药和营止痛,以监炮附子之悍。总之,全方诸药合用,共奏温经助阳、祛寒除湿之功
临床应用 — 辨证要点	本方是治疗阳虚寒湿内侵证的常用方,主要以背恶寒、手足冷、身体痛、骨节痛为辨证要点
临床应用 — 现代应用	现代临床常用本方加减治疗风湿性关节炎、类风湿性关节炎之关节痛等属阳虚寒盛类疾病;亦可用于慢性心功能不全、慢性肾炎、肝炎、慢性肠炎、盆腔炎、带下病及某些功能减退引起的脏器下垂等属脾肾阳虚、寒湿内阻类疾病
使用注意	方中附子有毒,应用本方时要注意炮制、剂量和煎煮时间,谨防中毒
用法用量	水煎服
其他剂型	附子丸

2. 根据胸痹类方剂及中成药相关知识将下表补充完整

知识解析 3-4-1

类别	药品名称	组成	功用	主治	用法用量	使用注意
气虚血瘀型胸痹	通心络胶囊					
	舒心口服液					
	芪参胶囊					
	芪参益气滴丸					
	参芍片					
气滞血瘀型胸痹	复方丹参滴丸					
	速效救心丸					
	心可舒片(胶囊)					
	消栓通络胶囊					
	丹七片					
痰郁痹阻型胸痹	丹蒌片					
寒凝心脉型胸痹	冠心苏合丸					
	宽胸气雾剂					
气阴两虚型胸痹	黄芪生脉饮					
	稳心颗粒					

续表

类别	药品名称	组成	功用	主治	用法用量	使用注意
心肾阳虚型胸痹	芪苈强心胶囊					
	参仙升脉口服液					

3. 拓展思考题

患者,70岁,患冠心病多年,症见胸部憋闷、固定不移、心悸自汗、气短乏力、舌质紫暗有瘀斑,脉细涩。证属心气虚乏、血瘀络阻,该患者宜选用哪种中成药并说明注意事项。

答案解析

在线答题

学习任务 5

不寐的中成药推介

扫码
看 PPT

学习导引

不寐是指以经常不能获得正常睡眠为特征的一种病证。相当于西医学的神经症,以及多种心脑血管疾病、贫血、肝病等疾病,以失眠为主要表现者。

→ 任务实施内容及实施过程

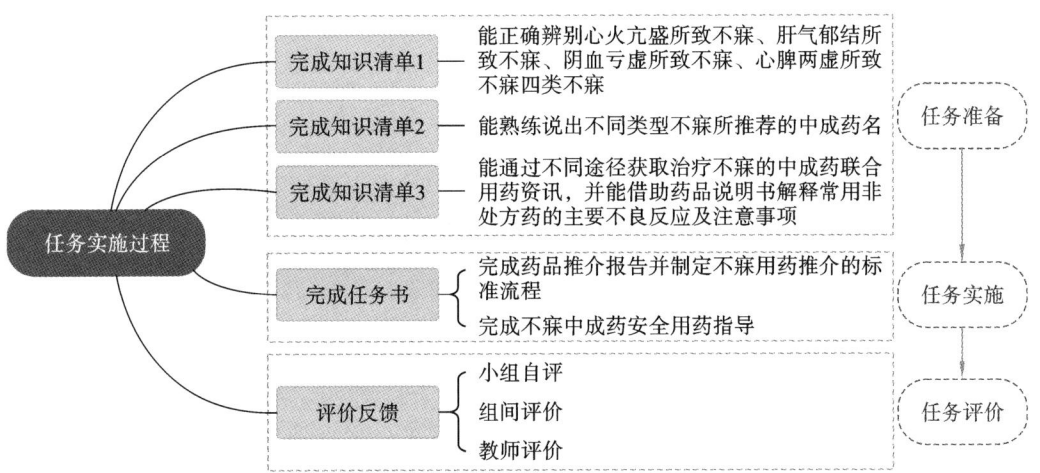

学习目标

1. 通过学习知识清单,能正确辨别心火亢盛所致不寐、肝气郁结所致不寐、阴血亏虚所致不寐、心脾两虚所致不寐,并能根据顾客需求推介中成药,能熟练说出不同类型不寐所推荐的中成药名称,并能借助药品说明书解释常用非处方药的作用、用途。

2. 能通过不同途径获取治疗不寐的中成药联合用药资讯,并能借助药品说明书解释常用非处方药的主要不良反应及注意事项。

3. 在教师指导下,小组成员协作制定不寐问病荐药的标准流程及安全用药指导并完成任务评价(多元评价表见附录)。

4. 培养良好的思想品德和爱岗敬业、一丝不苟、安全用药的职业精神。

> 任务准备

知识清单 1

	心火亢盛所致不寐
要　点	内　　容
症状	不寐、心烦,口干,舌燥,口舌生疮,小便短赤。舌尖红,苔薄白,脉数有力或细数
治法	清心泻火

	肝气郁结所致不寐
要　点	内　　容
症状	不寐,情志变化则加重,平时情志抑郁,胁肋胀痛,嗳气时作,或胸闷喜太息。舌苔薄白,脉弦
治法	疏肝解郁

	阴血亏虚所致不寐
要　点	内　　容
症状	不寐,健忘,心悸怔忡,虚烦不安,甚则盗汗、梦遗等。舌偏淡,苔薄白,脉细或细数
治法	滋阴养血

	心脾两虚所致不寐
要　点	内　　容
症状	不易入睡,多梦易醒,心悸健忘,神疲食少,四肢倦怠,腹胀便溏,面色少华,舌淡苔薄,脉细无力
治法	健脾养心

知识清单 2

类　别		推 荐 用 药
心火亢盛所致不寐	方剂应用	朱砂安神丸加减
	中成药选用	朱砂安神丸
肝气郁结所致不寐	方剂应用	柴胡疏肝散加减
	中成药选用	解郁安神颗粒、解郁丸
阴血亏虚所致不寐	方剂应用	天王补心丹加减
	中成药选用	天王补心丸、养血安神丸
心脾两虚所致不寐	方剂应用	归脾汤加减
	中成药选用	归脾丸、养心宁神丸

知识清单 3

1. 用药注意

(1)部分患者因情绪、精神压力等原因,会致不寐病情加重,甚至彻夜不寐,应短时加用西药镇静助眠以免影响机体功能,变生他症。

（2）感染、中毒、颅脑创伤、脑血管意外、严重抑郁症、严重精神分裂以及酸碱平衡紊乱等引起的不寐则应及时治疗原发病，以免贻误病情。

（3）安神类中成药含朱砂成分者（如天王补心丹、朱砂安神丸、柏子养心丸等），长期服用可能引起慢性汞中毒，故不宜久服，应中病即止；如服用无效则改用汤剂等进一步治疗。

（4）滋阴养血类安神药（天王补心丹、养血安神丸）可碍脾运，素体脾胃虚寒，或胃纳不佳，或痰湿留滞者不宜单独服用，以汤剂辨证调治为好。

（5）用于心气虚寒，心血不足不寐者的柏子养心丸因含肉桂、参茋等，不宜用于肝阳上亢者。

部分含朱砂的治疗不寐的中成药

品　名	组　成
天王补心丹	生地黄、酸枣仁、柏子仁、当归、五味子、天冬、麦冬、人参、丹参、玄参、茯苓、远志、桔梗、朱砂
朱砂安神丸	朱砂、黄连、生地黄、当归、炙甘草
柏子养心丸	柏子仁、党参、黄芪、川芎、当归、茯苓、远志、酸枣仁、肉桂、五味子、半夏曲、甘草、朱砂
磁朱丸	神曲、磁石、朱砂

2．健康指导

（1）饮食：

①摄入易消化、富含维生素的食物。

②晚餐不宜过饱、过晚。

③不建议吃夜宵。

④不寐者应尽量避免摄入浓茶、咖啡类饮品，午后更不宜饮用该类饮品。

（2）作息和锻炼：

①不寐者应有规律的作息时间，尽量不熬夜，要重视"子夜眠"（即 23:00—1:00 的深睡眠），不宜超过 24:00 后入睡；更要避免睡前观看或阅读可引起紧张或兴奋的作品。

②应坚持锻炼，参加体育活动或经常进行规律的走步训练，保持全身气血流畅，改善大脑血供，有助于改善睡眠。若患者严重不寐，或伴幻觉等，应及时就医。

任务实施

1．岗位情境描述

患者，男，50 岁，心烦失眠，性情急躁易怒，饮食不佳，口渴喜饮，口苦，小便黄，大便干，舌红苔黄。

2．任务书

按照《中华人民共和国药品管理法》《药品经营质量管理规范》《执业药师业务规范》《药品购销职业技能等级标准》要求，完成以下内容。

（1）根据岗位情境描述，对患者进行疾病评估。写出该患者可能患有的疾病以及判断依据。

(2) 结合疾病症状从药品货架上取出一种适用的中成药,放在柜台上。

(3) 写出推荐的中成药的基本作用,并对推荐的中成药进行用药交代。

(4) 将药品放回原处。

3. 任务分组

按附录中学生任务分配表模板,填写实训报告。

4. 工作准备

完成知识清单 1、2、3 的学习并收集治疗不寐的中成药联合用药资讯,列出用药注意事项。在教师指导下,分析不寐中成药问病荐药的难点和常见问题。

5. 工作实施

引导问题 1:不寐一般分为 ＿＿＿＿＿、＿＿＿＿＿、＿＿＿＿＿、＿＿＿＿＿四种证型。

引导问题 2:分析四种不寐症状的异同点(用思维导图的形式归纳)。

知识与思政链接
3-5-1

引导问题 3:分析知识清单 2 中所列中成药的功用、主治、辨证要点的异同点(用思维导图的形式归纳)。

引导问题 4:对于含有朱砂的治疗不寐的中成药在用药时需要注意什么?

引导问题 5:朱砂安神丸能与治疗缺铁性贫血的硫酸亚铁片同用吗,为什么?

知识与思政链接
3-5-2

引导问题 6:治疗不寐的中成药问病荐药时需要注意哪些问题?

引导问题 7:根据任务书要求完成药品推介报告(记录问病荐药过程)。

不寐的中成药推介

姓名: 　　　　　　　班级: 　　　　　　　日期:

评价内容	填写内容	
疾病评估	患者可能的疾病:	
判断理由	判断依据:	
推荐中成药	药品名称:	
	基本作用:	
用药交代	单次用量:＿＿＿＿　　每日给药次数:＿＿＿＿ 给药时间:＿＿＿＿　　给药途径:＿＿＿＿	
	储藏方法:	
	常见不良反应:(不少于 1 条)	(1)
	用药注意事项:(不少于 2 条)	(1)
		(2)

评价反馈

按附录中多元评价表进行评价。

 知识储备

1. 安神类方剂及中成药

朱砂安神丸

出处	《内外伤辨惑论》
组成	朱砂、黄连、炙甘草、生地黄、当归
功用	镇心安神,清热养血
主治	心火亢盛,阴血不足证。症见失眠多梦,惊悸怔忡,心烦神乱,或胸中懊侬,舌红,脉细数
配伍意义	本方证为心火亢盛,灼伤阴血所致。心火亢盛则心神被扰,阴血不足则心神失养,故见失眠多梦、惊悸怔忡、心烦等症;舌红,脉细数是心火盛而阴血虚之症。治当泻其亢盛之火,补其阴血之虚而安神。 方中朱砂甘寒质重,专入心经,寒能清热,重可镇怯,既能重镇安神,又可清心火,治标之中兼能治本,是为君药。黄连苦寒,入心经,清心泻火,以除烦热为臣药。君、臣相伍,重镇以安神,清心以除烦,以收泻火安神之功。佐以生地黄之甘苦寒,以滋阴清热;当归之辛甘温润,以补血,合生地黄滋补阴血以养心。炙甘草调药和中,以防黄连之苦寒、朱砂之质重碍胃
临床应用 辨证要点	本方是治疗心火亢盛,阴血不足而致神志不安的常用方。临床应用以失眠,惊悸,舌红,脉细数为辨证要点
现代应用	本方常用于神经衰弱所致的失眠、心悸、健忘,精神忧郁症引起的神志恍惚,以及心脏期前收缩所致的心悸、怔忡等属于心火亢盛,阴血不足者
使用注意	方中朱砂含硫化汞,不宜多服、久服,以防汞中毒;阴虚或脾弱者不宜服
用法用量	(1) 现代用法:上药研末,炼蜜为丸,每次6~9 g,临睡前温开水送服;亦可作汤剂,用量按原方比例酌减,朱砂研细末水飞,以药汤送服。 (2) 古代用法:上药除朱砂外,四味共为细末,汤浸蒸饼为丸,如黍米大。以朱砂为衣,每服15丸或20丸(3~4 g),津唾咽之,食后服

柴胡疏肝散

出处	《医学统旨》
组成	陈皮(醋炒)、柴胡、川芎、香附、枳壳(麸炒)、芍药、甘草(炙)
功用	疏肝理气,活血止痛
主治	肝气郁滞证。症见胁肋疼痛,胸闷善太息,情志抑郁易怒,或嗳气,脘腹胀满,脉弦

续表

配伍意义		肝主疏泄,性喜条达,其经脉布胁肋循少腹。若情志不遂,木失条达,则致肝气郁结,经气不利,故见胁肋疼痛,胸闷,脘腹胀满;肝失疏泄,则情志抑郁易怒,善太息;脉弦为肝郁不舒之症。遵《黄帝内经》"木郁达之"之旨,治宜疏肝理气。 方中以柴胡功善疏肝解郁,用以为君药。香附理气疏肝而止痛,川芎活血行气以止痛,二药相合,助柴胡以解肝经之郁滞,并增行气活血止痛之效,共为臣药。陈皮、枳壳理气行滞,芍药、甘草养血柔肝,缓急止痛,均为佐药。甘草调和诸药,为使药。诸药相合,共奏疏肝行气、活血止痛之功
临床应用	辨证要点	本方为疏肝解郁的常用方。临床应用以胁肋疼痛,脉弦为辨证要点
	现代应用	临床上常用于治疗慢性胃炎、消化性溃疡等
使用注意		本方芳香辛燥,易耗气伤阴,不宜久服
用法用量		(1) 现代用法:水煎服 (2) 古代用法:水一盏半,煎八分,食前服
其他剂型		柴胡舒肝丸

天王补心丹

出处		《校注妇人良方》
组成		人参(去芦)、茯苓、玄参、丹参、桔梗、远志、当归(酒浸)、五味子、麦冬(去心)、天冬、柏子仁、酸枣仁(炒)、生地黄、朱砂
功用		滋阴清热,养血安神
主治		阴虚血少,神志不安,心悸怔忡,虚烦失眠,神疲健忘,或梦遗,手足心热,口舌生疮,大便干结,舌红少苔,脉细数
配伍意义		本方证多由忧愁思虑太过,暗耗阴血,使心肾两亏,阴虚血少,虚火内扰所致。阴虚血少,心失所养,故心悸失眠、神疲健忘;阴虚生内热,虚火内扰,则手足心热、虚烦、遗精、口舌生疮;舌红少苔,脉细数是阴虚内热之症。治当滋阴清热,养血安神 方中重用甘寒之生地黄,入心能养血,入肾能滋阴,故能滋阴养血,壮水以制虚火,为君药。天冬、麦冬滋阴清热,酸枣仁、柏子仁养心安神,当归补血润燥,共助生地黄滋阴补血,并养心安神,俱为臣药。玄参滋阴降火;茯苓、远志养心安神;人参补气以生血,并能安神益智;五味子之酸以敛心气,安心神;丹参清心活血,合补血药使补而不滞,则心血易生;朱砂镇心安神,以治其标,以上共为佐药。桔梗为舟楫,载药上行以使药力缓留于上部心经,为使药
临床应用	辨证要点	本方为治疗心肾阴血亏虚所致神志不安的常用方。临床应用以心悸失眠,手足心热,舌红少苔,脉细数为辨证要点
	现代应用	本方常用于神经衰弱、冠心病、精神分裂症、甲状腺功能亢进症等所致的失眠、心悸,以及复发性口疮等属于心肾阴虚血少者

续表

使用注意	本方滋阴之品较多,脾胃虚弱、纳食欠佳、大便不实者不宜长期服用
用法用量	(1) 现代用法:上药共为细末,炼蜜为小丸,用朱砂水飞 9～15 g 为衣,每服 6～9 g,温开水送下,或用桂圆肉煎汤送服;亦可改为汤剂,用量按原方比例酌减。 (2) 古代用法:上为末,炼蜜为丸,如梧桐子大,用朱砂为衣,每服二三十丸(6～9 g),临卧,竹叶煎汤送下
其他剂型	天王补心液

归脾汤

出处	《济生方》
组成	白术、当归、茯苓、黄芪(炒)、远志、龙眼肉、酸枣仁(炒)、人参、木香、甘草(当归、远志从《内科摘要》补入)
功用	解肌发表,调和营卫
主治	(1) 心脾气血两虚证。症见心悸怔忡,健忘失眠,盗汗,体倦食少,面色萎黄,舌淡,苔薄白,脉细弱。 (2) 脾不统血证。症见便血,皮下紫癜,妇女崩漏,月经超前,量多色淡,或淋漓不止,舌淡,脉细弱
配伍意义	本方证多由思虑过度,劳伤心脾,气血亏虚所致,治疗以益气补血,健脾养心为主。心藏神而主血,脾主思而统血,思虑过度,心脾气血暗耗,脾气亏虚则体倦、食少;心血不足则见惊悸、怔忡、健忘、不寐、盗汗;面色萎黄,舌淡,苔薄白,脉细缓均属气血不足之象。 　　方中以人参、黄芪、白术、甘草甘温之品补脾益气以生血,使气旺而血生;当归、龙眼肉甘温补血养心;茯苓(多用茯神)、酸枣仁、远志宁心安神;木香辛香而散,理气醒脾,与大量益气健脾药配伍,复中焦运化之功,又能防大量益气补血药滋腻碍胃,使补而不滞,滋而不腻;用法中生姜、大枣为引,调和脾胃,以资化源
临床应用	辨证要点	本方是治疗心脾气血两虚证、脾不统血证的常用方。临床应用以心悸失眠,体倦食少,便血或崩漏,舌淡,脉细弱为辨证要点
	现代应用	本方常用于胃及十二指肠溃疡出血、功能失调性子宫出血、再生障碍性贫血、血小板减少性紫癜、神经衰弱、心脏病等属心脾气血两虚及脾不统血者
使用注意	不宜冷服。宜温服,以免损伤脾胃阳气,影响消化功能
用法用量	加生姜、大枣,水煎服
其他剂型	归脾丸、归脾胶囊

2. 根据不寐类方剂及中成药相关知识将下表补充完整

药品名称	组成	功用	主治	用法用量	使用注意
解郁安神颗粒					
解郁丸					
天王补心丸					
养血安神丸					

续表

药 品 名 称	组　成	功　用	主　治	用法用量	使用注意
归脾丸					
养心宁神丸					

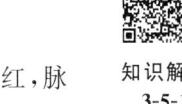

知识解析
3-5-1

3. 拓展思考题

患者,心烦不寐,心悸不安,头晕耳鸣,健忘,腰膝酸软,口干津少,舌红,脉细数。试分析该患者可能的疾病是什么,并推荐合适的中成药。

答案解析　　　　　　　　　　　　在线答题

学习任务 6

胃痛的中成药推介

扫码看 PPT　　微课

学习导引

胃痛，又称胃脘痛，是指以上腹胃脘部近心窝处疼痛为症状的病证。多由外感寒邪、饮食所伤、情志不畅和脾胃素虚等病因引发。胃是主要病变脏腑，常与肝脾等脏有密切关系。胃气郁滞、失于和降是胃痛的主要病机。治疗应以理气和胃为大法，根据不同证候，采取相应治法。急性胃炎、慢性胃炎、胃溃疡、十二指肠溃疡、功能性消化不良、胃黏膜脱垂等病以上腹部疼痛为主要症状者，属于中医学胃痛范畴。

任务实施内容及实施过程

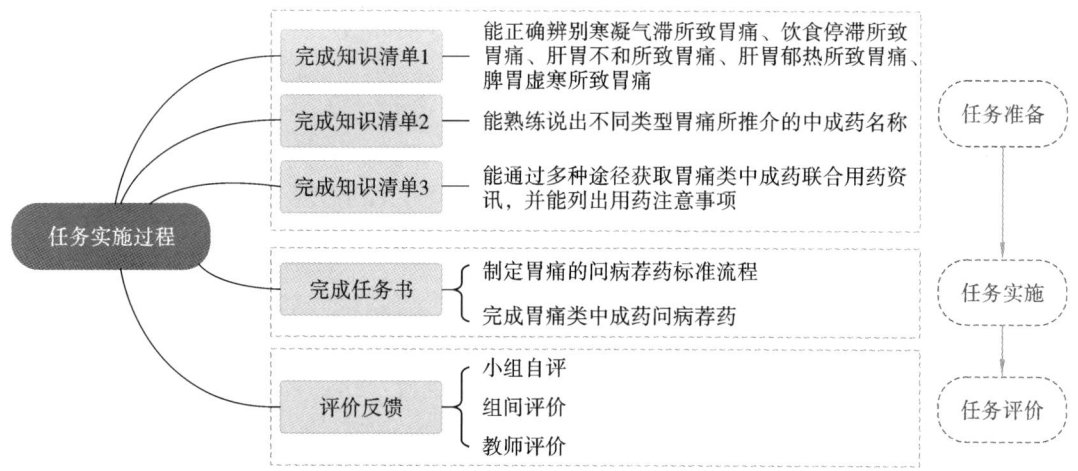

学习目标

1. 通过学习知识清单，能正确辨别寒凝气滞所致胃痛、饮食停滞所致胃痛、肝胃不和所致胃痛、肝胃郁热所致胃痛、脾胃虚寒所致胃痛，并能根据顾客需求推介中成药，能熟练说出不同证型胃痛推荐的中成药名称，并能借助药品说明书解释常用非处方药的作用、用途。

2. 能通过不同途径获取胃痛类中成药联合用药资讯，并能借助药品说明书解释常用非处方药的主要不良反应及注意事项。

3. 在教师指导下,小组成员协作制定胃痛问病荐药的标准流程、安全用药指导并完成任务评价(多元评价表见附录)。

4. 培养良好的思想品德和爱岗敬业、一丝不苟、安全用药的职业精神。

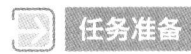任务准备

知识清单 1

要 点	内 容
寒凝气滞所致胃痛	
症状	胃痛暴作,喜温恶寒,得温痛减,口或不渴或吐清水。舌淡,苔薄白,脉弦紧
治法	温中散寒,和胃止痛
饮食停滞所致胃痛	
症状	胃痛胀满,嗳腐恶食,或吐不消化食物,吐食或矢气后痛减,或大便不爽。舌苔厚腻,脉滑
治法	导滞和胃
肝胃不和所致胃痛	
症状	胃脘胀痛,连及胁肋,嗳气后疼痛减轻,生气时胃痛加重,食欲不振,或见嘈杂吞酸。舌红,苔薄白,脉弦
治法	疏肝理气,和胃止痛
肝胃郁热所致胃痛	
症状	胃脘灼痛,痛势急迫,烦躁易怒,反酸嘈杂,口干口苦。舌红苔黄,脉弦或弦数
治法	疏肝泄热,和胃止痛
脾胃虚寒所致胃痛	
症状	胃痛隐隐,喜温喜按,空腹痛甚,得食痛减,泛吐清水,食欲不振,神疲乏力,甚则手足不温,大便溏薄。舌淡苔白,脉虚弱或迟缓
治法	温中健脾,和胃止痛

知识清单 2

类 别		推荐用药
寒凝气滞所致胃痛	方剂应用	良附丸
	中成药选用	良附丸、温胃舒颗粒(胶囊)

续表

类 别		推 荐 用 药
饮食停滞所致胃痛	方剂应用	保和丸
	中成药选用	保和丸(颗粒、片)、六味安消散(胶囊)、沉香化滞丸
肝胃不和所致胃痛	方剂应用	四逆散
	中成药选用	气滞胃痛颗粒(片)、柴胡舒肝丸、舒肝和胃丸(口服液)
肝胃郁热所致胃痛	方剂应用	左金丸
	中成药选用	左金丸(胶囊)、加味左金丸、胃逆康胶囊
脾胃虚寒所致胃痛	方剂应用	小建中汤
	中成药选用	小建中颗粒(合剂、片)、香砂六君丸、香砂养胃丸(颗粒)

知识清单 3

1. 用药注意

"忌刚用柔",理气和胃止痛,应选用理气而不伤阴之品,不可大肆开破,辛香温燥,戕伐胃阴。久用辛香理气之剂易耗阴伤气,气阴不足者慎用。中年以上患者,胃痛经久不愈,痛无定时,消瘦无力,贫血,应当防止恶性变,及时检查以明确诊断,积极治疗。

2. 健康指导

(1)保持精神舒畅,避免精神紧张、恼怒。

(2)养成良好的饮食规律,忌暴饮暴食,饥饱无常。

(3)胃痛发作时摄入流质或者半流质食物,少食多餐,以清淡易消化食物为主,不要吃粗糙多纤维食物,尽量避免进食浓茶、咖啡和辛辣食物,进食宜细嚼慢咽。

任务实施

1. 岗位情境描述

患者,女,43岁,1年前无明显诱因出现上腹部疼痛、胀闷,时作时止,伴嗳气、反酸,疲倦乏力,舌淡苔白,脉弦。近1个月来上述症状加重,与工作压力、情绪刺激明显相关。

2. 任务书

按照《中华人民共和国药品管理法》《药品经营质量管理规范》《执业药师业务规范》《药品购销职业技能等级标准》要求,完成以下内容。

(1)根据岗位情境描述,对患者进行疾病评估。写出该患者可能患有的疾病以及判断依据。

(2)结合疾病症状从药品货架上取出一种适用的中成药,放在柜台上。

(3)写出推荐的中成药的基本作用,并对推荐的中成药进行用药交代。

(4)将药品放回原处。

3. 任务分组

按附录中学生任务分配表模板,填写实训报告。

4. 工作准备

完成知识清单1、2、3的学习并收集胃痛的中成药联合用药资讯,列出用药注意事项。在教师指导下,分析胃痛类中成药问病荐药难点和常见问题。

5. 工作实施

引导问题1:胃痛一般分为_____、_____、_____、_____、_____五种证型。

引导问题2:分析五种胃痛症状的异同点(用思维导图的形式归纳)。

引导问题3:分析知识清单2中所列中成药的功用、主治、辨证要点的异同点(用思维导图的形式归纳)。

知识与思政链接
3-6-1

引导问题4:使用治疗胃痛的中成药时,应如何保护胃阴?

引导问题5:为避免情绪变化对胃痛的影响,患者应如何养护?

引导问题6:胃痛发作时,患者饮食方面的注意事项有哪些?

引导问题7:根据任务书要求完成药品推介报告(记录问病荐药过程)。

胃痛的中成药推荐

姓名:　　　　　　班级:　　　　　　日期:

评价内容	填写内容	
疾病评估	患者可能的疾病:	
判断理由	判断依据:	
推荐中成药	药品名称:	
	基本作用:	
用药交代	单次用量:_____　每日给药次数:_____	
	给药时间:_____　给药途径:_____	
	储藏方法:	
	常见不良反应:(不少于1条)	(1)
	用药注意事项:(不少于2条)	(1)
		(2)

评价反馈

按附录中多元评价表进行评价。

知识储备

1. 胃痛类方剂相关知识

良附丸

出处	《良方集腋》
组成	高良姜酒洗七次、焙、研,香附子醋洗七次、焙、研
功用	行气疏肝,祛寒止痛
主治	气滞寒凝证。症见胃脘疼痛,胸胁胀闷,畏寒喜温,苔白脉弦,以及妇女痛经等

续表

配伍意义		本方证为肝郁气滞,胃有寒凝所致。治宜温胃止痛,行气疏肝。方中高良姜辛热,温中暖胃,散寒止痛,为君药;香附子辛香走窜,行气止痛,疏肝解郁,为臣药。以米饮汤、生姜汁、食盐为丸者,取其和胃之意
临床应用	辨证要点	以胃脘疼痛,胸闷为辨证要点
	现代应用	用于胃痛、胁痛、痛经喜温者,临床见胃脘冷痛,呕吐嗳气,胸胁胀痛,遇怒更甚;行经少腹胀痛,喜暖喜按。有临床报道的如慢性胃炎、溃疡病、胃肠功能紊乱、肋间神经痛、痛经等,属寒、凝气滞者。慢性肝炎、盆腔炎、子宫内膜异位等有寒、凝气滞表现者亦可应用
使用注意		虚寒性胃痛及火郁胃痛,均不宜使用。饮食宜清淡,忌酒及辛辣、生冷、油腻食物
用法用量		高良姜、香附子各焙,各研,各储,用时以米饮加生姜汁一匙,盐一撮为丸。现代多为水丸,口服,每次3~6 g,一日3次,于饭前白开水送下;汤剂,水煎,一日一剂,分3次服
其他剂型		良附丸(水丸)

保和丸

出处		《丹溪心法》
组成		山楂、神曲、半夏、茯苓、陈皮、连翘、莱菔子
功用		消食化滞,理气和胃
主治		食积证。症见脘腹痞满胀痛,嗳腐吞酸,恶食呕逆,或大便泄泻,舌苔厚腻,脉滑
配伍意义		方中以山楂为君药,可消一切饮食积滞,尤善消肉食油腻之积。臣以神曲消食健脾,更长于化酒食陈腐之积;莱菔子消食下气,长于消麦面痰气之积。三药同用,可消各种饮食积滞。佐以半夏、陈皮行气化滞,和胃止呕;茯苓健脾利湿,和中止泻。食积易于化热,故又佐以苦而微寒之连翘,既可散结以助消积,又可清解食积所生之热。全方合用,共奏消食和胃之功,使食积得化,脾胃调和,热清湿去,则诸症可愈。本方以消导为主,但作用平和
临床应用	辨证要点	本方为治疗食积轻症之常用方。以脘腹痞满胀痛,嗳腐吞酸,舌苔厚腻,脉滑为辨证要点
	现代应用	用于消化不良、急慢性胃肠炎、急慢性肠炎、婴幼儿腹泻等属于食积内停者
使用注意		忌生冷油腻不易消化食物。不适用于因肝病或心肾功能不全所致饮食不消化、不欲饮食、脘腹胀满者。不宜在服药期间同时服用滋补性中药。身体虚弱者或老年人不宜长期服用。小儿用法用量,请咨询医师或药师。哺乳期妇女及糖尿病患者慎用
用法用量		上为末,炊饼为丸,如梧桐子大,每服七八十丸,食远白汤下。现代用法:共为末,水泛为丸,每服6~9 g,温开水送下;亦可作汤剂,水煎服
其他剂型		保和颗粒、保和片

四逆散

出处	《伤寒论》
组成	甘草(炙)、枳实(破,水渍,炙干)、柴胡、芍药
功用	透邪解郁,疏肝理脾
主治	(1) 阳郁厥逆证。症见手足不温,或腹痛,或泄利下重,脉弦。 (2) 肝脾不和证。症见胁肋胀痛,脘腹疼痛,脉弦
配伍意义	方中柴胡入肝胆经,升发阳气,疏肝解郁,透邪外出,为君药。芍药敛阴,养血柔肝,为臣药,与柴胡合用,以补养肝血,条达肝气,可使柴胡升散而无耗伤阴血之弊;且二者恰适肝体阴用阳之性,为疏肝法之基本配伍。佐以枳实理气解郁,泄热破结,与柴胡为伍,一升一降,增舒畅气机之功,并奏升清降浊之效;与芍药相配,又能理气和血,使气血调和。甘草调和诸药,益脾和中。四药配伍,共奏透邪解郁、疏肝理脾之效,使邪去郁解,气血调畅,清阳得伸,四逆自愈。原方用白饮(米汤)和服,亦取中气和则阴阳之气自相顺接之意
临床应用 / 辨证要点	本方原治阳郁厥逆之证,后世拓展用作疏肝理脾之基础方。以手足不温,或胁肋、脘腹疼痛,脉弦为辨证要点
临床应用 / 现代应用	临床常用于治疗慢性肝炎、胆囊炎、胆石症、胆道蛔虫病、肋间神经痛、胃溃疡、胃炎等属肝胆气郁、肝胃不和者
使用注意	孕妇、肝阴亏虚胁痛、寒厥所致四肢不温者慎用。服药期间,忌恼怒劳累,保持心情舒畅
用法用量	上四味,各十分,捣筛,白饮和,服方寸匕,日三服。现代用法:水煎服

左金丸

出处	《丹溪心法》
组成	黄连、吴茱萸
功用	清泻肝火,降逆止呕
主治	肝火犯胃证。症见胁肋疼痛,嘈杂吞酸,呕吐口苦,舌红苔黄,脉弦数
配伍意义	方中黄连用量为吴茱萸之六倍,重用黄连为君药,一则与吴茱萸相伍,亦可入肝经而清肝火;二则善清胃热;三则泻心火,寓"实则泻其子"之意。然气郁化火之证,纯用苦寒之品,既恐郁结不开,又虑折伤中阳,故少佐辛热之吴茱萸,主入肝经,辛开郁结,苦降胃逆,既可助黄连和胃降逆,又能制黄连之寒,使泻火而不凉遏,苦寒而不伤胃,并可引黄连入肝经,是为佐使药。二药配伍,共奏清泻肝火、降逆止呕之功
临床应用 / 辨证要点	本方为治疗肝火犯胃,肝胃不和证之常用方。以呕吐吞酸,胁痛口苦,舌红苔黄,脉弦数为辨证要点
临床应用 / 现代应用	用于由于肝气失于条达,郁而化火,肝火犯胃,胃失和降,逆而上冲而出现的胃脘痛、胁肋胀痛、恶心呕吐、嗳气吞酸、口苦、舌红、脉弦数等。急慢性胃炎、胃及十二指肠溃疡,见以上症状者,属于胃热兼有肝气不和者皆可用
使用注意	服药期间忌食生冷、辛辣、油腻食物。脾胃虚寒胃痛者不适用。孕妇慎用。肝阴不足、肝血虚所致胁痛者慎用

续表

用法用量	上药为末,水丸或蒸饼为丸,白汤下五十丸(6 g)。现代用法:为末,水泛为丸,每服3～6 g,一日2次,温开水送服;亦可作汤剂,水煎服
其他剂型	左金胶囊

小建中汤

出处	《伤寒论》
组成	桂枝(去皮)、炙甘草、大枣(擘)、芍药、生姜(切)、饴糖
功用	温中补虚,和里缓急
主治	中焦虚寒,肝脾失调,阴阳不和证。症见脘腹拘急疼痛,时发时止,喜温喜按;或心中悸动,虚烦不宁,面色无华;兼见手足烦热,咽干口燥等,舌淡苔白,脉细弦
配伍意义	本方由桂枝汤倍芍药加饴糖而成,方中重用甘温质润入脾之饴糖,一则温中补虚,二则缓急止痛,一药而两擅其功,故以为君药。臣以辛温之桂枝,温助脾阳,祛散虚寒。饴糖与桂枝相伍,辛甘阳阳,温中益气,使中气强健,不受肝木之侮。正如《成方便读》所言:"此方因土虚木克起见,故治法必以补脾为先。"更臣以酸苦之芍药,其用有三:一则滋养营阴,以补营血之亏虚;二则柔缓肝急止腹痛,与饴糖相伍,酸甘化阴,养阴缓急而止腹痛拘急;三则与桂枝相配,调和营卫,燮理阴阳。佐以生姜,助桂枝温胃散寒;佐以大枣,助饴糖补益脾虚。生姜、大枣合用,又可调营卫,和阴阳。佐使炙甘草,一则益气补虚;二则缓急止腹痛;三则助君臣以化阴阳;四则调和诸药。诸药合用,可使脾健寒消,肝脾调和,阴阳相生,中气建立,诸症痊愈
临床应用	辨证要点	本方为治疗中焦虚寒,肝脾失调,阴阳不和证之常用方。以脘腹拘急疼痛,喜温喜按,舌淡,脉细弦为辨证要点
	现代应用	用于治疗胃及十二指肠溃疡、慢性肝炎、神经衰弱、再生障碍性贫血(再障)、功能性发热属于中气虚寒、阴阳气血失调者
使用注意	呕吐或中满者不宜使用;阴虚火旺之胃脘疼痛者忌用
用法用量	上六味,以水七升,煮取三升,去滓,内饴,更上微火消解。温服一升,日三服。现代用法:水煎取汁,兑入饴糖,文火加热溶化,分两次温服
其他剂型	小建中颗粒(合剂、片)

2. 根据胃痛类方剂及中成药相关知识将下表补充完整

类别	药品名称	组成	功用	主治	用法用量	使用注意
寒凝气滞所致胃痛	良附丸					
	温胃舒颗粒(胶囊)					
饮食停滞所致胃痛	保和丸(颗粒、片)					
	六味安消散(胶囊)					
	沉香化滞丸					

续表

类别	药品名称	组成	功用	主治	用法用量	使用注意
肝胃不和所致胃痛	气滞胃痛颗粒(片)					
	柴胡舒肝丸					
	舒肝和胃丸(口服液)					
肝胃郁热所致胃痛	左金丸(胶囊)					
	加味左金丸					
	胃逆康胶囊					
脾胃虚寒所致胃痛	小建中颗粒(合剂、片)					
	香砂六君丸					
	香砂养胃丸(颗粒)					

3. 拓展思考题

患者,男,26岁,胃脘疼痛已半年有余,每因烦恼郁怒或劳累后发作,得食作胀,伴嗳气反酸,食欲不振,神疲乏力,腹部亦有胀气,得矢气可缓减,大便时结时溏,舌苔薄白,脉弦。试分析该患者可能的疾病是什么,并推荐合适的中成药。

知识解析 3-6-1

答案解析

在线答题

学习任务 7

泄泻的中成药推介

扫码
看 PPT

学习导引

泄泻,是指因感受外邪,或被饮食所伤,或情志失调,或脾胃虚弱,或脾肾阳虚等原因引起的以排便次数增多、粪便稀溏,甚至泄如水样为主证的病证。泄泻的病位主要在脾胃和大小肠,其中主脏在脾,一般根据病因病机运用淡渗、升提、清凉、疏利、甘缓、酸收、燥脾、温肾、固涩的方法治疗。

任务实施内容及实施过程

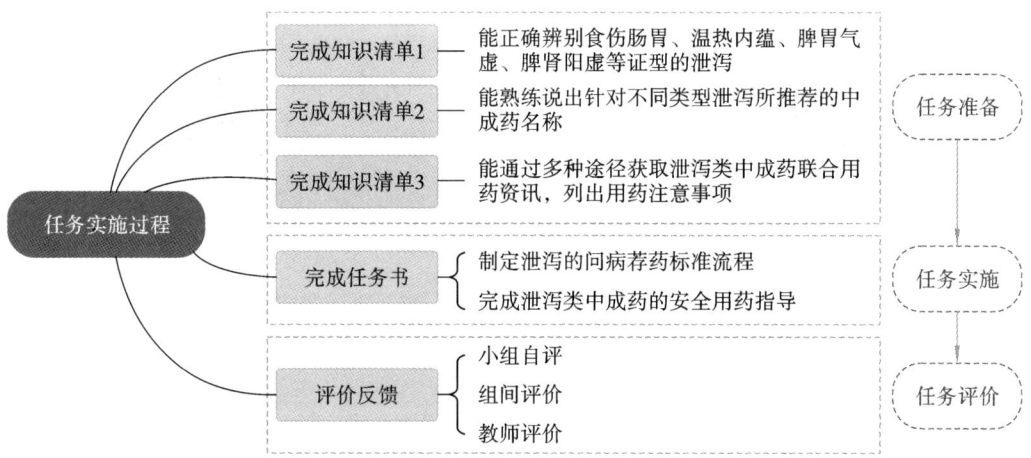

学习目标

1. 通过学习知识清单,正确辨别食伤肠胃、湿热内蕴、脾胃气虚、脾肾阳虚等证型的泄泻,并能根据顾客需求推介中成药,能熟练说出针对不同类型泄泻所推荐的中成药名称,并借助药品说明书解释常用非处方药的作用。

2. 通过不同途径获取泄泻类中成药联合用药资讯,并能借助药品说明书解释常用非处方药的主要不良反应及注意事项。

3. 在教师指导下,小组成员协作制定泄泻问病荐药的标准流程、安全用药指导并完成任务评价(多元评价表见附录)。

4. 培养良好的思想品德和爱岗敬业、一丝不苟、安全用药的职业精神。

任务准备

知识清单 1

食伤肠胃	
要 点	内 容
症状	腹痛肠鸣,脘腹胀满,泻下粪便臭如败卵,泻后腹痛减轻,嗳腐酸臭,泻下伴有不消化食物,不思饮食,舌苔垢浊或厚腻,脉滑
治法	消食导滞
湿热内蕴	
要 点	内 容
症状	泻泄腹痛,泻下急迫,势如水注,泻而不爽,粪色黄褐,气味臭秽,肛门灼热,身热烦渴,小便短赤,舌质红,苔黄腻,脉滑数或濡数
治法	清热利湿
脾胃气虚	
要 点	内 容
症状	大便时溏时泻,水谷不化,迁延反复,食少,食后脘闷不适,稍进油腻之物,则便次明显增多,面色萎黄,肢倦乏力,舌质淡,苔薄白,脉细弱
治法	健脾益气,化湿止泻
脾肾阳虚	
要 点	内 容
症状	黎明之前,脐腹作痛,肠鸣即泻,泻后即安,腹部喜温,形寒肢冷,腰膝酸软,舌质淡,苔白,脉沉细
治法	温肾健脾,固涩止泻

知识清单 2

类 别		推 荐 用 药
食伤肠胃泄泻	方剂应用	保和丸
	中成药选用	保和丸(颗粒、片)、加味保和丸
湿热内蕴泄泻	方剂应用	葛根芩连汤
	中成药选用	复方黄连素片、葛根芩连丸(片)、香连丸(片)
脾胃气虚泄泻	方剂应用	参苓白术散
	中成药选用	开胃健脾丸、参苓白术散(丸)、健脾丸(糖浆)、涩肠止泻散
脾肾阳虚泄泻	方剂应用	四神丸
	中成药选用	四神丸(片)、固本益肠片

知识清单 3

1. 用药注意

用药应以辨证为依据,可以米粥类送服中药,以保护肠道。慢性脾胃气虚泄泻的药物不宜与感冒药,以及藜芦、五灵脂等药物同用。有严重慢性疾病患者应在医生指导下用药。复方黄连素片中,含有西药成分盐酸小檗碱。

2. 健康指导

(1) 饮食宜清淡、富营养,以易消化食物为主。

(2) 慢性泄泻患者可适当服食山药、莲子、山楂、白扁豆、芡实等助消化食物。

(3) 避免进食生冷、不洁之物及忌食难消化或清肠润滑食物。

任务实施

1. 岗位情境描述

患者,男,68岁,因稍进油腻食物或饮食稍多,大便次数即明显增多而发生泄泻,伴有不消化食物,大便时泻时溏,迁延反复,饮食减少,食后脘闷不舒,面色萎黄,神疲倦怠,舌质淡苔白,脉细弱。

2. 任务书

按照《中华人民共和国药品管理法》《药品经营质量管理规范》《执业药师业务规范》《药品购销职业技能等级标准》要求,完成以下内容。

(1) 根据岗位情境描述,对患者进行疾病评估。写出该患者可能患有的疾病以及判断依据。

(2) 结合疾病症状,从药品货架上取出一种适用的中成药,放在柜台上。

(3) 写出推荐的中成药的基本作用,并对推荐的中成药进行用药交代。

(4) 将药品放回原处。

3. 任务分组

按附录中学生任务分配表模板,填写实训报告。

4. 工作准备

完成知识清单1、2、3的学习并收集泄泻的中成药联合用药资讯,列出用药注意事项。在教师指导下,分析泄泻类中成药问病荐药的难点和常见问题。

5. 工作实施

引导问题1:泄泻一般分为_____、_____、_____、_____四种证型。

引导问题2:分析四种泄泻的异同点(用思维导图的形式归纳)。

引导问题3:分析知识清单2中所列中成药的功用、主治、辨证要点的异同点(用思维导图的形式归纳)。

引导问题4:使用治疗泄泻的中成药时,如何保护肠道?

引导问题5:治疗脾胃气虚泄泻的药物不宜与哪些药物同用?

引导问题6:泄泻患者在饮食上应注意哪些问题?

引导问题7:根据任务书要求完成药品推介报告(记录问病荐药过程)。

泄泻类的中成药推介

姓名：　　　　　　　　班级：　　　　　　　　日期：

评价内容	填写内容	
疾病评估	患者可能的疾病：	
判断理由	判断依据：	
推荐中成药	药品名称：	
	基本作用：	
用药交代	单次用量：＿＿＿＿＿　每日给药次数：＿＿＿＿＿	
	给药时间：＿＿＿＿＿　给药途径：＿＿＿＿＿	
	贮藏方法：	
	常见不良反应：(不少于1条)	(1)
	用药注意事项：(不少于2条)	(1)
		(2)

评价反馈

按附录中多元评价表进行评价。

知识储备

1. 泄泻类方剂相关知识

葛根芩连汤

出处	《伤寒论》	
组成	葛根、甘草、黄芩、黄连	
功用	解表清里	
主治	表证未解，邪热入里证。症见身热，下利臭秽，胸脘烦热，口干作渴，或喘而汗出，舌红苔黄，脉数或促	
配伍意义	方中重用葛根为君，甘辛而凉，主入阳明经，外解肌表之邪，内清阳明之热，又升发脾胃清阳而止泻升津，使表解里和，汪昂赞其"能升阳明清气，又为治泻圣药"。先煎葛根而后纳诸药，则"解肌之力优而清中之气锐"。臣以黄芩、黄连苦寒清热，厚肠止利。甘草甘缓和中，调和诸药，为佐使药。四药合用，外疏内清，表里同治，使表解里和，身热下利自愈	
临床应用	辨证要点	本方为治疗表证未解、邪热入里、协热下利证之基础方。以身热下利、苔黄、脉数为辨证要点
	现代应用	现代常用于治疗急性肠炎、细菌性痢疾、肠伤寒、胃肠型感冒等属表证未解而里热甚者
使用注意	虚寒下利者禁用葛根芩连汤。葛根芩连汤葛根的用量应等于或大于其他3种药用量的总和	

续表

用法用量		上四味,以水八升,先煮葛根,减二升,纳诸药,煮取二升,去滓,分温再服。现代用法:水煎服
其他剂型		葛根芩连丸(片)

参苓白术散

出处		《太平惠民和剂局方》
组成		莲子肉(去皮)、薏苡仁、砂仁、桔梗(炒令深黄色)、白扁豆(姜汁浸,去皮,微炒)、茯苓、人参(去芦)、甘草(炒)、白术、山药
功用		益气健脾,渗湿止泻
主治		脾虚湿盛证。症见饮食不化,胸脘痞闷,肠鸣泄泻,四肢乏力,形体消瘦,面色萎黄,舌淡苔白,脉虚缓。亦可用于治疗肺脾气虚,痰湿咳嗽
配伍意义		方中人参大补脾胃之气,白术、茯苓健脾渗湿,共为君药。山药、莲子肉既能健脾,又有涩肠止泻之功,二药可助参、术健脾益气,兼以厚肠止泻;白扁豆健脾化湿,薏苡仁健脾渗湿,二药助术、苓健脾助运,渗湿止泻,四药共为臣药。佐以砂仁芳香醒脾,行气和胃,既助除湿之力,又畅达气机;桔梗宣开肺气,通利水道,并能载药上行,以益肺气而成培土生金之功。炒甘草健脾和中,调和药性,共为使药。诸药相合,益气健脾,渗湿止泻。《古今医鉴》所载参苓白术散,较本方多陈皮一味,适用于脾胃气虚兼有湿阻气滞者
临床应用	辨证要点	本方为健脾渗湿止泻之常用方。以气短乏力、肠鸣泄泻、舌淡苔腻、脉虚缓为辨证要点
	现代应用	现代常用于治疗急性肠炎、细菌性痢疾、肠伤寒、胃肠型感冒等属表证未解而里热甚者
使用注意		泄泻兼有大便不通畅、肛门有下坠感者忌服。服本药时不宜同时服用藜芦、五灵脂、皂荚或其制剂。不宜喝茶和吃萝卜,以免影响药效。不宜和感冒类药同时服用。高血压、心脏病、肾脏病、糖尿病患者及孕妇应在医师指导下服用
用法用量		上为细末。每服二钱(6 g),枣汤调下。小儿量按岁数加减。现代用法:散剂,每服 6～10 g,大枣煎汤送服;亦可作汤剂,加大枣 3 枚,水煎服
其他剂型		参苓白术丸

四神丸

出处	《证治准绳》
组成	肉豆蔻、补骨脂、五味子、吴茱萸(浸炒)、生姜、大枣
功用	温肾暖脾,固肠止泻
主治	脾肾阳虚之五更泄泻。症见五更泄泻,不思饮食,食不消化,或久泻不愈,腹痛喜温,腰酸肢冷,神疲乏力,舌质淡,苔薄白,脉沉迟无力

续表

配伍意义		方中重用补骨脂温补命门之火,为君药。臣以肉豆蔻温脾暖胃,涩肠止泻。君臣相配,肾脾兼治,命门火旺则可暖脾土,脾得健运,肠得固摄,则久泻可止。佐以吴茱萸温暖脾肾以散阴寒;五味子温敛收涩,固肾益气,涩肠止泻。生姜温胃散寒,大枣补脾养胃,共为佐使药。诸药合用,温肾暖脾,涩肠止泻
临床应用	辨证要点	本方为治命门火衰,火不暖土所致五更泄泻或久泻之代表方。以五更泄泻、不思饮食、舌质淡苔白、脉沉迟无力为辨证要点
	现代应用	多用于脾肾虚寒的久泻、五更泄泻、腹痛、食不消化等病。症见腹部冷痛、神疲乏力,泻物清稀、舌质淡苔白、脉沉迟无力。治疗慢性结肠炎、肠易激综合征见以上症状者
使用注意		胃肠实热所致的泄泻及腹痛者忌用。湿热泄泻者慎用。服药期间忌生冷、辛辣、油腻食物
用法用量		上为末,生姜八两,红枣一百枚,煮熟,取枣肉和末丸,如梧桐子大,每服五七十丸,空心或食前白汤送下。现代用法:丸剂,每服 6~9 g,每日 2 次,用淡盐汤或温开水送服;亦作汤剂,加姜 6 g,枣 10 枚,水煎服
其他剂型		四神片

知识解析 3-7-1

2. 根据泄泻类方剂及中成药相关知识将下表补充完整

类别	药品名称	组成	功用	主治	用法用量	使用注意
食伤肠胃泄泻	保和丸(颗粒、片)					
	加味保和丸					
湿热内蕴泄泻	复方黄连素片					
	葛根芩连丸(片)					
	香连丸(片)					
脾胃气虚泄泻	开胃健脾丸					
	参苓白术散(丸)					
	健脾丸(糖浆)					
	涩肠止泻散					
脾肾阳虚泄泻	四神丸(片)					
	固本益肠片					

3. 拓展思考题

患者,男,26岁,腹泻1周,每日3～5次,腹痛即泻,泻下急迫,势如水注,粪色黄褐,气味臭秽,肛门有热感,纳差,身热烦渴,口干,舌质红,苔薄黄,微腻,脉滑数。试分析该患者可能的疾病是什么,并推荐合适的中成药。

答案解析

在线答题

学习任务 8

便秘的中成药推介

扫码
看 PPT

学习导引

便秘,是一种临床常见疾病,主要表现为粪便在肠内滞留过久,秘结不通,排便周期延长,或者周期不长,但是粪便质地干结,排除困难,或者粪便质地不硬,虽然有便意,但是排出不畅。便秘一般指每周排便少于 3 次、粪便干硬、排便困难。偶尔发生便秘是常见现象,当便秘持续大于 12 周则为慢性便秘。

任务实施内容及实施过程

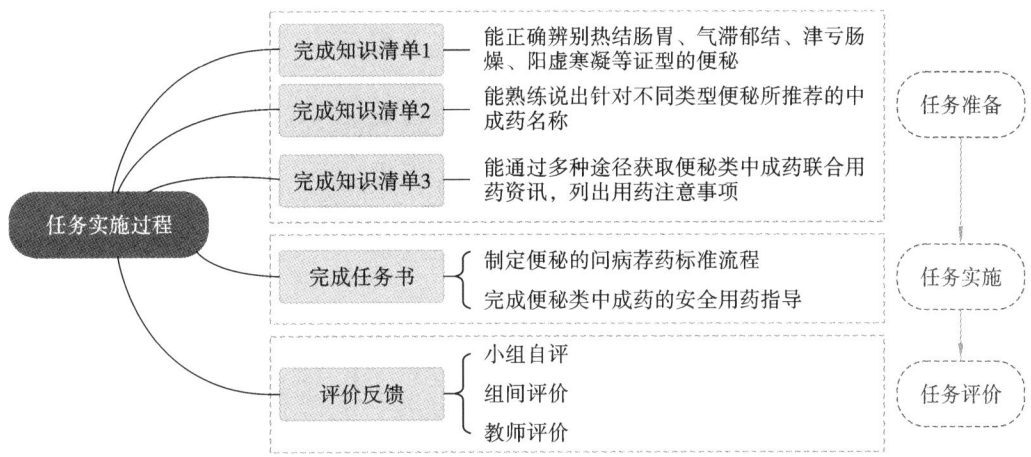

学习目标

1. 通过学习知识清单,正确辨别热结肠胃、气滞郁结、津亏肠燥、阳虚寒凝等证型的便秘,并能根据顾客需求推介中成药,能熟练说出针对不同类型便秘所推荐的中成药名称,并借助药品说明书解释常用非处方药的作用。

2. 通过不同途径获取便秘类中成药联合用药资讯,并能借助药品说明书解释常用非处方药的主要不良反应及注意事项。

3. 在教师指导下，小组成员协作制定便秘问病荐药的标准流程、安全用药指导并完成任务评价（多元评价表见附录）。

4. 培养良好的思想品德和爱岗敬业、一丝不苟、安全用药的职业精神。

 任务准备

知识清单1

热结肠胃	
要　点	内　　容
症状	大便干结，小便短赤，面红身热，或兼腹胀腹痛，口干，口臭，口苦。舌红苔黄或燥裂，脉滑数或弦数
治法	清热润肠，通腑
气滞郁结	
要　点	内　　容
症状	大便秘结，欲便不得，嗳气频作，胸胁痞满，甚则腹中胀痛，纳食减少，舌苔薄腻，脉弦
治法	顺气行滞
津亏肠燥	
要　点	内　　容
症状	大便秘结，面色无华，头晕目眩，心悸，口干，舌质淡，苔少，脉细涩
治法	养血润燥
阳虚寒凝	
要　点	内　　容
症状	大便艰涩，排出困难，小便清长，畏寒喜暖，面色㿠白，唇淡口和，或兼腹冷腹痛。舌质淡苔白，脉沉迟
治法	温通开秘

知识清单2

类　别		推　荐　用　药
热结肠胃便秘	方剂应用	麻子仁丸
	中成药选用	清宁丸、一清胶囊（颗粒）、新清宁片（胶囊）
气滞郁结便秘	方剂应用	六磨汤
	中成药选用	槟榔四消丸
津亏肠燥便秘	方剂应用	润肠丸
	中成药选用	麻仁润肠丸、麻仁丸、麻仁滋脾丸、通乐颗粒

续表

类 别		推 荐 用 药
阳虚寒凝便秘	方剂应用	半硫丸
	中成药选用	桂附地黄丸与麻仁滋脾丸合用

知识清单 3

1. 用药注意

便秘的治疗,需要分清寒热虚实,不可一味地应用通便药物。除口服外,可以在医师的指导下,采用中药保留灌肠等方法。药物治疗的同时,可以膳食辅助疗法,比如黑芝麻、胡桃仁、松子仁等研细末,加蜂蜜冲服。

2. 健康指导

(1) 合理膳食,适当增加粗纤维食物和香蕉、西瓜等水果。

(2) 养成良好的习惯,定时排便。

(3) 调节情绪,克制怒气,保持精神心情舒畅。

(4) 老年人便秘时过分用力排便可能诱发心脑血管疾病,需特别注意。

任务实施

1. 岗位情境描述

患者,女,33岁,有多年慢性便秘病史,服用中药或西药,大便通畅,可停药后大便又出现干结不通。大便干结,排便艰涩,畏寒喜暖,面色㿠白,倦怠乏力,口干,舌质淡,苔薄略黄,脉沉弱。

2. 任务书

按照《中华人民共和国药品管理法》《药品经营质量管理规范》《执业药师业务规范》《药品购销职业技能等级标准》要求,完成以下内容。

(1) 根据岗位情境描述,对患者进行疾病评估。写出该患者可能患有的疾病以及判断依据。

(2) 结合疾病症状从药品货架上取出一种适用的中成药,放在柜台上。

(3) 写出推荐的中成药的基本作用,并对推荐的中成药进行用药交代。

(4) 将药品放回原处。

3. 任务分组

按附录中学生任务分配表模板,填写实训报告。

4. 工作准备

完成知识清单1、2、3的学习并收集便秘的中成药联合用药资讯,列出用药注意事项。在教师指导下,分析便秘类中成药问病荐药的难点和常见问题。

5. 工作实施

引导问题1:便秘一般分为_____、_____、_____、_____四种证型。

引导问题2:分析四种便秘症状的异同点(用思维导图的形式归纳)。

引导问题 3：分析知识清单 2 中所列中成药的功用、主治、辨证要点的异同点（用思维导图的形式归纳）。

引导问题 4：使用中成药治疗便秘时，为何不可一味地应用通便药物？

引导问题 5：药物治疗便秘的同时，还可用哪些膳食辅助疗法？

引导问题 6：老年便秘患者需要特别注意哪些问题？

引导问题 7：根据任务书要求完成药品推介报告（记录问病荐药过程）。

便秘类的中成药推介

姓名：　　　　　　班级：　　　　　　日期：

评价内容	填写内容	
疾病评估	患者可能的疾病：	
判断理由	判断依据：	
推荐中成药	药品名称：	
	基本作用：	
用药交代	单次用量：_____　每日给药次数：_____	
	给药时间：_____　给药途径：_____	
	贮藏方法：	
	常见不良反应：(不少于 1 条)	(1)
	用药注意事项：(不少于 2 条)	(1)
		(2)

评价反馈

按附录中多元评价表进行评价。

知识储备

1. 便秘类方剂相关知识

麻子仁丸

出处	《伤寒论》
组成	麻子仁、白芍、枳实（炙）、大黄（去皮）、厚朴（炙，去皮）、杏仁（去皮尖，熬，别作脂）、蜂蜜
功用	润肠泄热，行气通便
主治	脾约证。症见大便干结，小便频数，脘腹胀痛，舌红苔黄，脉数
配伍意义	方中麻子仁性味甘平，质润多脂，润肠通便，为君药。大黄泻热通便以通腑；杏仁肃降肺气而润肠；白芍养阴和里以缓急，共为臣药。枳实、厚朴行气破结消滞，以助腑气下行而通便，为佐药。蜂蜜润燥滑肠，调和诸药，是为使药。诸药合用，使燥热去，腑气通，阴液复，脾津布，而大便自调

续表

临床应用	辨证要点	本方为治疗胃热肠燥便秘之常用方。以大便秘结,小便频数,或脘腹胀痛,舌质红,苔薄黄,脉数为辨证要点
	现代应用	多用于脾肾虚寒所致久泻、五更泄泻、腹痛、食不消化等病。症见腹部冷痛、神疲乏力,泻物清稀,舌质淡苔白,脉沉迟无力。治疗慢性结肠炎、肠易激综合征见以上症状者
使用注意		要求"饮服十丸",强调"渐加,以知为度",即应从小剂量逐渐加量,以取效为度。本方虽为润肠缓下之剂,但含有攻下破滞之品,津亏血少者,不宜常服,孕妇慎用
用法用量		上六味,蜜和丸,如梧桐子大,饮服十丸,日三服,渐加,以知为度。现代用法:药研为末,炼蜜为丸,每次9 g,每日1~2次,温开水送服;亦可作汤剂,水煎服
其他剂型		汤剂

六磨汤

出处	《世医得效方》
组成	槟榔、沉香、木香、乌药、大黄、枳壳
功用	行气降逆,通便导滞
主治	郁火伤中,痞满便秘。症见气滞腹胀,胁腹痞满或腹中胀痛,大便秘结,纳食减少,舌苔薄腻,脉弦
配伍意义	方中乌药辛温香窜,善理气机,能行气疏肝解郁,为主药。沉香下气降逆以平喘,"与乌药磨服,走散滞气"(《本草衍义》),为辅药;佐以槟榔辛温降泄,破积下气,协助辅药,则行气之中寓有降气之功,一则疏肝畅中而消痞满,二则下气降逆而平喘急,合成开散之峻剂。破气之品虽行滞散结之力彰,然易戕正气,故又佐木香、枳壳、大黄以得其酸寒之收性不至行气太过,又可增强导滞之力。大黄、枳壳、槟榔三药合用以攻积导滞、通腑泻泄;木香、沉香、乌药疏肝行气、理气导滞。两组药物合用加强行气通便之功效
临床应用	辨证要点	以气滞腹痛、大便秘涩而有热为辨证要点
	现代应用	一般用于治疗郁火伤中,痞满便秘
使用注意		应在医生指导下使用
用法用量		上药于搅盆内各磨半盏,和匀温服。或用开水各磨汁2匙,仍和开水1汤碗服

润肠丸

出处	《脾胃论》
组成	大黄(去皮)、当归梢、羌活、桃仁(汤浸,去皮尖)、麻子仁(去皮取仁)
功用	润肠通便,活血祛风
主治	饮食劳倦,风结血结。症见大便秘涩或干燥闭塞不通,全不思食
配伍意义	本方治饮食劳倦损伤脾胃而致大便秘涩,或干燥闭塞不通,全不思食。重用麻子仁润肠通便,为主药;辅以桃仁、当归梢活血养血,润肠通便;大黄泻热通幽;羌活祛风散邪。诸药配伍,共奏润肠通便、活血祛风之功

临床应用	辨证要点	以大便干燥秘涩,或干结如羊屎,甚至闭塞不通,饮食不思为辨证要点
	现代应用	常用于治疗习惯性便秘。如腹胀,加厚朴、枳壳,血虚,加桑椹、生地黄
使用注意		小儿及年老体弱者,应在医师指导下服用
用法用量		上药除麻子仁另研如泥外,余为细末,炼蜜为丸,如梧桐子大。每服五十丸,空心用白汤送下

半硫丸		
出处		《太平惠民和剂局方》
组成		半夏(汤洗七次,焙干为细)、硫黄(明净好者,研令极细,用柳木槌子杀过)
功用		温肾祛寒,通阳泄浊
主治		老人下元虚冷便秘,或阳虚寒湿久泻
配伍意义		方中硫黄温通寒凝,温补命门真火,鼓动阳气以疏利大肠;佐以半夏和胃降逆,胃气和则腑浊通,又助硫黄祛寒。二药合用,共奏温肾逐寒、通阳泄浊之功
临床应用	辨证要点	以老年便秘、腹中冷痛、腰脊酸冷、畏寒肢冷、舌淡质苔白、脉沉迟为辨证要点
	现代应用	常用于治疗老年人虚冷便秘,可与温润药配伍,如肉苁蓉、当归之类
使用注意		方中硫黄有毒,非精制者不可内服;中病即止,不可久用;孕妇忌用,产后血枯及小儿便秘者不宜使用本方
用法用量		上为细末,以生姜汁同熬,入干蒸饼末搅和匀,入臼内杵数百下,丸如梧桐子大。每服15~20丸,空腹时用温酒或生姜汤送下;妇人醋汤下

知识解析 3-8-1

2. 根据便秘类方剂及中成药相关知识将下表补充完整

类别	药品名称	组成	功用	主治	用法用量	使用注意
热结肠胃便秘	清宁丸					
	一清胶囊(颗粒)					
	新清宁片(胶囊)					
气滞郁结便秘	槟榔四消丸					
津亏肠燥便秘	麻仁润肠丸					
	麻仁丸					
	麻仁滋脾丸					
	通乐颗粒					

续表

类别	药品名称	组 成	功 用	主 治	用法用量	使用注意
阳虚寒凝便秘	桂附地黄丸（胶囊、口服液）					

3. 拓展思考题

患者，女，62岁，自述便秘3周，腹胀隐痛，大便干结，左右少腹深触及包块，小便短赤，面红身热，口干，口臭。舌质红，有裂纹，苔少黄腻，脉弦细数。试分析该患者可能的疾病是什么，并推荐合适的中成药。

答案解析

在线答题

学习任务 9

中风的中成药推介

扫码
看 PPT

学习导引

中风是以猝然昏仆,不省人事,伴口眼㖞斜、言语不利和半身不遂,或不经昏仆而仅以半身不遂和口眼㖞斜为主要症状的一类病证。中风也是中医四大难证(风、痨、臌、膈)之首。大致相当于西医学的急性脑血管疾病,如脑梗死、脑出血、短暂性脑缺血发作和蛛网膜下腔出血等表现的病证。

任务实施内容及实施过程

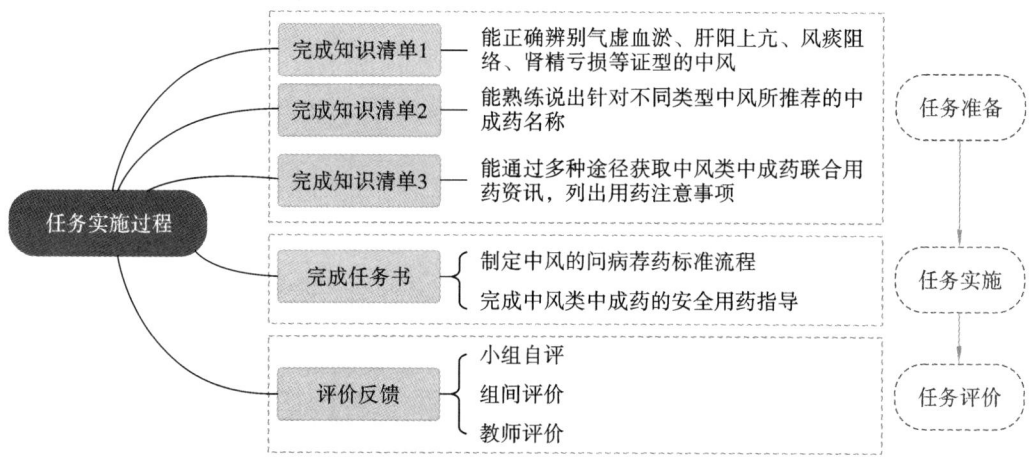

学习目标

1. 通过学习知识清单,正确辨别气虚血瘀、肝阳上亢、风痰阻络、肾精亏损等证型的中风,并能根据顾客需求推介中成药,能熟练说出针对不同类型中风所推荐的中成药名称,并借助药品说明书解释常用非处方药的作用。

2. 通过不同途径获取中风类中成药联合用药资讯,并能借助药品说明书解释常用非处方药的主要不良反应及注意事项。

3. 在教师指导下，小组成员协作制定中风问病荐药的标准流程、安全用药指导并完成任务评价（多元评价表见附录）。

4. 培养良好的思想品德和爱岗敬业、一丝不苟、安全用药的职业精神。

任务准备

知识清单 1

半身不遂	气虚血瘀	
	要　点	内　　容
	症状	半身不遂，肢软无力，患侧手足浮肿，面色少华，语言謇涩，舌体不正。舌色淡紫或有瘀斑，苔薄白，脉细涩无力
	治法	益气活血
	肝阳上亢	
	要　点	内　　容
	症状	半身不遂，患侧僵硬拘挛，兼见头痛头晕，面赤耳鸣。舌红，苔薄黄，脉弦或弦涩
	治法	滋阴降火、平肝潜阳
语言不利	风痰阻络	
	要　点	内　　容
	症状	肢体麻木，舌强语謇，或伴胸闷多痰。舌苔腻，脉弦滑
	治法	祛风涤痰
	肝阳上亢	
	要　点	内　　容
	症状	语言謇涩，头痛头胀，或眩晕耳鸣，急躁多怒。舌红苔黄，脉弦
	治法	平肝潜阳
	肾精亏损	
	要　点	内　　容
	症状	失语，心悸气短，耳鸣，腰膝酸软，舌红或淡，苔薄少，脉细无力
	治法	滋肾利窍

知识清单 2

类　　别			推 荐 用 药
半身不遂	气虚血瘀中风	方剂应用	补阳还五汤
		中成药选用	消栓颗粒、脑心通胶囊、通心络胶囊、参芍片（胶囊）、三七胶囊片、血塞通片

续表

类　　别			推　荐　用　药
半身不遂	肝阳上亢中风	方剂应用	天麻钩藤饮
		中成药选用	心脑静片、天麻钩藤颗粒、脑血栓片
语言不利	风痰阻络中风	方剂应用	解语丹
		中成药选用	醒脑再造胶囊
	肝阳上亢中风	方剂应用	平肝息风汤
		中成药选用	清眩治瘫丸、心脑静片
	肾精亏损中风	方剂应用	地黄饮子
		中成药选用	—

知识清单 3

1. 用药注意

活血祛瘀/活血通窍的中成药(如血府逐瘀胶囊),孕妇禁用;含冰片类的中成药(如通心络胶囊)脾胃虚寒者慎用;脑立清丸体弱虚寒者不宜,孕妇慎用,肝、肾病患者应遵医嘱服用。中风有明显复发倾向,如出现频发头晕,肢体麻木,属于中风先兆,应及早送医院治疗,以防再中风。

2. 健康指导

(1) 饮食清淡,低盐、低糖、低脂。戒烟酒。多食果蔬,保持大便通畅。起居有节,调养情志;保持心情舒畅和情绪稳定;生活规律,防止受风寒和呼吸道感染。必要时进行康复护理:早期以被动运动和肢体按摩为主,后期以自主运动为主;语言謇涩或失语者进行语言训练。

(2) 中风患者行动不便,常多卧多坐,易出现压疮、感染等,要及时发现,及时治疗;大部分中风患者有高血压或者动脉硬化,血压容易出现波动,应经常监测血压,对血压突然升高者要密切观察,并及时调整抗高血压药,使血压达到安全范围。

▶ 任务实施

1. 岗位情境描述

患者,男,72岁,自述1999年开始血压升高,平素常感眩晕头痛,耳鸣面赤,腰腿酸软,突然发生口眼歪斜,口角流涎,语言謇涩,左半身不遂,舌体歪斜颤动。舌质红,舌苔黄腻,脉弦细数。

2. 任务书

按照《中华人民共和国药品管理法》《药品经营质量管理规范》《执业药师业务规范》《药品购销职业技能等级标准》要求,完成以下内容。

(1) 根据岗位情境描述,对患者进行疾病评估。写出该患者可能患有的疾病以及判断依据。

(2) 结合疾病症状从药品货架上取出一种适用的中成药,放在柜台上。

(3) 写出推荐的中成药的基本作用,并对推荐的中成药进行用药交代。

(4) 将药品放回原处。

3. 任务分组

按附录中学生任务分配表模板,填写实训报告。

4. 工作准备

完成知识清单1、2、3的学习并收集中风的中成药联合用药资讯,列出用药注意事项。在教师指导下,分析中风类中成药问病荐药的难点和常见问题。

5. 工作实施

引导问题1:中风一般分为_____、_____、_____、_____、_____五种证型。

引导问题2:分析五种中风症状的异同点(用思维导图的形式归纳)。

引导问题3:分析知识清单2中所列中成药的功用、主治、辨证要点的异同点(用思维导图的形式归纳)。

引导问题4:使用治疗中风的中成药时有何妊娠禁忌?

引导问题5:中风复发一般有哪些症状表现?

引导问题6:中风患者有哪些饮食方面的注意事项?

引导问题7:根据任务书要求完成药品推介报告(记录问病荐药过程)。

中风类的中成药推介

姓名:　　　　　　班级:　　　　　　日期:

评价内容	填写内容	
疾病评估	患者可能的疾病:	
判断理由	判断依据:	
推荐中成药	药品名称:	
	基本作用:	
用药交代	单次用量:_____　每日给药次数:_____ 给药时间:_____　给药途径:_____	
	贮藏方法:	
	常见不良反应:(不少于1条)	(1)
	用药注意事项:(不少于2条)	(1)
		(2)

评价反馈

按附录中多元评价表进行评价。

知识储备

1. 中风类方剂相关知识

补阳还五汤

出处	《医林改错》
组成	生黄芪、当归尾、赤芍、地龙(去土)、川芎、红花、桃仁
功用	补气活血通络
主治	气虚血瘀之中风。症见半身不遂,口眼歪斜,语言謇涩,口角流涎,小便频数或遗尿不禁,舌暗淡,苔白,脉缓无力
配伍意义	方中重用生黄芪,甘温大补元气,使气旺以促血行,祛瘀通络,为君药。当归尾活血通络而不伤血,为臣药。赤芍、川芎、桃仁、红花助当归尾活血祛瘀,为佐药;地龙通经活络,力专善走,并引诸药之力直达络中,为佐使药。合而用之,则气旺、瘀消、络通,诸症可愈
临床应用 / 辨证要点	本方为益气活血法之代表方,又是治疗中风后遗症之常用方。以半身不遂、口眼歪斜、舌暗淡、苔白、脉缓无力为辨证要点
临床应用 / 现代应用	现代临床常用于治疗脑血管意外后遗症,以及其他原因引起的偏瘫、截瘫,或上肢或下肢痿软属气虚血瘀者
使用注意	本方久服方能显效,故起效后多需继服,以巩固疗效,防止复发。方中生黄芪用量独重,宜先用小量(30~60 g),效果不显者逐渐增量;原方活血祛瘀药用量较轻,可根据病情适当加量 中风后半身不遂属阴虚阳亢或痰阻血瘀者忌用本方
用法用量	水煎服

天麻钩藤饮

出处	《中医内科杂病证治新义》
组成	天麻、钩藤(后下)、生决明(先煎)、山栀、黄芩、川牛膝、杜仲、益母草、桑寄生、夜交藤、朱茯神
功用	平肝息风,清热活血,补益肝肾
主治	肝阳偏亢,肝风上扰证。症见头痛,眩晕,失眠,舌红苔黄,脉弦数
配伍意义	方中天麻、钩藤平肝息风,为君药。生决明咸寒质重,平肝潜阳,除热明目,助君平肝息风之力;川牛膝引血下行,兼益肝肾,并能活血利水,共为臣药。杜仲、桑寄生补益肝肾以治本;山栀、黄芩清肝降火,以折其亢阳;益母草合川牛膝活血利水,以利平降肝阳;夜交藤、朱茯神宁心安神,均为佐药。诸药合用,共奏平肝息风、清热活血、补益肝肾之功
临床应用 / 辨证要点	本方为治疗肝阳偏亢、肝风上扰证之常用方。以头痛、眩晕、失眠、舌红苔黄、脉弦为辨证要点
临床应用 / 现代应用	现代临床常用于治疗原发性高血压、头痛、脑卒中后遗症、梅尼埃病、椎动脉型颈椎病、椎基底动脉供血不足等,还可用于治疗更年期综合征、神经衰弱、高血压性脑出血、头痛型癫痫、血管神经性头痛、强迫症等疾病,辨证属肝阳偏亢、肝风上扰型者

续表

使用注意	重症可易生决明为羚羊角,则药力益著 孕妇慎用。肝经实火之头痛,眩晕,不宜使用本方
用法用量	水煎服
其他剂型	汤剂

解语丹	
出处	《永类钤方》
组成	白附子(炮)、石菖蒲、远志、天麻、全蝎(去毒,酒炒)、羌活、僵蚕、木香、胆南星、辰砂、牛胆、生姜、薄荷
功用	息风,化痰,开窍
主治	心脾中风所致风痰阻络,言语謇涩,舌强不转,半身不遂,涎唾溢盛;及疗淫邪搏阴,神内郁塞,心脉闭滞,不能言。脉弦或滑
配伍意义	方用羌活祛风解痉,胆南星、白附子、僵蚕、全蝎、天麻息风解痉,这一组药能呈祛风解痉功效。胆南星、白附子擅长祛痰,远志、石菖蒲长于开窍,木香疏畅气机,辰砂宁其神志,这一组药旨在流通津气,开其闭塞,使风邪得祛,痉挛缓解,痰涎豁除,津气流通,诸证可以缓解。用生姜、薄荷疏风煎汤送服,一可增强羌活疏风功效,二可借助生姜制其胆南星、白附子毒性。诸药性温,是故胆南星制以牛胆,变温为寒,以免诸药助热,皆有所取
临床应用 / 辨证要点	临床以语言謇涩、不能言、舌强不能转动、流涎为辨证要点
临床应用 / 现代应用	现代临床常用于治疗中风,脑梗死,脑栓塞,中风后遗症,半身不遂,涎唾溢盛,心脉闭滞,不能言
使用注意	使用本方以无热象为宜
用法用量	上研细末,丸如梧桐子大,朱砂为衣。每服30丸,薄荷汤下

平肝息风汤	
出处	《医学衷中参西录》
组成	怀牛膝、代赭石(轧细)、生龙骨(捣碎)、生牡蛎(捣碎)、生龟板(捣碎)、生杭芍、玄参、天冬、川楝子(捣碎)、生麦芽、茵陈、甘草
功用	平肝息风,滋阴潜阳
主治	类中风。症见头晕目眩,目胀耳鸣,脑部热痛,面色如醉,心中烦热,或时常噫气,或肢体渐觉不利,口眼渐形歪斜;甚或眩晕颠仆,昏不知人,移时始醒,或醒后不能复原,脉弦长有力
配伍意义	方中怀牛膝苦酸性平,归肝肾经,重用以引血下行,折其阳亢,并有补益肝肾之效,为君药。代赭石质重沉降,平肝降逆,合怀牛膝引气血下行以治其标;生龙骨、生牡蛎、生龟板、生杭芍益阴潜阳,平肝息风,共为臣药。玄参、天冬滋阴清热,壮水涵木;肝为刚脏,喜条达而恶抑郁,过用重镇之品以强制,势必影响其疏泄条达之性,故又以茵陈、川楝子、生麦芽清泄肝热,疏理肝气,以顺肝性,利于肝阳的平降镇潜,均为佐药。甘草调和诸药为使,合生麦芽又能和胃安中,以防金石、介壳类药物质重碍胃之弊。诸药相伍,共奏平肝息风、滋阴潜阳之功

续表

临床应用	辨证要点	本方为治疗内中风之常用方。以头目眩晕、脑部胀痛、面色如醉、心中烦热、脉弦长有力为辨证要点
	现代应用	现代临床主要用于治疗高血压、脑血管疾病、围绝经期综合征、帕金森病、小儿抽动秽语综合征,也可用于治疗慢性胃炎、顽固性失眠、肾炎、舞蹈病、面肌痉挛、哮喘等疾病
使用注意		若属气虚血瘀之风,则不宜使用本方
用法用量		水煎服

地黄饮子

出处	《黄帝素问宣明论方》
组成	熟干地黄、巴戟天(去心)、山茱萸、石斛、肉苁蓉(酒浸,焙)、附子、五味子、官桂、白茯苓、麦冬(去心)、石菖蒲、远志(去心)、生姜、大枣
功用	滋肾阴,补肾阳,开窍化痰
主治	喑痱。症见舌强不能言,足废不能用,口干不欲饮,足冷面赤,脉沉细弱
配伍意义	方中熟干地黄、山茱萸滋补肾阴,填补肾精;肉苁蓉、巴戟天温养肾阳。四药相伍,阴阳并补,益肾填精,共为君药。附子、官桂温助真元,摄纳浮阳,引火归原,与君药相伍,以增温补肾阳之力,为臣药。麦冬、五味子、石斛滋阴敛液,育阴以配阳,与君药相伍,以增补肾阴、益肾精之力,亦为臣药。佐入石菖蒲、远志、白茯苓交通心肾,开窍化痰。少佐薄荷,借其轻清疏散之性,以助解郁开窍之力;引用生姜、大枣,调阴阳,和气血。诸药合用,滋补肾阴,温养肾阳,交通心肾,化痰开窍。下元既补,痰浊又化,则喑痱可愈矣
临床应用	辨证要点	本方为治疗肾虚喑痱之代表方。以舌强不语、足废不用为辨证要点
	现代应用	现代临床主要用于治疗晚期高血压、脑动脉硬化、中风后遗症、脊髓炎等慢性疾病过程中出现的阴阳两虚者
使用注意		本方偏于温补,故对气火上升、肝阳偏亢而阳热之象明显者,不宜应用
用法用量		上为末,每服三钱(9 g),水一盏半,生姜五片,枣一枚,薄荷,同煎至八分,不计时候。现代用法:加生姜 5 片,大枣 1 枚,薄荷 2 g,水煎服

2. 根据中风类方剂及中成药相关知识将下表补充完整　　　　知识解析 3-9-1

类别		药品名称	组成	功用	主治	用法用量	使用注意
半身不遂	气虚血瘀中风	消栓颗粒中风					
		脑心通胶囊					
		通心络胶囊					
		参芎片(胶囊)					
		三七胶囊(片)					
		血塞通片					

续表

类别		药品名称	组成	功用	主治	用法用量	使用注意
半身不遂	肝阳上亢中风	心脑静片					
		天麻钩藤颗粒					
		脑血栓片					
语言不利	风痰阻络中风	醒脑再造胶囊					
	肝阳上亢中风	清眩治瘫丸					
		心脑静片					

3. 拓展思考题

患者,男,45岁,因发脾气后,突发头晕、神昏。清醒后左侧肢体无力,以左手为甚,口角右歪,头晕加重伴巅顶及右侧偏头痛。舌质暗红,苔薄黄,脉弦。患者平时性情急躁,易发脾气,饮食、睡眠尚可,二便正常,时感口苦,无心慌、心悸。试分析该患者可能的疾病是什么,并推荐合适的中成药。

答案解析

在线答题

学习任务 10

头痛的中成药推介

扫码
看 PPT

学习导引

头痛,是指以头部疼痛为特征的一类病证,反复发作,经久不愈者称头风。大致相当于西医学的感冒、血管性头痛、神经性头痛、三叉神经痛、外伤后头痛、五官科疾病的头痛以及部分颅内疾病的头痛等。

任务实施内容及实施过程

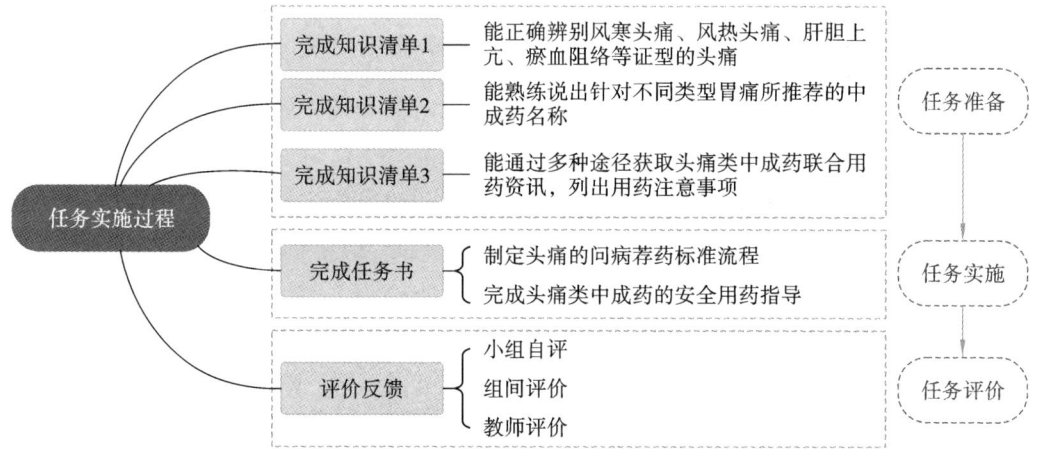

学习目标

1. 通过学习知识清单1,能正确辨别风寒头痛、风热头痛、肝阳上亢、瘀血阻络等证型的头痛,并能根据顾客需求推介中成药。

2. 通过学习知识清单2,能熟练说出针对不同类型头痛所推荐的中成药名称,并借助药品说明书解释常用非处方药的作用。

3. 通过不同途径获取头痛类中成药联合用药资讯,并能借助药品说明书解释常用非处方药的主要不良反应及注意事项。

4. 在教师指导下,小组成员协作制定头痛问病荐药的标准流程及安全用药指导。

5. 完成任务评价(多元评价表见附录)。

6. 培养良好的思想品德和爱岗敬业、一丝不苟、安全用药的职业精神。

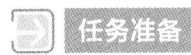

知识清单 1

	风寒头痛	
要 点	内 容	
症状	头痛时作,痛连项背,恶寒畏风,受风尤剧,口不渴。苔薄白,脉浮	
治法	祛风散寒	
	风热头痛	
要 点	内 容	
症状	头痛且胀,甚则头痛如裂,发热或恶风,口渴欲饮,或面红目赤,或便秘溲黄。舌红,苔黄,脉浮数	
治法	疏风清热	
	肝阳上亢	
要 点	内 容	
症状	头痛而眩,心烦易怒,夜寐不宁,或兼胁痛,面红口苦。苔薄黄,脉弦有力	
治法	平肝潜阳	
	瘀血阻络	
要 点	内 容	
症状	头痛经久不愈,痛处固定不移,痛如锥刺,或有头部外伤史。舌紫,苔薄白,脉细或细涩	
治法	祛瘀通络	

知识清单 2

类 别		推 荐 用 药
风寒头痛	方剂应用	川芎茶调散
	中成药选用	川芎茶调颗粒、都梁丸
风热头痛	方剂应用	桑菊饮
	中成药选用	芎菊上清丸、清眩丸
肝阳上亢	方剂应用	羚角钩藤汤
	中成药选用	天麻钩藤颗粒、松龄血脉康胶囊、脑立清胶囊
瘀血阻络	方剂应用	通窍活血汤
	中成药选用	通天口服液

知识清单 3

1. 用药注意

外感头痛如进行性加重,伴发热项强,呕吐,或者意识改变者,为热盛动风而转为痉证,病情凶险,宜及时送医院救治;内伤头痛进行性加重或伴项强、视力障碍、肢体麻木等,亦应考虑演变他证,应该急送医院诊疗。

含祛风类药物的中成药(如通天口服液、都梁丸)阴虚阳亢患者和孕妇禁用,年老体弱、幼儿慎用;含有寒凉药味的中成药(牛黄降压片、芎菊上清丸、清眩丸)孕妇禁服,体弱虚寒、腹泻者忌服。

2. 健康指导

(1) 饮食清淡、低盐。忌膏粱厚味,忌辛辣、生冷、鱼腥,忌过饱。

(2) 外感头痛与感受外邪有关,应慎风寒,尤其冬日宜注意保暖;内伤头痛则宜调理情志,避免肝阳突然升动,戒烟酒,防过劳,使无内伤积损而气血通畅,阴平阳秘。

(3) 高血压病患者头痛常因血压升高而发作或加重,应随时监测血压,及时将血压控制在安全范围。

> **任务实施**

1. 岗位情境描述

患者,男,29 岁,因间断头痛 3 年就诊。患者每在受寒后或冬季出现左侧头痛,夏天缓解。曾服用中药以及天麻粉等药物治疗,效果欠佳。来诊时见舌苔薄白,脉浮紧。

2. 任务书

按照《中华人民共和国药品管理法》《药品经营质量管理规范》《执业药师业务规范》《药品购销职业技能等级标准》要求,完成以下内容。

(1) 根据岗位情境描述,对患者进行疾病评估。写出该患者可能患有的疾病以及判断依据。

(2) 结合疾病症状从药品货架上取出一种适用的中成药,放在柜台上。

(3) 写出推荐的中成药的基本作用,并对推荐的中成药进行用药交代。

(4) 将药品放回原处。

3. 任务分组

按附录中学生任务分配表模板,填写实训报告。

4. 工作准备

完成知识清单 1、2、3 的学习并收集头痛的中成药联合用药资讯,列出用药注意事项。在教师指导下,分析头痛类中成药问病荐药的难点和常见问题。

5. 工作实施

引导问题 1:头痛一般分为_____、_____、_____、_____四种证型。

引导问题 2:分析四种头痛症状的异同点(用思维导图的形式归纳)。

引导问题 3:分析知识清单 2 中所列中成药的功用、主治、辨证要点的异同点(用思维导图的形式归纳)。

引导问题 4:哪些情况的外感头痛、内伤头痛患者应及时送医院治疗?

引导问题 5:含祛风类药物的治疗头痛的中成药不适宜哪些人群使用?

引导问题 6:含有寒凉药物的治疗头痛的中成药不适宜哪些人群使用?
引导问题 7:头痛患者在饮食方面应注意哪些问题?
引导问题 8:根据任务书要求完成药品推介报告(记录问病荐药过程)。

头痛的中成药推介

姓名:　　　　　　　班级:　　　　　　　日期:

评价内容	填写内容	
疾病评估	患者可能的疾病:	
判断理由	判断依据:	
推荐中成药	药品名称:	
	基本作用:	
用药交代	单次用量:_____　　每日给药次数:_____ 给药时间:_____　　给药途径:_____	
	贮藏方法:	
	常见不良反应:(不少于 1 条)	(1)
	用药注意事项:(不少于 2 条)	(1)
		(2)

评价反馈

按附录中多元评价表进行评价。

知识储备

1. 头痛类方剂相关知识

川芎茶调散

出处	《太平惠民和剂局方》
组成	薄荷、川芎、荆芥(去梗)、细辛(去芦)、防风、白芷、羌活、炙甘草
功用	疏风止痛
主治	外感风邪头痛。症见偏正头痛或巅顶头痛,恶寒发热,目眩鼻塞,舌苔薄白,脉浮
配伍意义	方中川芎性味辛温,为"诸经头痛之要药",善于祛风活血而止头痛,长于治少阳、厥阴经头痛(头顶或两侧痛),为君药。薄荷、荆芥轻而上行,善能疏风止痛,并能清利头目,为臣药。羌活、白芷均能疏风止痛,其中羌活长于治太阳经头痛(后脑牵连项痛);白芷长于治阳明经头痛(前额及眉心痛),李杲谓"头痛须用川芎,如不愈加各引经药,太阳羌活,阳明白芷"。细辛散寒止痛,并长于治少阴经头痛;防风辛散上部风邪。以上各药协助君、臣以增强疏风止痛之效,均为佐药。炙甘草益气和中,调和诸药,为使。用时以茶清调下,取茶叶苦凉之性,既可上清头目,又能制约风药的过于温燥与升散,寓降于升,利于散邪。诸药合用,共奏疏风止痛之功

续表

临床应用	辨证要点	本方为治疗风邪头痛之常用方。以头痛、鼻塞、脉浮为辨证要点
	现代应用	现代临床常用于感冒头痛、偏头痛、血管神经性头痛、慢性鼻炎所致头痛等属于风邪所致者
使用注意		本方用药以辛温之品为多,使用时用量宜轻,不宜久煎。对于气虚、血虚,或肝肾阴虚、肝阳上亢、肝风内动等引起的头痛,均不宜使用
用法用量		上为细末,每服二钱(6 g),食后,茶清调下。现代用法:共为细末,每服 6 g,每日 2 次,饭后清茶调服;亦可作汤剂,水煎服

桑菊饮

出处	《温病条辨》
组成	桑叶、菊花、杏仁、连翘、薄荷、桔梗、甘草、芦根
功用	疏风清热,宣肺止咳
主治	风温初起,邪客肺络证。症见干咳,身热不甚,口微渴,脉浮数
配伍意义	方中桑叶甘苦性凉,善走肺络,疏散风热,又清宣肺热而止咳嗽;菊花辛甘性寒,疏散风热,又清利头目而肃肺。二药相须,直走上焦,协同为用,以疏散肺中风热见长,共为君药。杏仁苦降,肃降肺气;桔梗辛散,开宣肺气,相须为用,一宣一降,以复肺之宣降功能而止咳,共为臣药。薄荷辛凉解表,助君药疏散风热之力;连翘透邪解毒;芦根清热生津,共为佐药。甘草调和诸药为使。诸药相伍,使上焦风热得以疏散,肺气得以宣降,则表证解,咳嗽止

临床应用	辨证要点	本方为治疗风热犯肺咳嗽之常用方。以咳嗽、发热不甚、微渴、脉浮数为辨证要点
	现代应用	现代临床常用于感冒、急性支气管炎、上呼吸道感染、肺炎、急性结膜炎、角膜炎等属风热犯肺或肝经风热者
使用注意		本方为辛凉轻剂,故肺热著者,当适当加味,以免病重药轻。 因方中药物均为轻清之品,故不宜久煎
用法用量		水二杯,煮取一杯,日二服。现代用法:水煎温服

羚角钩藤汤

出处	《通俗伤寒论》
组成	羚角片(先煎)、桑叶、京川贝(去心)、鲜生地黄、双钩藤(后入)、菊花、茯神木、生白芍、甘草、竹茹(鲜刮,与羚角先煎代水)
功用	凉肝息风,增液舒筋
主治	肝热生风证。症见高热不退,烦闷躁扰,手足抽搐,发为痉厥,甚则神昏,舌质绛而干,或舌焦起刺,脉弦数

续表

配伍意义		方中羚角片咸寒入肝,清热凉肝息风;双钩藤甘寒入肝,清热平肝,息风解痉。两者合用,相得益彰,清热凉肝、息风止痉之功益著,共为君药。桑叶、菊花辛凉疏泄,清热平肝,助君凉肝息风之效,用为臣药。热极动风,风火相煽,最易耗阴劫液,故用鲜生地黄凉血滋阴,生白芍养阴柔肝,二者与辛疏之桑叶、菊花相伍,亦寓适肝体阴用阳之法,又生白芍合生甘草,酸甘化阴,养阴增液,舒筋缓急,与君药相配,标本兼顾,可增强息风解痉之效;邪热亢盛,每易灼津成痰,故用京川贝、鲜竹茹以清热化痰;热扰心神,以茯神木平肝宁心安神,俱为佐药。甘草兼和诸药,为使。诸药相配,共奏凉肝息风、增液舒筋之功
临床应用	辨证要点	本方为治疗肝热生风证之常用方。以高热烦躁、手足抽搐、脉弦数为辨证要点
	现代应用	现代临床常用于流脑、乙脑以及妊娠子痫、高血压所致的头痛、眩晕、抽搐等属肝经热盛、热极动风或阳亢风动者
使用注意		温病后期,热势已衰,阴液大亏,虚风内动者,不宜应用
用法用量		水煎服

通窍活血汤		
出处		《医林改错》
组成		赤芍、川芎、桃仁(研泥)、红花、葱白、生姜(切碎)、大枣(去核)、麝香(绢包)、黄酒
功用		活血通窍
主治		瘀阻头面之头痛昏晕,或耳聋年久,或头发脱落,面色青紫,或酒渣鼻,或白癜风,以及妇女干血痨、小儿疳积见肌肉消瘦、腹大青筋、潮热,舌暗红,或有瘀斑、瘀点
配伍意义		方中桃仁、红花活血祛瘀;麝香芳香走上,开窍醒神,共为君药。赤芍、川芎行气活血,为辅药。生姜、葱白行气通阳利窍;大枣缓和芳香辛散药物之性;黄酒通络,也可引药上行,为佐使药。诸药配合能更好地上行头面而活血通窍
临床应用	辨证要点	本方是以通窍(主要是头面七窍)为主的活血散结方。本方以皮肤瘀黯或紫色、头面部官窍疼痛为辨证要点
临床应用	现代应用	现代常用本方治疗脑震荡、脑外伤后遗症、脑卒中、癫痫、头痛、乙脑后遗症、血栓闭塞性脉管炎、急性结膜炎、视网膜中央动脉阻塞、脱发、白癜风等
	不良反应	头晕呕吐、腹痛腹胀、出血等
使用注意		孕妇及出血性疾病者禁用
用法用量		前七味煎一盅,去滓,将麝香入酒内,再煎二沸,临卧服

2. 根据头痛类方剂及中成药相关知识将下表补充完整

类别	药品名称	组成	功用	主治	用法用量	使用注意
风寒头痛	川芎茶调颗粒					
	都梁丸					
风热头痛	芎菊上清丸					
	清眩丸					

续表

类别	药品名称	组　成	功　用	主　治	用法用量	使用注意
肝阳上亢	天麻钩藤颗粒					
	松龄血脉康胶囊					
	脑立清胶囊					
瘀血阻络	通天口服液					

3. 拓展思考题

患者,女,57岁,头痛、头晕1年余,1周前生气后再发头晕、头痛,症状较前加重,伴面红口苦,常感心慌胸闷,时有恶心感,睡眠差,食欲正常,二便正常,舌暗红,苔薄白,脉弦有力。试分析该患者可能的疾病是什么,并推荐合适的中成药。

知识解析
3-10-1

答案解析

在线答题

学习任务 11

眩晕的中成药推介

扫码
看 PPT

学习导引

"眩"是指视物昏花或眼前发黑;"晕"是指自觉身体或外界景物旋转摆动,站立不稳。二者常同时发生,故统称为眩晕。中医学认为,眩晕可由风、痰、虚引起,故有"无风不作眩""无痰不作眩""无虚不作眩"的说法。眩晕是以头晕、眼花为主要症状的一类病证。

任务实施内容及实施过程

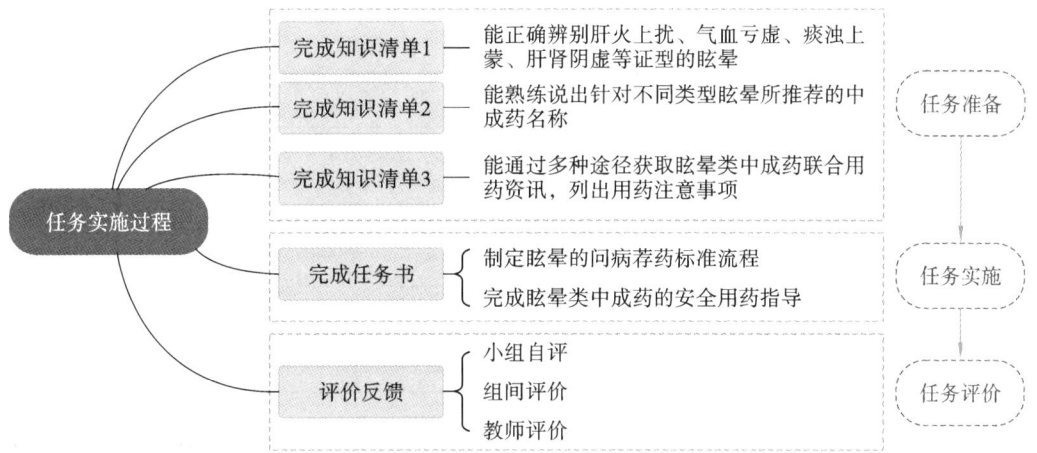

学习目标

1. 通过学习知识清单,正确辨别肝火上扰、气血亏虚、痰浊上蒙、肝肾阴虚等证型的眩晕,并能根据顾客需求推介中成药,能熟练说出针对不同类型眩晕所推荐的中成药名称,并借助药品说明书解释常用非处方药的作用。

2. 通过不同途径获取眩晕类中成药联合用药资讯,并能借助药品说明书解释常用非处方药的主要不良反应及注意事项。

3. 在教师指导下,小组成员协作制定眩晕问病荐药的标准流程、安全用药指导并完成任务评价(多元评价表见附录)。

4. 培养良好的思想品德和爱岗敬业、一丝不苟、安全用药的职业精神。

任务准备

知识清单 1

肝火上扰	
要　点	内　　容
症状	眩晕耳鸣,头胀且痛,每因恼怒或者疲劳而头晕、头痛加剧,急躁易怒,少寐多梦,时颜面潮红,口苦便秘。舌红,苔黄,脉弦
治法	清肝泻火
气血亏虚	
要　点	内　　容
症状	眩晕,动则加剧,劳累即发,面色㿠白,唇甲无华,心悸少寐,神疲懒言,饮食减少。舌质淡,脉细弱
治法	益气养血
痰浊上蒙	
要　点	内　　容
症状	眩晕而见头重如裹,胸闷恶心,食少多寐。苔白腻,脉濡滑
治法	涤痰宣窍
肝肾阴虚	
要　点	内　　容
症状	眩晕而精神萎靡,健忘,耳鸣,腰膝酸软,或五心烦热,少寐多梦。舌红苔少,脉弦细数
治法	滋肾养肝

知识清单 2

类　别		推 荐 用 药
肝火上扰	方剂应用	龙胆泻肝汤
	中成药选用	龙胆泻肝丸、当归龙荟丸
气血亏虚	方剂应用	八珍汤
	中成药选用	归脾丸、八珍颗粒、十全大补丸
痰浊上蒙	方剂应用	涤痰汤
	中成药选用	半夏天麻丸

续表

类　别		推　荐　用　药
肝肾阴虚	方剂应用	杞菊地黄丸
	中成药选用	杞菊地黄丸、滋补肝肾丸

知识清单 3

1. 用药注意

眩晕发作时间长、病情重，一般处理难以缓解的人，应及时到医院就诊，进一步明确诊断并及时针对病因治疗。中老年眩晕的人群中属风阳上扰、肝阳暴亢者，反复发作，易发为中风，宜及时采取综合治疗措施，以防向中风发展。若病程演变中见有阳化风动，血随气逆，症见恶心呕吐、肢体抽搐、神志不清等，应马上送医院救治。眩晕各证型所涉及药物多属于内伤病证所用，所以眩晕的患者兼遇外感病证时应该暂停使用。

2. 健康指导

(1) 体质虚弱者适当补充营养，摄入药食同源食物，如红枣、芝麻、莲子、核桃等。

(2) 饮食宜清淡、低盐，多食果蔬，忌辛辣厚味，饭吃七分饱就好。

(3) 保持充足的睡眠，避免过度劳累，适当锻炼，保持心情舒畅。

(4) 眩晕发作的时候，应当尽量静心闭目养神，稍作休息。

(5) 颈源性眩晕者要避免颈部前倾前屈过久和不适当的转颈活动，以免眩晕发作。

任务实施

1. 岗位情境描述

患者，女，62岁，无明显诱因晨起时突然出现头晕，症见头晕目眩，颈肩部酸胀，活动不利，无明显疼痛，小臂及手指麻木，无乏力及关节畸形，面色淡白，神倦乏力，心悸少寐，偶感腹胀纳呆，舌质淡苔白，脉细弱。

2. 任务书

按照《中华人民共和国药品管理法》《药品经营质量管理规范》《执业药师业务规范》《药品购销职业技能等级标准》要求，完成以下内容。

(1) 根据岗位情境描述，对患者进行疾病评估。写出该患者可能患有的疾病以及判断依据。

(2) 结合疾病症状从药品货架上取出一种适用的中成药，放在柜台上。

(3) 写出推荐的中成药的基本作用，并对推荐的中成药进行用药交代。

(4) 将药品放回原处。

3. 任务分组

按附录中学生任务分配表模板，填写实训报告。

4. 工作准备

完成知识清单1、2、3的学习并收集眩晕的中成药联合用药资讯，列出用药注意事项。在教师指导下，分析眩晕类中成药问病荐药的难点和常见问题。

5. 工作实施

引导问题1：眩晕一般分为_____、_____、_____、_____四种证型。

引导问题 2:分析四种眩晕症状的异同点(用思维导图的形式归纳)。

引导问题 3:分析知识清单 2 中所列中成药的功用、主治、辨证要点的异同点(用思维导图的形式归纳)。

引导问题 4:什么情况的眩晕患者应及时到医院治疗?

引导问题 5:哪些眩晕患者容易向中风发展?

引导问题 6:眩晕的患者兼哪种证候时,应暂停使用治眩晕的中成药?

引导问题 7:眩晕发作时,患者应如何处理?

引导问题 8:根据任务书要求完成药品推介报告(记录问病荐药过程)。

眩晕的中成药推介

姓名:　　　　　　班级:　　　　　　日期:

评 价 内 容	填 写 内 容	
疾病评估	患者可能的疾病:	
判断理由	判断依据:	
推荐中成药	药品名称:	
	基本作用:	
用药交代	单次用量:_____　每日给药次数:_____ 给药时间:_____　给药途径:_____	
	贮藏方法:	
	常见不良反应:(不少于 1 条)	(1)
	用药注意事项:(不少于 2 条)	(1)
		(2)

 评价反馈

按附录中多元评价表进行评价。

 知识储备

1. 眩晕类方剂相关知识

龙胆泻肝汤

出处	《医方集解》
组成	龙胆草(酒炒)、黄芩(炒)、栀子(酒炒)、泽泻、木通、车前子、当归(酒洗)、生地黄(酒炒)、柴胡、生甘草
功用	清泻肝胆实火,清利肝经湿热
主治	(1)肝胆实火上炎证。症见头痛目赤,胁痛,口苦,耳聋,耳肿,舌红苔黄,脉弦数有力 (2)肝经湿热下注证。症见阴肿,阴痒,筋痿,阴汗,小便淋浊,或妇女带下黄臭,舌红苔黄腻,脉弦数有力

续表

配伍意义		方中龙胆草大苦大寒,既能泻肝胆实火,又能利肝胆湿热,泻火除湿,两擅其功,故为君药。黄芩、栀子苦寒泻火,燥湿清热,增君药泻火除湿之力,用以为臣。泽泻、木通、车前子渗湿泄热,导肝经湿热从水道而去。肝乃藏血之脏,若为实火所伤,阴血亦随之消灼,且方中诸药以苦燥渗利伤阴之品居多,故用当归、生地黄养血滋阴,使邪去而阴血不伤。肝性喜疏泄条达而恶抑郁,火邪内郁,肝胆之气不疏,且骤用大剂苦寒降泄之品,既恐肝胆之气被抑,又虑折伤肝胆升发之机,遂用柴胡疏畅肝胆之气,与生地黄、当归相伍以适肝体阴用阳之性,并能引药归于肝胆之经,以上皆为佐药。生甘草调和诸药,护胃安中,为佐使之用。火降热清,湿浊得利,循经所发诸症皆可相应而愈
临床应用	辨证要点	本方为治疗肝胆实火上炎、肝经湿热下注之常用方。以口苦溺赤、舌红苔黄、脉弦数有力为辨证要点
	现代应用	现代用于治疗急性结膜炎、角膜溃疡、急性中耳炎、鼻前庭及外耳道疖肿、急性黄疸型肝炎、急性胆囊炎、急性肾盂肾炎、膀胱炎、尿道炎、急性盆腔炎、急性前列腺炎、睾丸炎、阴囊湿疹、高血压病、带状疱疹、流行性腮腺炎、急性乳腺炎、外阴疱疹性溃疡、药物过敏之属于肝火,肝胆湿热者,均获显著疗效。对缓解急性白血病,治疗高原性红细胞增多症,也有很好的疗效
	不良反应	方中药物的药性大多苦寒,有损伤脾胃等副作用
使用注意		方中药多苦寒,易伤脾胃,故对脾胃虚寒和阴虚阳亢之证皆非所宜
用法用量		水煎服;亦可制成丸剂,每服6~9 g,每日2次,温开水送下
其他剂型		丸剂

八珍汤

出处		《瑞竹堂经验方》
组成		当归(去芦)、川芎、熟地黄、白芍药、人参(去芦)、炙甘草、茯苓(去皮)、白术、姜、枣
功用		益气补血
主治		气血两虚证。症见面色萎白或无华,头晕目眩,四肢倦怠,气短懒言,心悸怔忡,饮食减少,舌质淡苔白,脉细弱或虚大无力
配伍意义		本方为四君子汤与四物汤合方而成。方中人参与熟地黄为君药,人参甘温,大补五脏元气,补气生血,熟地黄补血滋阴。臣以白术补气健脾,当归补血和血。佐以茯苓健脾养心,白芍药养血敛阴;川芎活血行气,以使补而不滞。炙甘草益气和中,煎加姜枣,调和脾胃,以助气血生化,共为佐使。诸药相合,共奏益气补血之功
临床应用	辨证要点	本方为治疗气血两虚之基础方。以气短乏力、头晕、心悸、舌质淡、脉细弱为辨证要点
	现代应用	现代常用于治疗病后虚弱、贫血、迁延性肝炎、神经衰弱等各种慢性病,以及妇女月经不调、习惯性流产等属气血不足者
使用注意		实证患者、湿热证患者、外感表证患者不宜使用
用法用量		上为咀。每服三钱(9 g),水一盏半,加生姜五片,枣一枚,煎至七分,去滓,不拘时候。现代用法:加生姜5片,大枣1枚,水煎服
其他剂型		丸剂

涤痰汤

出处		《奇效良方》
组成		南星(姜制)、半夏(汤洗七次)、枳实(麸炒)、茯苓(去皮)、橘红、石菖蒲、人参、竹茹、甘草
功用		豁痰清热,利气补虚
主治		中风痰迷心窍证。症见舌强不能言,喉中痰鸣,辘辘有声,舌苔白腻,脉沉滑或沉缓
配伍意义		方中南星燥湿化痰,兼以祛风为君药;半夏燥湿化痰,助君祛痰为臣药;枳实破气除痞,橘红理气化痰,二者共用,使气行而湿化;茯苓渗湿健脾,人参健脾益气,石蒲祛痰开窍,竹茹化痰止呕,共为佐药;甘草调和诸药。本方为导痰汤加石菖蒲、竹茹、人参而成,与导痰汤相比,又多了开窍扶正之功,诸药合用,使心窍开,脉道通畅,诸证自愈。因为本方祛痰力更强,故名涤痰汤
临床应用	辨证要点	临床应用以痰迷心窍,舌强不能言为辨证要点
	现代应用	临床用于急性脑血管疾病、病毒性心肌炎、精神分裂症、神经官能症、癫痫等属于痰涎壅盛类疾病的治疗
用法用量		上作一服。水二盅,生姜五片,煎至一盅,食后服

杞菊地黄丸

出处		《麻疹全书》
组成		熟地黄(炒)、山茱萸、干山药、泽泻、牡丹皮、茯苓(去皮)、枸杞子、菊花
功用		滋肾养肝明目
主治		肝肾阴虚证。症见两目昏花,视物模糊,或眼睛干涩,迎风流泪等
配伍意义		方中主药熟地黄补血滋肾阴,填精,枸杞子滋补肝肾精血;辅以干山药益脾肾之阴而固精,山茱萸酸温益肝肾精血;佐以茯苓淡渗脾湿,牡丹皮清泄肝火,泽泻泄肾中湿浊,菊花清肝明目。诸药合用,滋补与清泄兼顾,扶正与祛邪同治,共奏滋肾养肝明目之功
临床应用	辨证要点	本方为滋肾养肝、益精明目的有名方剂。以头晕目眩、视物模糊、干涩目痛、迎风流泪,或耳聋耳鸣、潮热盗汗、脉细数为辨证要点
	现代应用	凡辨证属于肝肾阴亏所致头目眩晕、视物模糊,或枯涩眼痛,或迎风流泪,羞明畏光,或耳聋耳鸣、潮热盗汗等,西医诊断为神经衰弱、球后视神经炎、视神经萎缩、中心性视网膜炎、慢性青光眼等
使用注意		表证未解者,不宜使用。忌辛辣食物
用法用量		上为细末,炼蜜为丸,如梧桐子大,每服三钱(9 g),空腹服

2. 根据眩晕类方剂及中成药相关知识将下表补充完整

类别	药品名称	组成	功用	主治	用法用量	使用注意
肝火上扰	龙胆泻肝丸					
	当归龙荟丸					

续表

类别	药品名称	组 成	功 用	主 治	用法用量	使用注意
气血亏虚	归脾丸					
	八珍颗粒					
	十全大补丸					
痰浊上蒙	半夏天麻丸					
肝肾阴虚	杞菊地黄丸					
	滋补肝肾丸					

知识解析
3-11-1

3. 拓展思考题

患者,男,42岁,眩晕每3～4天发作一次,发作时眩晕欲仆,耳鸣如蝉,白天精神萎靡,健忘,夜间五心烦热,少寐多梦,伴腰膝酸软。舌质红,苔薄,脉弦细数。试分析该患者可能的疾病是什么,并推荐合适的中成药。

答案解析

在线答题

学习任务 12

消渴的中成药推介

扫码
看 PPT

学习导引

消渴,泛指以多饮、多食、多尿、形体消瘦,或尿有甜味为特征的疾病。本病在《黄帝内经》中称为"消瘅"。其中,消渴多饮为主者称为"上消";消谷善饥为主者称为"中消";小便多而频,或以浑浊为特点的称为"下消"。根据病情的轻重不同,三者可以单独表现,也可以交杂表现。消渴病变的脏腑主要在肺、胃、肾,三脏之中,虽可有所偏重,但往往又互相影响。其中,尤以肾最为重要。

任务实施内容及实施过程

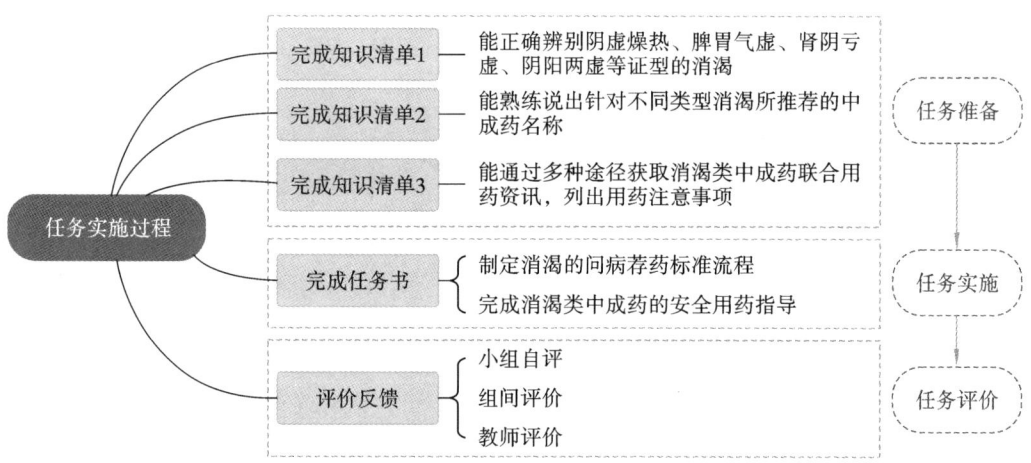

学习目标

1. 通过学习知识清单,正确辨别阴虚燥热、脾胃气虚、肾阴亏虚、阴阳两虚等证型的消渴,并能根据顾客需求推介中成药,能熟练说出针对不同类型消渴所推荐的中成药名称,并借助药品说明书解释常用非处方药的作用。

2. 通过不同途径获取消渴类中成药联合用药资讯,并能借助药品说明书解释常用非处方药的主要不良反应及注意事项。

3. 在教师指导下,小组成员协作制定消渴问病荐药的标准流程、安全用药指导并完成任务评价(多元评价表见附录)。

4. 培养良好的思想品德和爱岗敬业、一丝不苟、安全用药的职业精神。

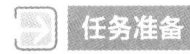

知识清单 1

阴虚燥热		
要　点	内　　容	
症状	烦渴引饮,消谷善饥,小便频数而多,尿浑而黄,形体消瘦,舌红苔薄黄,脉滑数	
治法	养阴润燥	
脾胃气虚		
要　点	内　　容	
症状	口渴引饮,能食与便溏并见,或饮食减少,精神不振,四肢乏力。舌质淡,苔薄白而干,脉细弱无力	
治法	健脾益气	
肾阴亏虚		
要　点	内　　容	
症状	尿频量多,浊如膏脂,腰酸膝软,头晕耳鸣,多梦遗精,乏力肤燥。舌红少苔,脉细数	
治法	滋养肾阴	
阴阳两虚		
要　点	内　　容	
症状	小便频数,甚则饮一溲一,咽干舌燥,面容憔悴,耳轮干枯,腰膝酸软,畏寒肢冷。舌质淡苔白乏津,脉沉细无力	
治法	温阳滋肾	

知识清单 2

类　　别		推　荐　用　药
阴虚燥热	方剂应用	玉女煎
	中成药选用	消渴平片、清胃黄连丸(片)
脾胃气虚	方剂应用	参苓白术散
	中成药选用	参苓白术丸、人参健脾丸
肾阴亏虚	方剂应用	杞菊地黄丸
	中成药选用	杞菊地黄丸(胶囊、片、口服液)、六味地黄丸(胶囊、软胶囊、颗粒)、左归丸

续表

类别		推荐用药
阴阳两虚	方剂应用	金匮肾气丸
	中成药选用	生力胶囊、强肾片

知识清单 3

1. 用药注意

本病所选中成药不宜用于孕妇,如需选用,请遵医嘱。服药过程中若伴感冒,要暂停使用。糖尿病患者已接受西药降糖治疗,如出现餐前心悸汗出,头昏欲扑,应当警惕低血糖反应,宜监测血糖,及时处理。糖尿病日久易出现多种并发症,如雀目、疮毒,甚则中风、胸痹等,应及时至专科诊治,以免病情加重。

2. 健康指导

(1) 戒烟酒、浓茶、咖啡;忌糖,低盐。

(2) 在保证机体热量需要的前提下,清淡饮食;多杂粮、蔬菜、豆类,少精粮、厚味。

(3) 规律起居,平和情志,劳逸结合,坚持运动,酌情锻炼,定期健康检查,及早发现并防治并发症。

(4) 自我监测血糖和体重变化,控制饮食,坚持用药,如伴有高血压,也要坚持服抗高血压药,以使血压控制达标。

任务实施

1. 岗位情境描述

患者,男,49岁,血糖水平高2年余,伴口渴、易饥、体重减轻不显著,尿多,头不晕,目眩,无耳鸣,颈胀,腰不痛,手足不麻,夜尿3~4次,大便软溏,日解2次,舌淡红,苔薄黄,脉细弦。

2. 任务书

按照《中华人民共和国药品管理法》《药品经营质量管理规范》《执业药师业务规范》《药品购销职业技能等级标准》要求,完成以下内容。

(1) 根据岗位情境描述,对患者进行疾病评估。写出该患者可能患有的疾病以及判断依据。

(2) 结合疾病症状从药品货架上取出一种适用的中成药,放在柜台上。

(3) 写出推荐的中成药的基本作用,并对推荐的中成药进行用药交代。

(4) 将药品放回原处。

3. 任务分组

按附录中学生任务分配表模板,填写实训报告。

4. 工作准备

完成知识清单1、2、3的学习并收集消渴的中成药联合用药资讯,列出用药注意事项。在教师指导下,分析消渴类中成药问病荐药的难点和常见问题。

5. 工作实施

引导问题1:消渴一般分为_____、_____、_____、_____四种证型。

引导问题2:分析四种消渴证症状的异同点(用思维导图的形式归纳)。

引导问题3:分析知识清单2中所列中成药的功用、主治、辨证要点的异同点(用思维导图的形式归纳)。

引导问题4:女性妊娠期间血糖升高,可否使用消渴类中成药?为什么?

引导问题5:消渴患者同时使用西药、中成药降糖治疗,需要注意哪些问题?

引导问题6:请梳理消渴患者日常生活中需注意的问题。

引导问题7:根据任务书要求完成药品推介报告(记录问病荐药过程)。

消渴的中成药推介

姓名:　　　　　　　　班级:　　　　　　　　日期:

评价内容	填写内容	
疾病评估	患者可能的疾病:	
判断理由	判断依据:	
推荐中成药	药品名称:	
	基本作用:	
用药交代	单次用量:_____　　每日给药次数:_____	
	给药时间:_____　　给药途径:_____	
	贮藏方法:	
	常见不良反应:(不少于1条)	(1)
	用药注意事项:(不少于2条)	(1)
		(2)

评价反馈

按附录中多元评价表进行评价。

知识储备

1. 消渴类方剂相关知识

玉女煎

出处	《景岳全书》
组成	石膏、熟地黄、麦冬、知母、牛膝
功用	清胃热,滋肾阴
主治	胃热阴虚证。症见头痛,牙痛,齿松牙衄,烦热干渴,舌红苔黄而干。亦治消渴、消谷善饥等
配伍意义	方中石膏辛甘大寒,善清阳明胃热而兼生津止渴,故为君药。臣以熟地黄滋肾水之不足,君臣相伍,清火壮水,虚实兼顾。佐以知母,一助石膏清胃热而止烦渴,一助熟地黄滋少阴而壮肾水;又佐以麦冬清热养阴生津,既可养肺、助熟地黄滋肾,寓金水相生之意,又能生津而润胃燥。牛膝引热下行,且补肝肾,为佐使之用。诸药配伍,共奏清胃热、滋肾阴之功

续表

临床应用	辨证要点	本方为治疗胃热阴虚牙痛之常用方。以牙痛齿松、烦热干渴、舌红苔黄而干为辨证要点。原方后注"若大便溏泄者,乃非所宜"
	现代应用	常用于治疗老年人虚冷便秘,可与温润药配伍,如肉苁蓉、当归之类
使用注意		脾虚便溏者不宜使用
用法用量		上药用水一盏半,煎七分,温服或冷服。现代用法:水煎服

杞菊地黄丸

出处	《麻疹全书》
组成	熟地黄、山茱萸、山药、枸杞子、白菊花、茯苓、泽泻、牡丹皮
功用	滋肾养肝明目
主治	肝肾阴虚证。症见眩晕耳鸣,两目昏花,羞明畏光,视物模糊,或眼睛干涩,迎风流泪等
配伍意义	方中主药熟地黄补血滋肾阴、填精,枸杞子滋补肝肾精血;辅以山药益脾肾之阴而固精,山茱萸酸温益肝肾精血;佐以茯苓淡渗脾湿,牡丹皮清泄肝火,泽泻泄肾中湿浊,白菊花清肝明目。诸药合用,滋补与清泄兼顾,扶正与祛邪同治,共奏滋肾养肝明目之功效

临床应用	辨证要点	本方为滋肾养肝,益精血明目的有名方剂。以头晕目眩、视物模糊、干涩目痛、迎风流泪,或耳聋耳鸣、潮热盗汗、脉细数为辨证要点
	现代应用	用于球后视神经炎、视神经萎缩、慢性青光眼、眼底出血、中心性视网膜炎(加当归、赤芍、丝瓜络、珍珠母)、高血压、高脂血症属肝肾精血不足者
使用注意		表证未解者,不宜使用。忌辛辣食物
用法用量		上为细末,炼蜜为丸,如梧桐子大,每服三钱(9 g),空腹服
其他剂型		小蜜丸、大蜜丸、浓缩丸

金匮肾气丸

出处	《金匮要略》
组成	干地黄、薯蓣、山茱萸、泽泻、茯苓、牡丹皮、桂枝、附子(炮)
功用	补肾助阳,化生肾气
主治	肾阳气不足证。症见腰痛脚软、身半以下常有冷感、少腹拘急、小便不利,或小便反多、入夜尤甚、阳痿早泄、舌淡而胖、脉虚弱、尺部沉细;以及痰饮、水肿、消渴、脚气、转胞等
配伍意义	方用干地黄(今多用熟地黄)为君,滋补肾阴,益精填髓。《本草经疏》谓:"干地黄乃补肾家之要药,益阴血之上品。"臣以山茱萸,补肝肾,涩精气;薯蓣(山药)健脾气,固肾精。二药与地黄相配,补肾填精,谓之"三补"。臣以附子、桂枝,温肾助阳,生发少火,鼓舞肾气。佐以茯苓健脾益肾,泽泻、牡丹皮降相火而制虚阳浮动,且茯苓、泽泻均有渗湿泄浊、通调水道之功。三者配伍,与"三补"相对而言,谓之"三泻",即补中有泻,泻清中之浊以纯清中之清,而益肾精,且补而不滞。诸药相合,非峻补元阳,乃阴中求阳,微微生火,鼓舞肾气,即"少火生气"之意

续表

临床应用	辨证要点	本方为补肾助阳、化生肾气之代表方。以腰膝酸软、腰以下冷、小便失常、舌淡而胖、脉沉无力为辨证要点
	现代应用	现代常用本方治疗慢性肾炎、尿路感染、糖尿病、高血压、低血压、前列腺肥大、遗尿、神经衰弱、慢性支气管炎、支气管哮喘、肺气肿、自发性气胸、白内障、更年期综合征、胃及十二指肠溃疡、功能失调性子宫出血、席汉综合征、不孕症、神经官能症、骨质增生症、荨麻疹、复发性口疮、尿潴留、精子缺乏症等
使用注意		孕妇禁用。阴虚内热者慎用。不宜和外感药同时服用。不宜同时服用赤石脂或其制剂。不可过量久服
用法用量		上八味,末之,炼蜜和丸,梧桐子大,酒下 15 丸,加至 25 丸,日再服。现代用法:蜜丸,每服 6 g,每日 2 次,白酒或淡盐汤送下;亦可作汤剂,水煎服
其他剂型		汤剂

2. 根据消渴类方剂及中成药相关知识将下表补充完整

类别	药品名称	组成	功用	主治	用法用量	使用注意
阴虚燥热	消渴平片					
	清胃黄连丸(片)					
脾胃气虚	参苓白术丸					
	人参健脾丸					
肾阴亏虚	杞菊地黄丸 (胶囊、片、口服液)					
	六味地黄丸 (胶囊、软胶囊、颗粒)					
	左归丸					
阴阳两虚	生力胶囊					
	强肾片					

3. 拓展思考题

患者,女,57 岁,尿频多年,面容憔悴。平素乏力嗜卧,小便频数,甚至饮后即刻小便,难以控制,大便正常;左下肢浮肿,畏寒肢冷,自觉活动无力;常觉口干,舌质淡苔白,脉沉细无力。试分析该患者可能的疾病是什么,并推荐合适的中成药。

知识解析
3-12-1

答案解析

在线答题

学习任务 13

郁证的中成药推介

扫码看 PPT　　微课

学习导引

郁证是由于情志不舒,气机瘀滞所致,以心情抑郁,情绪不宁,胸部满闷,胁肋胀痛,或易怒喜哭,或咽中如有异物梗塞等症为主要临床表现的疾病。西医学的神经衰弱、癔症、抑郁症、焦虑症或抑郁状态以及围绝经期综合征等有上述表现者,可参考此内容辨证论治。

任务实施内容及实施过程

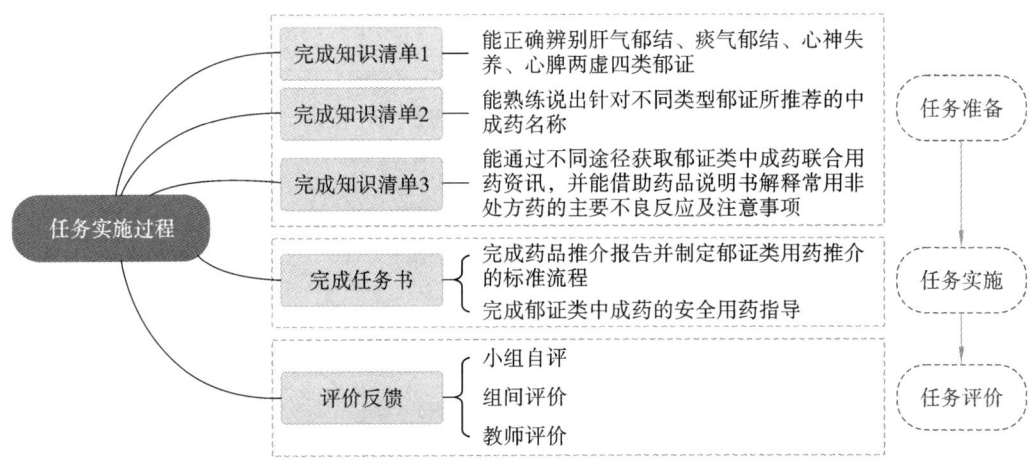

学习目标

1. 通过学习知识清单,正确辨别肝气郁结证、痰气郁结证、心神失养证、心脾两虚证,并能根据顾客需求推介中成药,能熟练说出针对不同类型郁证所推荐的中成药名称,并借助药品说明书解释常用非处方药的作用。

2. 通过不同途径获取郁证类中成药联合用药资讯,并能借助药品说明书解释常用非处方药的主要不良反应及注意事项。

3. 在教师指导下,小组成员协作制定郁证问病荐药的标准流程、安全用药指导并完成任务评价(多元评价表见附录)。

任务准备

知识清单 1

肝气郁结	
要点	内容
症状	精神抑郁,情绪不宁,胸部满闷,胁肋胀痛,痛无定处,胸闷嗳气,喜太息,不思饮食,大便不调,或秘或溏泄。舌苔薄或腻,脉弦
治法	疏肝解郁,理气畅中
痰气郁结	
要点	内容
症状	精神抑郁,胸部闷塞,胁肋胀满,咽中如有物梗塞,咽之不下,咯之不出,舌苔白腻,脉弦滑
治法	行气开郁,化痰散结
心神失养	
要点	内容
症状	精神恍惚,心神不宁,多疑易惊,悲忧善哭,喜怒无常,或时时欠伸,或手舞足蹈等。舌质淡,脉弦
治法	甘润缓急,养心安神
心脾两虚	
要点	内容
症状	情绪不宁,多思善疑,头晕神疲,心悸胆怯,失眠健忘,食少纳呆,面色不华。舌质淡,苔薄白,脉细
治法	健脾养心,补益气血

知识清单 2

类别		推荐用药
肝气郁结	方剂应用	柴胡疏肝散
	中成药选用	逍遥丸,丹栀逍遥丸,越鞠丸
痰气郁结	方剂应用	半夏厚朴汤
	中成药选用	舒肝平胃丸
心神失养	方剂应用	甘麦大枣汤
	中成药选用	脑乐静、脑力静糖浆
心脾两虚	方剂应用	归脾汤
	中成药选用	归脾丸

知识清单 3

1. 用药注意

三餐有时,保证营养,不能因情绪不宁而影响正常饮食,并多食蔬果,通畅大便,以免气滞胃肠,加重症状。不宜饮用浓茶、咖啡等刺激性饮品。

2. 健康指导

(1) 正确对待各种事物,避免忧思郁怒,防止情志内伤。

(2) 起居有时,尽量保证充足睡眠,必要时可服用镇静助眠药物。

(3) 适当体育锻炼以增强体质。移情易性,注意培养兴趣爱好,以避免无所事事而生忧郁怒。

> 任务实施

1. 岗位情境描述

患者,女,37岁,精神抑郁情绪不宁1个月余。精神抑郁,胸肋胀满,胸部闷塞,易怒喜哭,夜寐不安,舌淡红、有齿痕,苔白,脉沉弦。

2. 任务书

按照《中华人民共和国药品管理法》《药品经营质量管理规范》《执业药师业务规范》《药品购销职业技能等级标准》要求,完成以下内容。

(1) 根据岗位情境描述,对患者进行疾病评估。写出该患者可能患有的疾病以及判断依据。

(2) 结合疾病症状从药品货架上取出一种适用的中成药,放在柜台上。

(3) 写出推荐的中成药的基本作用,并对推荐的中成药进行用药交代。

(4) 将药品放回原处。

3. 任务分组

按附录中学生任务分配表模板,填写实训报告。

4. 工作准备

完成知识清单1、2、3的学习并收集郁证类中成药联合用药资讯,列出用药注意事项。在教师指导下,分析郁证类中成药问病荐药的难点和常见问题。

5. 工作实施

引导问题1:郁证一般分为_____、_____、_____、_____四类。

引导问题2:分析四种郁证症状的异同点(用思维导图的形式归纳)。

引导问题3:分析知识清单2中所列中成药的功用、主治、辨证要点的异同点(用思维导图的形式归纳)。

引导问题4:使用含有西药成分的治疗郁证的中成药时需要注意什么?

引导问题5:特殊人群用郁证中成药时需要注意什么?

引导问题6:根据任务书要求完成药品推介报告(记录问病荐药过程)。评分标准见附录。

郁证的中成药推介

姓名：　　　　　　班级：　　　　　　日期：

评价内容	填写内容	
疾病评估	患者可能的疾病：	
判断理由	判断依据：	
推荐中成药	药品名称：	
	基本作用：	
用药交代	单次用量：＿＿＿＿＿　每日给药次数：＿＿＿＿＿ 给药时间：＿＿＿＿＿　给药途径：＿＿＿＿＿	
	贮藏方法：	
	常见不良反应：(不少于1条)	（1）
	用药注意事项：(不少于2条)	（1）
		（2）

 评价反馈

按附录中多元评价表进行评价。

知识与思政链接

3-13-1

 知识储备

1. 郁证类方剂及中成药

柴胡疏肝散

出处	《医学统旨》	
组成	陈皮、柴胡、川芎、香附、枳壳(麸炒)、芍药、甘草	
功用	疏肝理气，活血止痛	
主治	肝气郁滞证。症见胁肋疼痛，胸闷善太息，情志抑郁易怒，或嗳气，脘腹胀满，脉弦	
配伍意义	肝主疏泄，性喜条达，其经脉布胁肋循少腹。若情志不遂，木失条达，则致肝气郁结，经气不利，故见胁肋疼痛，胸闷，脘腹胀满；肝失疏泄，则情志抑郁易怒，善太息；脉弦为肝郁不舒之征。遵《黄帝内经》"木郁达之"之旨，治宜疏肝理气之法。方中以柴胡功善疏肝解郁，用以为君。香附理气疏肝而止痛，川芎活血行气以止痛，二药相合，助柴胡以解肝经之郁滞，并增行气活血止痛之效，共为臣药。陈皮、枳壳理气行滞，芍药、甘草养血柔肝，缓急止痛，均为佐药。甘草调和诸药，为使药。诸药相合，共奏疏肝行气、活血止痛之功	
临床应用	辨证要点	以胁肋胀痛、脘腹胀痛、嗳气、脉弦为辨证要点
	现代应用	慢性浅表性胃炎、带状疱疹等
	不良反应	柴胡疏肝散芳香辛燥，久服多服会伤阴耗气，导致上火，引起气虚

续表

使用注意	本方芳香辛燥,易耗气伤阴,不宜久服
用法用量	水煎服

半夏厚朴汤

出处	《金匮要略》
组成	半夏、厚朴、茯苓、生姜、紫苏
功用	行气散结,降逆化痰
主治	梅核气,症见咽中如有物阻,咯吐不出,吞咽不下,或咳或呕,舌苔白润或白滑,脉弦缓或弦滑
配伍意义	本方中半夏为君药,主要是用于化痰散结、降逆和胃,对于梅核气患者,可以疏散郁结的气机,配合其他药物可消散咽中异感物。臣药为厚朴,行气开郁、下气除满,同样是增强半夏的功效,缓解郁结的气机。生姜和茯苓为佐药,生姜辛温散结,可解半夏的毒性,茯苓则健脾化湿,提升机体自身行气的能力。紫苏为使药,具有芳香解郁、行气疏散的功效,入肺经,可引导药力入肺。诸药合用有化痰行气、降逆止呕的功效
临床应用 辨证要点	临床以咽中如有物阻、吞吐不得,胸膈满闷,胸胁攻撑作痛,苔白腻,脉弦滑为辨证要点
临床应用 现代应用	咽异感症、癔症、焦虑性神经症、抑郁症、慢性咽炎、慢性支气管炎、食管痉挛等属于气滞痰阻者,均可用之
临床应用 不良反应	如服用不当导致中毒可出现口舌麻木、咽喉疼痛干燥、上腹部不适等症状
使用注意	方中多辛温苦燥之品,仅适宜于痰气互结而无热者。若见颧红口苦、舌红少苔属于气郁化火、阴伤津少者,虽具梅核气之特征,亦不宜使用本方
用法用量	水煎服
其他剂型	半夏厚朴丸

甘麦大枣汤

出处	《金匮要略》
组成	甘草、小麦、大枣
功用	养心安神,和中缓急
主治	脏躁。症见精神恍惚,常悲伤欲哭,不能自主,心中烦乱,睡眠不安,甚则言行失常,呵欠频作,舌淡红苔少,脉细微数
配伍意义	脏躁一证是五脏功能失调所致。本方所治证是因忧思过度,心阴受损,肝气失和所致。心阴不足,心失所养,则精神恍惚,睡眠不安,心中烦乱;肝气失和,疏泄失常,则悲伤欲哭,不能自主,或言行妄为。治宜养心安神,和中缓急。方中小麦为君药,养心阴,益心气,安心神,除烦热。甘草补益心气,和中缓急(肝),为臣药。大枣甘平质润,益气和中,润燥缓急,为佐使药。三药合用,甘润平补,养心调肝,使心气充,阴液足,肝气和,则脏躁诸症自可解除

续表

临床应用	辨证要点	本方以悲伤欲哭、精神恍惚、心烦失眠、坐卧不安、舌红少苔、脉细数为辨证要点
	现代应用	现代常用于治疗更年期综合征、精神分裂症、神经官能症、癔症、神经衰弱、夜游症、更年期高血压、心律失常、产后发热、月经不调等疾病
	不良反应	血糖升高、舌苔黄腻、上火等
使用注意		痰火内盛之癫狂证不宜使用
用法用量		水煎服
其他剂型		甘麦大枣颗粒

归脾汤

出处	《济生方》
组成	白术、茯神、黄芪、龙眼肉、酸枣仁、人参、木香、炙甘草、当归、远志、生姜、大枣
功用	益气补血,健脾养心
主治	①心脾气血两虚证。症见心悸怔忡,健忘失眠,盗汗,体倦食少,面色萎黄,舌质淡,苔薄白,脉细弱。 ②脾不统血证。症见便血,皮下紫癜,妇女崩漏,月经超前,量多色淡,或淋漓不止,舌质淡,脉细弱
配伍意义	方中黄芪甘温,补脾益气;龙眼肉甘平,既补脾气,又养心血,共为君药。人参、白术皆为补脾益气之要药,与黄芪相伍,补脾益气之功益著;当归补血养心,酸枣仁宁心安神,二药与龙眼肉相伍,补心血、安神志之力更强,均为臣药。佐以茯神养心安神,远志宁神益智;更佐理气醒脾之木香,与诸补气养血药相伍,可使其补而不滞。炙甘草补益心脾之气,并调和诸药,用为佐使。引用生姜、大枣,调和脾胃,以资化源。诸药配伍,心脾得补,气血得养,诸症自除。一是心脾同治,重点在脾,脾旺则气血生化有源,方名归脾,意在于此;二是气血并补,但重在补气,意即气为血之帅,气旺血自生,血足则心有所养;三是补气养血药中佐以木香理气醒脾,补而不滞

临床应用	辨证要点	以气短乏力、心悸失眠,或便血崩漏、舌质淡、脉细弱为辨证要点
	现代应用	胃及十二指肠溃疡出血、功能失调性子宫出血、再生障碍性贫血、血小板减少性紫癜、神经衰弱、心脏病等心脾气血两虚及脾不统血证
	不良反应	可能出现消化道不适和皮疹
使用注意		热证以及痰湿壅盛者慎用。忌食生冷食物,忌烟酒、浓茶
用法用量		加生姜、大枣,水煎服
其他剂型		归脾丸

2. 根据郁证类方剂及中成药相关知识将下表补充完整

类别	药品名称	组成	功用	主治	用法用量	使用注意
肝气郁结	逍遥丸					
	丹栀逍遥丸					
	越鞠丸					

类别	药品名称	组成	功用	主治	用法用量	使用注意
痰气郁结	舒肝平胃丸					
心神失养	脑乐静					
	脑力静糖浆					
心脾两虚	归脾丸					

3. 拓展思考题

患者,女,32岁。因母病愁思不解,郁而生病。其症状如下:心烦,头晕,失眠,胸胁苦满,午后低热,欲手足贴近砖墙凉而始爽,饮食无味,口苦,时时太息,经期前后不定,量少,色紫,伴有血块,曾服芩连四物汤等寒凉之药无效。其人面容消瘦,面颊色赤,舌红而少苔,脉弦。试分析该患者可能的疾病是什么,并推荐合适的中成药。

知识解析
3-13-1

答案解析

在线答题

学习任务 14

虚劳的中成药推介

扫码看 PPT　　微课

学习导引

虚劳又称虚损,是以脏腑亏损、气血阴阳虚衰、久虚不复成劳为主要病机,以五脏虚症为主要临床表现的多种慢性虚弱症候的总称,西医学中多个系统的多种慢性消耗性和功能性衰退性疾病,出现类似虚劳的临床表现时,可参考此内容辨证论治。

任务实施内容及实施过程

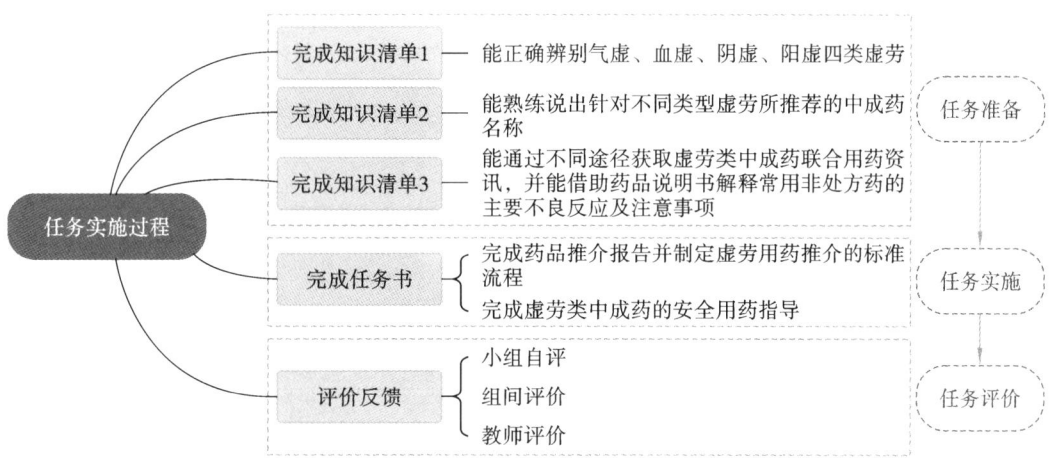

学习目标

1. 通过学习知识清单,正确辨别气虚、血虚、阴虚、阳虚,并能根据顾客需求推介中成药,能熟练说出针对不同类型虚劳所推荐的中成药名称,并借助药品说明书解释常用非处方药的作用。

2. 通过不同途径获取虚劳类中成药联合用药资讯,并能借助药品说明书解释常用非处方药的主要不良反应及注意事项。

3. 在教师指导下,小组成员协作制定虚劳问病荐药的标准流程、安全用药指导并完成任务评价(多元评价表见附录)。

4. 培养良好的思想品德和爱岗敬业、一丝不苟、安全用药的职业精神。

> 任务准备

知识清单 1

气虚	
要　点	内　　容
症状	倦怠乏力,少气懒言,语声低微,动则气喘,食少便溏,面色萎白,舌质淡苔白,脉虚弱等
治法	益气补虚

血虚	
要　点	内　　容
症状	面色无华,头目眩晕,爪甲不荣,心悸,失眠,舌质淡,脉细;或妇女月经不调,量少色淡,或经闭不行等
治法	补血养肝

阴虚	
要　点	内　　容
症状	形体消瘦,头晕耳鸣,潮热颧红,五心烦热,盗汗失眠,腰酸遗精,咳嗽咯血,口燥咽干,舌红少苔,脉细数
治法	补阴

阳虚	
要　点	内　　容
症状	多见形寒肢冷,气怯神疲,腰酸腿软,少腹拘急,小便不利或小便频数,男子阳痿早泄,女子宫寒不孕等
治法	补阳

知识清单 2

类　别		推　荐　用　药
气虚	方剂应用	四君子汤
	中成药选用	十一味参芪胶囊、参芪十一味颗粒
血虚	方剂应用	四物汤
	中成药选用	归芪口服液、再造生血片、薯蓣丸
阴虚	方剂应用	沙参麦冬汤
	中成药选用	人参固本丸、河车大造丸
阳虚	方剂应用	附子理中丸
	中成药选用	补白颗粒

知识清单 3

1. 用药注意

（1）吃富于营养而易消化的食物。

（2）阳虚患者忌进寒凉的食物，宜进食温补类食物；阴虚患者忌食燥热的食物，宜进食淡薄滋润类食物。

2. 健康指导

（1）虚劳者正气耗损，抵御外邪能力降低，平日应避风寒，适寒温，避免感受外邪，进一步耗伤正气。

（2）注意饮食有节，生活规律，劳逸适度，保持心情舒畅。

任务实施

1. 岗位情境描述

患者，男，62岁，多日来心悸怔忡，健忘失眠，时有虚热盗汗，常觉体倦乏力，饮食减少，精神疲倦，观其面色萎黄，舌质淡，苔薄白，诊其脉虚弱。

2. 任务书

按照《中华人民共和国药品管理法》《药品经营质量管理规范》《执业药师业务规范》《药品购销职业技能等级标准》要求，完成以下内容。

（1）根据岗位情境描述，对患者进行疾病评估。写出该患者可能患有的疾病以及判断依据。

（2）结合疾病症状从药品货架上取出一种适用的中成药，放在柜台上。

（3）写出推荐的中成药的基本作用，并对推荐的中成药进行用药交代。

（4）将药品放回原处。

3. 任务分组

按附录中学生任务分配表模板，填写实训报告。

4. 工作准备

完成知识清单1、2、3的学习并收集虚劳类中成药联合用药资讯，列出用药注意事项。在教师指导下，分析虚劳类中成药问病荐药的难点和常见问题。

5. 工作实施

引导问题1：虚劳一般分为_____、_____、_____、_____四类。

引导问题2：分析四种虚劳症状的异同点（用思维导图的形式归纳）。

引导问题3：分析知识清单2中所列中成药的功用、主治、辨证要点的异同点（用思维导图的形式归纳）。

引导问题4：虚劳类中成药在饮食上需要注意什么？

引导问题5：特殊人群用虚劳类中成药时需要注意什么？

引导问题6：根据任务书要求完成药品推介报告（记录问病荐药过程）。

虚劳的中成药推介

姓名：　　　　　　班级：　　　　　　日期：

评价内容	填 写 内 容
疾病评估	患者可能的疾病：
判断理由	判断依据：
推荐中成药	药品名称： 基本作用：
用药交代	单次用量：＿＿＿＿　　每日给药次数：＿＿＿＿ 给药时间：＿＿＿＿　　给药途径：＿＿＿＿ 贮藏方法： 常见不良反应：(不少于 1 条)　(1) 用药注意事项：(不少于 2 条)　(1) 　　　　　　　　　　　　　　　(2)

 评价反馈

按附录中多元评价表进行评价。

知识与思政链接
3-14-1

 知识储备

1. 虚劳类方剂及中成药

四君子汤

出处	《太平惠民和剂局方》
组成	人参(去芦)、白术、茯苓(去皮)、甘草(炙)
功用	益气健脾
主治	脾胃气虚证。症见面色萎白，语声低微，气短乏力，食少便溏，舌质淡苔白，脉虚数
配伍意义	本证多由脾胃气虚，运化乏力所致，治疗以益气健脾为主。脾胃为后天之本，气血生化之源，脾胃气虚，受纳与健运乏力，则饮食减少；湿浊内生，脾胃运化不利，故大便溏薄；脾主肌肉，脾胃气虚，四肢肌肉无所禀受，故四肢乏力；气血生化不足，不能上荣于面，故见面色萎白；脾为肺之母，脾胃一虚，肺气先绝，故见气短、语声低微；舌质淡苔白、脉虚弱均为气虚之象。正如《医方考》所说："夫面色萎白，则望之而知其气虚矣；言语轻微，则闻之而知其气虚矣；四肢无力，则问之而知其气虚矣；脉来虚弱，则切之而知其气虚矣。"方中人参为君，甘温益气，健脾养胃。臣以苦温之白术，健脾燥湿，加强益气助运之力；佐以甘淡茯苓，健脾渗湿，苓术相配，则健脾祛湿之功益著。使以炙甘草，益气和中，调和诸药。四药配伍，共奏益气健脾之功
临床应用	辨证要点	以面色萎白、语声低微、气短乏力、食少便溏、舌质淡苔白、脉虚数为辨证要点
	现代应用	具有调节胃肠运动、促进消化吸收、抗胃肠黏膜损伤等作用
	不良反应	腹泻、脘腹胀满、恶心呕吐等

续表

使用注意	身体发热、急性感冒以及咽喉疼痛患者不可服用四君子汤
用法用量	水煎服

四物汤

出处	《太平惠民和剂局方》
组成	熟地黄、当归、白芍、川芎
功用	补血调血
主治	补血活血、月经不调等营血虚滞证
配伍意义	当归甘辛苦温,气香而润,补血调经,《实用中医学》:"当归为补血调经要药,本品甘补温通,辛香而善走散,补血而有调气活血之功。"白芍酸苦微寒,平肝敛阴,和营止痛。《本草备要》:"补血、泻肝、敛阴,又能入血海,而至厥阴。"川芎辛苦性温,芳香走窜,活血调经,解郁止痛,《中药学讲义》:"四物汤之用川芎,并非用以补血,乃为通达气血,使补而能通。所以一般多用于月经不调,经闭痛经,产后血阻,腹中块痛等症。"
临床应用 辨证要点	以心悸失眠、头晕目眩,面色无华,形瘦乏力,妇人月经不调,量少或经闭不行,脐腹作痛,舌质淡,脉细弦或细涩为辨证要点
临床应用 现代应用	具有补血、改善微循环、增强免疫力、抗氧化及延缓衰老的作用
临床应用 不良反应	上火、食欲下降、腹痛等
使用注意	湿盛中满、大便溏泄者忌用;若大失血,重在补气以固脱,不宜使用本方
用法用量	水煎服
其他剂型	四物合剂

沙参麦冬汤

出处	《温病条辨》
组成	沙参、玉竹、生甘草、桑叶、麦冬、生扁豆、天花粉
功用	甘寒生津,清养肺胃
主治	燥伤肺胃或肺胃阴津不足,症见咽干口渴,或热,或干咳少痰
配伍意义	沙参、麦冬清养肺胃,玉竹、天花粉生津解渴,生扁豆、生甘草益气培中,甘缓和胃,甘草能生津止渴,配以桑叶,轻宣燥热,合而成方,有清养肺胃、生津润燥之功
临床应用 辨证要点	以面色萎黄、语声低微、气短乏力、食少便溏、舌质淡苔白、脉虚数为辨证要点
临床应用 现代应用	用于气管炎、肺结核、胸膜炎、慢性咽炎等属于肺胃阴伤者
临床应用 不良反应	可能会刺激肠胃,引起消化不良等
使用注意	脾胃虚寒、外感咳嗽者禁服
用法用量	水五杯,煮取二杯,每日服二次,日再服。久热久咳者,加地骨皮三钱(9 g)
其他剂型	沙参麦冬颗粒(丸)

附子理中汤

出处	《三因极一病证方论》
组成	附子、人参、干姜、甘草、白术

	功用	补虚回阳,温中散寒
	主治	五脏中寒,口噤,四肢强直,失声不语
	配伍意义	小儿久泻不止,脾肾阳虚,不能温煦,故大便清稀,完谷不化。脾虚气陷则伴脱肛,睡时露睛。命门火衰,阳不温散,阴寒内生,故形寒肢冷,精神委顿。舌质淡、苔白、脉沉细为脾肾阳虚之表现。理中汤温补脾胃之阳,加附子温补脾肾之阳,故附子理中汤为先后天并补之剂。方中以附子温补脾肾,人参补气益脾,白术健脾燥湿,甘草和中补土,干姜温胃散寒。郑钦安《医理真传》中云:"非附子不能挽救欲绝之真阳,非姜术不能培中宫之土气。"人参微寒,有刚柔相济之用;甘草调和上下,最能缓中。方中附子温补先天真阳,白术健脾燥湿、补中宫之土,干姜温胃散寒,人参补气益阴,炙甘草补后天脾土、调和诸药。五味药配合得当,治疗中下焦虚寒、火不生土诸证。
临床应用	辨证要点	以小儿症见久泻不愈、形寒肢冷、睡时露睛为辨证要点
	现代应用	可用于治疗胃、十二指肠溃疡、低血压、窦性心动过缓、过敏性紫癜、复发性口腔溃疡
	不良反应	可能会出现血压升高、头痛、恶心、眼睛肿胀干涩等症状,严重的话导致残疾或者危及生命。需要马上停止用药
	使用注意	附子用时注意先煎,用量不可过多
	用法用量	上锉散。每服四大钱,水一盏半,煎至七分,去滓服,不拘时候。口噤则斡开灌之
	其他剂型	附子理中丸

2. 根据虚劳类方剂及中成药相关知识将下表补充完整

类别	药品名称	组 成	功 用	主 治	用法用量	使用注意
气虚	十一味参芪胶囊					
	参芪十一味颗粒					
血虚	归芪口服液					
	再造生血片					
	薯蓣丸					
阴虚	人参固本丸					
	河车大造丸					
阳虚	补白颗粒					

3. 拓展思考题

患者,男,50岁,1个多月前无明显诱因出现纳差、乏力、恶心、不欲食,症见纳呆、恶心,时有反酸,气短乏力,腰膝酸软,小便清长,夜尿多,大便时溏,舌淡胖,有齿痕,苔白厚腻,脉沉细无力。既往史:慢性胃炎病史10余年,间断治疗。试分析该患者可能的疾病是什么,并推荐合适的中成药。

知识解析
3-14-1

答案解析

在线答题

学习任务 15

痹证的中成药推介

扫码看 PPT　　微课

学习导引

痹证是由于风、寒、湿、热等邪气闭阻经络,影响气血运行,导致肢体筋骨、关节、肌肉等处发生疼痛、酸楚、麻木,或关节屈伸不利、僵硬、肿大、变形等症状的疾病。轻者病在四肢关节肌肉,重者可内舍于脏。西医学的风湿性关节炎、类风湿性关节炎、反应性关节炎、肌纤维炎、强直性脊柱炎、痛风、骨性关节炎等出现痹证的临床表现时,均可参考此内容辨证论治。

任务实施内容及实施过程

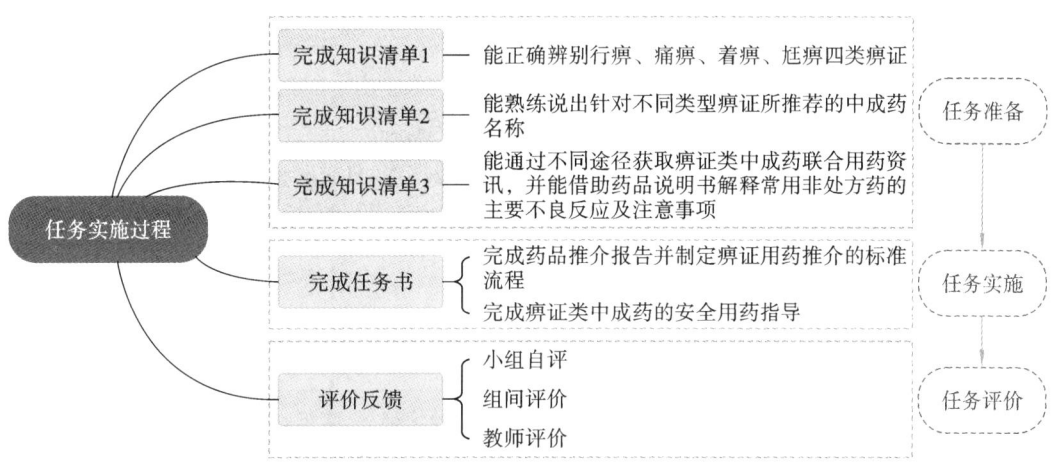

学习目标

1. 通过学习知识清单,正确辨别行痹、痛痹、着痹、尪痹,并能根据顾客需求推介中成药,能熟练说出针对不同类型痹证所推荐的中成药名称,并借助药品说明书解释常用非处方药的作用。

2. 通过不同途径获取痹证类中成药联合用药资讯,并能借助药品说明书解释常用非处方药的主要不良反应及注意事项。

3. 在教师指导下,小组成员协作制定痹证问病荐药的标准流程、安全用药指导并完成任务评价(多元评价表见附录)。

4. 培养良好的思想品德和爱岗敬业、一丝不苟、安全用药的职业精神。

 任务准备

知识清单 1

	行痹	
要 点	内 容	
症状	肢体关节、肌肉疼痛酸楚,关节屈伸不利,可涉及肢体多个关节,疼痛呈游走性,初起可见恶风、发热等表证。舌苔薄白,脉浮或浮缓	
治法	祛风通络,散寒除湿	
	痛痹	
要 点	内 容	
症状	肢体关节疼痛,痛势较剧,部位固定,遇寒则痛甚,得热则痛缓,关节屈伸不利,局部皮肤或有寒冷感。舌质淡,舌苔薄白,脉弦紧	
治法	散寒通络,祛风除湿	
	着痹	
要 点	内 容	
症状	肢体关节、肌肉酸楚、疼痛。肿胀散漫,关节活动不利,肌肤麻木不仁,舌质淡,舌苔白腻,脉濡缓	
治法	除湿通络,祛风散寒	
	尪痹	
要 点	内 容	
症状	痹证日久不愈,肢体、关节疼痛,屈伸不利,关节肿大僵硬、变形,甚则肌肉萎缩,筋脉拘急,肘膝不伸,或以尻代踵,以背代头,伴腰膝酸软、骨蒸潮热、自汗、盗汗。舌红或淡,脉细数	
治法	化痰祛瘀,滋养肝肾	

知识清单 2

类 别		推 荐 用 药
行痹	方剂应用	防风汤
	中成药选用	九味羌活丸
痛痹	方剂应用	乌头汤
	中成药选用	风湿定片、寒湿痹颗粒

续表

类　别		推 荐 用 药
着痹	方剂应用	薏苡仁汤
	中成药选用	风湿痹康胶囊、痹痛宁胶囊、四妙丸、湿热痹颗粒
尪痹	方剂应用	桃红饮
	中成药选用	独活寄生合剂、尪痹颗粒、天麻丸、益肾蠲痹丸

知识清单 3

1. 用药注意

（1）行痹者忌食辛辣、生冷、油腻食物。

（2）寒湿痹者忌食生冷食物；湿热痹者忌饮酒，忌食鱼腥、辛辣食物。

（3）着痹者应摄入富有营养、易于消化的食物。

2. 健康指导

（1）本病发生多与气候和生活环境有关，平素应注意防风、防寒、防潮。避免居暑湿之地。居住寒冷地区时或在气候骤变季节，应注意保暖，免受风寒湿邪侵袭。

（2）劳作运动汗出肌疏之时，切勿当风贪凉，乘热浴冷。若内衣汗湿，应及时更换，垫褥、被子应勤洗勤晒。

（3）居住和工作的地方保持清洁和干燥。平时应加强体育锻炼，增强体质，这样有助于提高机体对病邪的抵御能力。

（4）痹证初发时应积极治疗，防止病邪传变。病邪入脏，病情较重者应卧床休息。行走不便者，应防止跌仆，以免发生骨折。

（5）长期卧床者，既要保持患者肢体的功能位（有利于关节功能恢复），还要经常变换体位，防止压疮发生。久病患者，往往情绪低落，容易发生焦虑心理和消化功能低下，因此，保持患者乐观心境有利于疾病的康复。

任务实施

1. 岗位情境描述

患者，女，50 岁。2020 年 4 月 19 日初诊。双上肢肘关节、掌指、足趾、腕、肩、膝多关节痛 3 天余，全身多处骨骼痛，尤以双下肢胫骨痛甚，口干欲饮，胃胀欲呕，寐差，大便质稀、臭，小便急，频数，色黄。2005 年在外院诊断为系统性红斑狼疮，先后以中西医治疗，效果不显。察其舌红苔黄腻，脉弦细数。

2. 任务书

按照《中华人民共和国药品管理法》《药品经营质量管理规范》《执业药师业务规范》《药品购销职业技能等级标准》要求，完成以下内容。

（1）根据岗位情境描述，对患者进行疾病评估。写出该患者可能患有的疾病以及判断依据。

（2）结合疾病症状从药品货架上取出一种适用的中成药，放在柜台上。

（3）写出推荐的中成药的基本作用，并对推荐的中成药进行用药交代。

（4）将药品放回原处。

3. 任务分组

按附录中学生任务分配表模板,填写实训报告。

4. 工作准备

完成知识清单1、2、3的学习并收集痹证的中成药联合用药资讯,列出用药注意事项。在教师的指导下,分析痹证类中成药问病荐药难点和常见问题。

5. 工作实施

引导问题1:痹证一般分为 _____、_____、_____、_____四类。

引导问题2:分析四种痹证症状的异同点(用思维导图的形式归纳)。

引导问题3:分析知识清单2中所列中成药的功用、主治、辨证要点的异同点(用思维导图的形式归纳)。

知识与思政链接 3-15-1

引导问题4:特殊人群用痹证类中成药时需要注意什么?

引导问题5:根据任务书要求完成药品推介报告(记录问病荐药过程)。

痹证的中成药推介

姓名:　　　　　　　班级:　　　　　　　日期:

评价内容	填写内容	
疾病评估	患者可能的疾病:	
判断理由	判断依据:	
推荐中成药	药品名称:	
	基本作用:	
用药交代	单次用量:_____　每日给药次数:_____	
	给药时间:_____　给药途径:_____	
	贮藏方法:	
	常见不良反应:(不少于1条)	(1)
	用药注意事项:(不少于2条)	(1)
		(2)

评价反馈

按附录中多元评价表进行评价。

知识储备

1. 痹证类方剂及中成药

防风汤

出处	《济生方》
组成	防风、独活、秦艽、当归、赤芍、茯苓、黄芩、官桂、杏仁、甘草、生姜
功用	祛风通络、散寒除湿
主治	风湿痹阻经络

续表

配伍意义		此方体现祛风通络、散寒除湿之法。方用独活、防风祛风散寒,达邪出表,使邪从表入者,仍从表出。选用风药是因为风能胜湿与舒缓经脉。杏仁宣肺利气,茯苓利水渗湿,合独活、防风、秦艽祛湿于外,导湿于下,共呈开源导流之功。邪滞其血,皮肤失荣而麻木不仁,急宜温通血脉,故用官桂、当归、赤芍温而通之,生姜、甘草调理脾胃,健运中阳。反佐苦寒的黄芩,一则风为阳邪,再则诸药均偏于温,恐其化热,使无伤阴弊病。诸药合用,使风寒外散,水湿下行,气血畅通,营卫和调,麻木不仁可以渐瘥
临床应用	辨证要点	本方以恶寒发热、头痛项强、面黄、无汗、神疲、短气、脉浮弱为辨证要点
	现代应用	多用于胃肠型感冒、流行性感冒、急性胃肠炎等
使用注意		泄泻属湿热壅滞、寒湿内盛或久泻者不宜用
用法用量		为粗末,每服 12 g,加姜 5 片,水煎,去滓,温服,不拘时候

乌头汤

出处		《金匮要略》
组成		麻黄、芍药、黄芪、甘草(炙)、川乌、白蜜
功用		温经散寒,除湿宣痹
主治		寒湿痹阻关节证,症见骨节冷痛,屈伸不利,舌苔白润,脉沉弦或沉紧。或治脚气疼痛,不可屈伸因伤于寒湿者
配伍意义		本方证乃因寒湿之邪痹阻关节所致。寒湿之邪痹阻关节,气血运行阻滞,故关节疼痛剧烈,屈伸活动不利。治当温经散寒,除湿宣痹。方中川乌味辛苦,性热,有毒,其力猛气锐,内达外散,能升能降,通经络,利关节,其温经散寒,除湿止痛,凡凝寒痼冷皆能开之通之;麻黄辛,微苦而温,入肺、膀胱经,其性轻扬上达,善开肺郁、散风寒、疏腠理、透毛窍,其宣散透表,以祛寒湿。二者配伍,同气相求,药力专宏,外能宣表通阳达邪,内可透发凝结之寒邪,外攘内安,痹痛自无。芍药宣痹行血,并配甘草以缓急止痛;黄芪益气固卫,助麻黄、乌头温经止痛,亦制麻黄过散之性;白蜜甘缓,以解乌头之毒。诸药相伍,使寒湿去而阳气宣通,关节疼痛解除而屈伸自如
临床应用	辨证要点	本方是治疗寒湿痹阻关节证的常用方。临床应用以关节疼痛剧烈、痛不可触、关节不可屈伸为辨证要点
	现代应用	本方常用于治疗风湿性关节炎、类风湿性关节炎、肩关节周围炎、三叉神经痛、腰椎骨质增生证等属寒湿痹阻者
	不良反应	口腔、咽部黏膜接触部位的刺痛及烧灼感,说话不流利,四肢麻木。重者尚有躁动不安,肢体发硬或肌肉强直而不能伸屈,偶有抽搐、耳鸣、复视和牙关紧闭等症状。胃肠道:恶心、呕吐、流涎、肠鸣亢进、腹痛、腹泻,少数出现血便,里急后重,酷似痢疾。心脏:心悸、气急、心动过缓、心律失常,可出现结性心律,多源频繁的过早搏动,二联律,房室脱节,窦性停搏,最后心搏骤停
使用注意		使用注意方中乌头为峻猛有毒之品,故乌头炮用,且煎药时间宜长,或与蜂蜜同煎,以减其毒性。若唇舌肢体麻木,甚至昏眩吐泻,应加以注意,如脉搏、呼吸、神志等方面无大的变化,则为"瞑眩"反应,是有效之征;如服后见呼吸急促、心跳加快、脉搏有间歇等现象,甚则神志昏迷,为中毒反应,应立即采取急救措施

续表

用法用量	上五味,㕮咀四味。以水三升,煮取一升,去滓,纳蜜煎中,更煎之。服七合;不知,尽服之

薏苡仁汤

出处	《奇效良方》
组成	薏苡仁、当归、川芎、生姜、桂枝、羌活、独活、防风、苍术、甘草、川乌、麻黄
功用	祛风除湿,散寒通络
主治	湿痹,症见关节疼痛,痛有定处,手足沉重,或有麻木不仁,舌苔白腻,脉象濡缓等
配伍意义	本方主要用于治疗湿痹关节疼痛。方中薏苡仁、苍术健脾渗湿;苍术配防风、羌活、独活祛风胜湿;川乌、麻黄、桂枝、生姜温经散寒,除湿止痛,通络搜风;当归、川芎辛散温通,养血活血兼以行气,有"治风先治血,血行风自灭"之意;甘草健脾和中。本方以散寒除湿、温经止痛为主,佐以健脾之品。诸药合用,有良好的祛风、散寒、除湿功效

临床应用	辨证要点	临床应用以湿痹疼痛、痛有定处、重着麻木、舌苔白腻为辨证要点
	现代应用	用于治疗风湿性关节炎、类风湿性关节炎、痛风性关节炎、慢性滑膜炎、腰椎间盘突出症、银屑病关节炎等疾病

使用注意	局部红肿,舌苔黄腻,甚则发热者,禁服
用法用量	水煎服

桃红饮

出处	《类证治裁》
组成	桃仁、红花、当归尾、川芎、威灵仙
功用	活血祛瘀,祛风利痹
主治	败血入络,四肢麻木疼痛
配伍意义	方中桃仁、红花、当归尾、川芎活血祛瘀,为主药;威灵仙祛风除痹,为辅药。本方活血为主,血行风自灭,痛自止,全方共奏活血祛瘀、祛风利痹之功

临床应用	辨证要点	以肢节疼痛、痹证瘀阻为辨证要点
	现代应用	用于治疗各种痹证

使用注意	孕妇忌用,血热者慎用
用法用量	水煎服

2. 根据痹证类方剂及中成药相关知识将下表补充完整

类别	药品名称	组成	功用	主治	用法用量	使用注意
行痹	九味羌活丸					
痛痹	风湿定片					
	寒湿痹颗粒					

续表

类别	药品名称	组　成	功　用	主　治	用法用量	使用注意
着痹	风湿痹康胶囊					
	痹痛宁胶囊					
	四妙丸					
	湿热痹颗粒					
尪痹	独活寄生合剂					
	尪痹颗粒					
	天麻丸					
	益肾蠲痹丸					

3. 拓展思考题

患者,女,51岁,双肩部胀痛不适 5 个月余,加重伴背痛 8 天,精神状态一般,双肩部胀痛不适,以右侧为主,伴全背部游走性疼痛,呈阵发性,夜间为重,无明显汗出,纳差,睡眠欠佳,易醒,小便正常,大便稀溏,2～3 日/次,偏褐色,舌淡红暗,苔薄白,脉沉细。试分析该患者可能的疾病是什么,并推荐合适的中成药。

知识解析
3-15-1

答案解析

在线答题

学习任务 16

中暑的中成药推介

扫码
看 PPT

学习导引

中暑是指在夏天酷暑炎热之季,因于烈日下或高温环境中劳作,暑热内袭或炎暑挟湿伤人,骤然发为高热、出汗、神昏、嗜睡,甚则抽搐的疾病。西医学中中暑和高温损害(热痉挛、热衰竭)等,可参考此内容辨证论治。

任务实施内容及实施过程

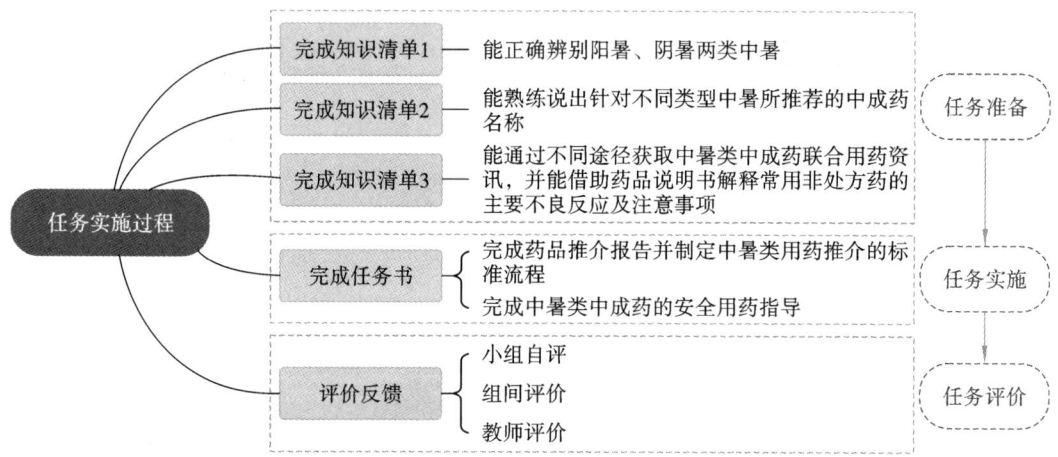

学习目标

1. 通过学习知识清单,正确辨别阳暑、阴暑,并能根据顾客需求推介中成药,能熟练说出针对不同类型中暑所推荐的中成药名称,并借助药品说明书解释常用非处方药的作用。

2. 通过不同途径获取中暑类中成药联合用药资讯,并能借助药品说明书解释常用非处方药的主要不良反应及注意事项。

3. 在教师指导下,小组成员协作制定中暑问病荐药的标准流程、安全用药指导并完成任务评价(多元评价表见附录)。

4. 培养良好的思想品德和爱岗敬业、一丝不苟、安全用药的职业精神。

任务准备

知识清单 1

阳暑	
要 点	内 容
症状	发热汗多,头痛面红,烦躁,胸闷,口渴多饮,溲赤,或兼见恶寒。舌红少津,脉洪大
治法	清热生津

阴暑	
要 点	内 容
症状	发热恶寒,无汗,身重头痛,神疲倦怠。舌质淡,苔薄黄,脉弦细
治法	解表散寒,祛暑化湿

知识清单 2

类 别		推 荐 用 药
阳暑	方剂应用	白虎汤
	中成药选用	清暑解毒颗粒、暑热感冒颗粒
阴暑	方剂应用	香薷饮
	中成药选用	暑湿感冒颗粒、暑症片、藿香正气水

知识清单 3

1. 用药注意

(1) 注意起居饮食,居住地要清凉通风,但不宜阴冷潮湿。

(2) 饮食方面要注意清洁,在夏月不宜多食浓煎厚味或过分油腻之品,可常用绿豆或荷叶煎水,放白糖少许代茶饮,也可以常服六一散。

(3) 注意营养,夏月人体负担和消耗都比较大,因此必须注意营养,否则,可以使人正气衰弱,容易发生中暑。

2. 健康指导

(1) 忌饮冷水或用冷水冲洗可温熨少腹部并刮痧等。

(2) 注意避免过度劳累以预防中暑。

任务实施

1. 岗位情境描述

患者,男,54岁。因感冒发热入院,在治疗过程中身热逐步上升,曾屡进西药退热剂,旋退旋起,8天后仍持续发热达 38.8 ℃,口渴,汗出,咽微痛,脉象浮大,舌苔薄黄。

2. 任务书

按照《中华人民共和国药品管理法》《药品经营质量管理规范》《执业药师业务规范》《药品购销职业技能等级标准》要求,完成以下内容。

(1) 根据岗位情境描述,对患者进行疾病评估。写出该患者可能患有的疾病以及判断依据。

(2) 结合疾病症状从药品货架上取出一种适用的中成药,放在柜台上。

(3) 写出推荐的中成药的基本作用,并对推荐的中成药进行用药交代。

(4) 将药品放回原处。

3. 任务分组

按附录中学生任务分配表模板,填写实训报告。

4. 工作准备

完成知识清单1、2、3的学习并收集中暑的中成药联合用药资讯,列出用药注意事项。在教师指导下,分析中暑类中成药问病荐药的难点和常见问题。

5. 工作实施

引导问题1:中暑一般分为_____、_____两类。

引导问题2:分析中暑症状的异同点(用思维导图的形式归纳)。

引导问题3:分析知识清单2中所列中成药的功用、主治、辨证要点的异同点(用思维导图的形式归纳)。

引导问题4:服用中暑类中成药时,在饮食上需要注意什么?

引导问题5:特殊人群用中暑类中成药需要注意什么?

引导问题6:根据任务书要求完成药品推介报告(记录问病荐药过程)。

知识与思政链接 3-16-1

中暑的中成药推介

姓名:　　　　　班级:　　　　　日期:

评价内容	填写内容	
疾病评估	患者可能的疾病:	
判断理由	判断依据:	
推荐中成药	药品名称:	
	基本作用:	
用药交代	单次用量:_____　每日给药次数:_____	
	给药时间:_____　给药途径:_____	
	贮藏方法:	
	常见不良反应:(不少于1条)	(1)
	用药注意事项:(不少于2条)	(1)
		(2)

评价反馈

按附录中多元评价表进行评价。

知识储备

1. 中暑类方剂及中成药

白虎汤

出处	《伤寒论》
组成	石膏、知母、甘草(炙)、粳米
功用	清热生津
主治	气分热盛证。症见壮热面赤,烦渴引饮,汗出恶热,脉洪大有力
配伍意义	本方原为阳明经证的主方,后为治疗气分热盛的代表方。本证由伤寒化热内传阳明经所致。里热炽盛,故壮热不恶寒;胃热津伤,故烦渴引饮;里热蒸腾、逼津外泄,则汗出;脉洪大有力为热盛于经所致。气分热盛,但未致阳明腑实,故不宜攻下;热盛津伤,又不能苦寒直折。方中石膏辛、甘,大寒,入肺胃二经,功善清解,透热出表,以除阳明气分之热,故为君药;知母苦寒质润,一助石膏清肺胃热,二滋阴润燥。佐以粳米、炙甘草益胃生津
临床应用 辨证要点	阳明病,自汗出,脉滑数者
临床应用 现代应用	常用于治疗感染性疾病,如大叶性肺炎、流行性乙型脑炎、流行性出血热、牙龈炎,以及小儿夏季热、糖尿病等属气分热盛者
使用注意	表证未解的无汗发热、口不渴者;脉见浮细或沉者;血虚发热,脉洪不胜重按者;真寒假热的阴盛格阳证等均不可误用
用法用量	水煎服

香薷饮

出处	《内科摘要》
组成	鲜扁豆花、金银花、连翘、厚朴、香薷
功用	宽中和气,调营卫
主治	饮食不节,饥饱失时,或冷物过多,或硬物壅驻,或食毕便睡,或惊忧患怒,或劳役动气,便欲饮食,致令脾胃不和,三脘痞滞,内感风冷,外受寒邪,憎寒壮热,遍体疼痛,胸膈满闷,霍乱呕吐,脾疼翻胃;酒醉不醒;四时伤寒头痛
配伍意义	本证由暑天受暑挟湿感寒所致。治当外解表寒,内清暑热,兼以化湿。方用辛温芳香之香薷发汗解表,祛暑化湿。鲜扁豆花、金银花、连翘辛凉芳香,取其轻透上焦气分之暑热。佐以辛温之厚朴,合香薷以化湿除满而解胸闷。本方配伍,辛温与辛凉合用,即原书所说"辛温复辛凉法"
临床应用 辨证要点	本方证见于暑季,据恶寒发热、无汗、脉浮等,主证为暑季感寒
临床应用 现代应用	用于治疗夏季感冒、空调外感病、急性胃肠炎、细菌性痢疾、小儿夏季高热、疱疹性咽峡炎等疾病,证属外感于寒,内伤于湿者

续表

用法用量	改作汤剂,水煎服
其他剂型	香薷散

2. 根据中暑类方剂及中成药相关知识将下表补充完整

类别	药品名称	组 成	功 用	主 治	用法用量	使用注意
阳暑	清暑解毒颗粒					
	暑热感冒颗粒					
阴暑	暑湿感冒颗粒					
	暑症片					
	藿香正气水					

3. 拓展思考题

患者,男,34岁。四川人,住云南省昆明市。出外郊游,正值酷暑炎热,畏热贪凉,返家时临风脱衣,当晚觉闷热而思饮,全身倦怠违和,次日则有微寒而发热,头昏痛,肢体酸困疼痛。因平素体质较健,向少生病,对此小病不以为然。不日则热势突增,发为壮热烦渴饮冷之证,小便短赤,食思不进,经西医针药施治未效,延余诊视。斯时病已3日,脉来浮弦而数,面赤唇红而焦,舌红苔燥,肌肤皆热,但不见有汗,气息喘促,呻吟不已。试分析该患者可能的疾病是什么,并推荐合适的中成药。

知识解析
3-16-1

答案解析

在线答题

学习任务 17

妇科的中成药推介

扫码
看 PPT

学习导引

妇科常见病症有月经不调、痛经、崩漏、带下过多、绝经前后诸证等。

月经不调,指月经周期、经期、经量等发生改变,以及伴随月经周期出现明显不适的疾病。

痛经,为常见的妇科症状之一,指行经前后或月经期出现下腹部疼痛、坠胀,伴有腰酸或其他不适。

崩漏,经血非时而下,或阴道突然大量出血,或淋漓下血不断者,称为"崩漏",前者称为"崩中",后者称为"漏下"。

带下过多,指带下量明显增多,色、质、气味异常,并伴全身或局部症状。

绝经前后诸证,是指女绝经前后,围绕月经紊乱或绝经,出现阵发性烘热汗出、五心烦热、烦躁易怒、情绪不稳、头晕耳鸣、心悸失眠、面浮肢肿,或皮肤蚁走样感等症状,称为绝经前后诸证,亦称"经断前后诸证"。

任务实施内容及实施过程

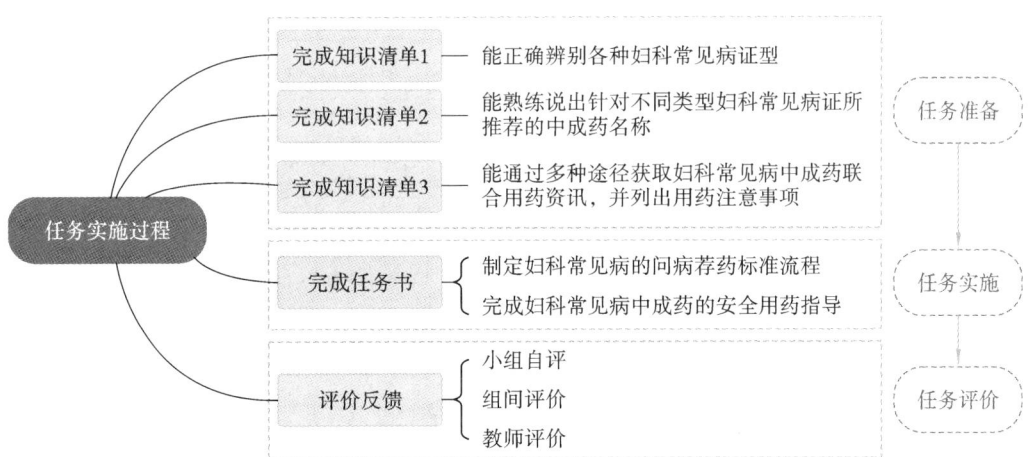

> **学习目标**
>
> 1. 通过学习知识清单,正确辨别月经不调、痛经、崩漏、带下过多、绝经前后诸证等妇科常见病证,并能根据顾客需求推介中成药,能熟练说出针对不同类型妇科常见病证所推荐的中成药名称,并借助药品说明书解释常用非处方药的作用。
> 2. 通过不同途径获取妇科中成药联合用药资讯,并能借助药品说明书解释常用非处方药的主要不良反应及注意事项。
> 3. 在教师指导下,小组成员协作制定妇科问病荐药的标准流程、安全用药指导并完成任务评价(多元评价表见附录)。
> 4. 培养良好的思想品德和爱岗敬业、一丝不苟、安全用药的职业精神。

 任务准备

知识清单 1

		肾气虚
	要 点	内 容
	症状	月经周期提前,经量或多或少,色淡暗,质清稀,腰膝酸软,头晕耳鸣,小便频数,面色晦暗或面有暗斑。舌淡黯,苔薄白,脉沉细
月经先期	治法	补肾益气,固冲调经
		肝经郁热
	要 点	内 容
	症状	月经周期提前,经量或多或少,经色深红或紫红,质稠,经行不畅,或有块,或少腹胀痛,或胸闷胁胀,或乳房胀痛,或心烦易怒,口苦咽干。舌红,苔薄黄,脉弦数
月经不调	治法	疏肝解郁,清热调经
		肾虚血少
	要 点	内 容
	症状	月经周期推后,量少色淡,经质清稀,腰膝酸软,头晕耳鸣,带下清稀,面色晦暗,或面部暗斑。舌淡黯,苔薄白,脉沉细无力
月经后期	治法	补肾益气,养血调经
		气滞血瘀
	要 点	内 容
	症状	月经周期推后,经量减少,经色暗红,或有血块,小腹胀痛,神经抑郁,胸闷不舒。舌苔正常,脉弦
	治法	活血行气,化瘀止痛

168

续表

月经不调	月经先后无定期	肾虚血少	
		要 点	内 容
		症状	月经周期先后不定,量少质稀,其色淡暗,头晕耳鸣,腰膝酸软,小便频数。舌质淡,苔薄白,脉沉细
		治法	补肾益气,养血调经
		肝郁	
		要 点	内 容
		症状	经行或先或后,经量或多或少,色紫红有块,血行不畅,胸胁、乳房、少腹胀痛,情志不舒,心烦易怒,嗳气食少,时欲叹息。舌质淡红,苔薄,脉弦
		治法	疏肝解郁,和血调经
痛经		气滞血瘀	
		要 点	内 容
		症状	经前或经期,小腹胀痛拒按,经血量少,经行不畅,经色紫暗有块,块下痛减,胸胁、乳房作胀。舌紫暗或有瘀点,脉弦涩
		治法	理气活血,化瘀止痛
		阳虚内寒	
		要 点	内 容
		症状	经期或经后小腹冷痛,得热痛减,经量少,经色暗淡,畏寒肢冷,腰腿酸软,小便清长。舌苔白润,脉沉
		治法	助阳暖宫,温经止痛
崩漏		气血两虚	
		要 点	内 容
		症状	经血非时而下,量多如崩,或淋漓不断,色淡质稀,神疲体倦,气少懒言,面色无华,唇舌色淡。苔薄白,脉细弱
		治法	补血益气,止血
		脾不统血	
		要 点	内 容
		症状	经血非时而下,量多如崩,或淋漓不断,色淡质稀,神疲体倦,气短懒言,不思饮食,四肢不温,或面浮肢肿,面黄。舌淡胖,苔薄白,脉缓弱
		治法	健脾益气,固冲止血
		肝肾不足	
		要 点	内 容
		症状	经血非时而下,出血量多,淋漓不断,色淡质稀,两目干涩,腰酸膝软,面色晦暗。舌淡暗,苔薄白,脉沉弱
		治法	补益肝肾,固冲止血

续表

		瘀血阻络
崩漏	要点	内容
	症状	经血非时而下,量多或少,淋漓不净,血色紫暗有块,小腹疼痛拒按。舌紫暗或有瘀点,脉涩或弦涩有力
	治法	活血祛瘀,温经止血
带下过多		肾虚带下
	要点	内容
	症状	带下量多,绵绵不断,质清稀如水;腰痛如折,畏寒肢冷,小腹冷感,面色晦暗,小便清长,或夜尿多,大便溏薄。舌质淡,苔白润,脉沉迟
	治法	温肾培元,固涩止带
		湿热下注
	要点	内容
	症状	带下量多,色黄或呈脓性,质黏,有臭气,或带下色白质黏,呈豆渣样,外阴瘙痒,小腹作痛,口苦口腻,胸闷纳呆,小便短赤。舌红,苔黄腻,脉滑数
	治法	清热解毒,利湿止带
		脾虚湿盛
	要点	内容
	症状	带下量多,色白或淡黄,质稀薄或如涕如唾,绵绵不断,无臭;面色㿠白或萎黄,四肢倦怠,脘胁不舒,纳少便溏,或四肢浮肿。舌淡胖,苔白或腻,脉细缓
	治法	健脾益气,除湿止带
绝经前后诸证		阴虚火旺
	要点	内容
	症状	绝经前后,月经紊乱,心烦易怒,懊恼不安,坐卧不宁,哭笑无常,夜卧多梦善惊,口干渴饮,尿黄便燥。舌质红,苔薄黄,脉弦细而数
	治法	滋养降火宁神
		脾肾阳虚
	要点	内容
	症状	经断前后,腰脊冷痛,肢软无力,神疲体倦,或浮肿便溏,或纳差腹胀,或带下量多,色白清稀,甚者畏寒肢冷,面色㿠白。舌淡嫩,苔白润,脉细弱无力
	治法	温肾健脾,强筋壮骨

知识清单 2

类别			推荐用药
月经不调	月经先期	肾气虚 方剂应用	固阴煎
		中成药选用	女金丹丸
		肝经郁热 方剂应用	丹栀逍遥散
		中成药选用	加味逍遥丸
	月经后期	肾虚血少 方剂应用	归肾丸合四物汤
		中成药选用	乌鸡白凤丸、归芍地黄丸、春血安胶囊
		气滞血瘀 方剂应用	膈下逐瘀汤
		中成药选用	调经丸、益母丸、调经活血片
	月经先后无定期	肾虚血少 方剂应用	固阴煎
		中成药选用	女金丸、乌鸡白凤丸、参桂鹿茸丸
		肝郁 方剂应用	逍遥散
		中成药选用	逍遥丸、得生片、妇科调经片
痛经	气滞血瘀	方剂应用	膈下逐瘀汤
		中成药选用	调经活血片、元胡止痛片、益母丸
	阳虚内寒	方剂应用	温经汤
		中成药选用	艾附暖宫丸、痛经宝颗粒、痛经丸
崩漏	气血两虚	方剂应用	圣愈汤合血安胶囊
		中成药选用	定坤丹、乌鸡白凤丸
	脾不统血	方剂应用	固冲汤
		中成药选用	人参归脾丸、归脾丸、女金丸
	肝肾不足	方剂应用	调肝汤
		中成药选用	鹿角胶颗粒、安坤赞育丸、妇科止血灵
	瘀血阻络	方剂应用	逐瘀止崩汤
		中成药选用	坤灵丸、少腹逐瘀颗粒
带下过多	肾虚带下	方剂应用	内补丸
		中成药选用	金樱子膏、参茸卫生丸
	湿热下注	方剂应用	止带方
		中成药选用	妇炎康片、盆炎净颗粒、妇炎净胶囊、宫炎平片
	脾虚湿盛	方剂应用	完带汤
		中成药选用	除湿白带丸、妇科白带膏
绝经前后诸证	阴虚火旺	方剂应用	百合地黄汤
		中成药选用	更年安片、更年宁心胶囊、灵莲花颗粒
	脾肾阳虚	方剂应用	右归丸合四君子汤
		中成药选用	龙凤宝胶囊

知识清单 3

1. 用药注意

(1) 服药期间忌辛辣、生冷食物。

(2) 活血祛瘀、活血通络、清热凉血类中成药,孕妇慎用或禁用;含清热类的中成药,平素大便稀者慎用,脾胃虚弱者饭后服最宜,且酌情减少服用量;暖宫调经药不宜在感冒发热时服用。

(3) 青春期、孕期、哺乳期、更年期女性用药,应在医师指导下使用。

(4) 治疗痛经,服药后痛经不减轻,或重度痛经者,应去医院就诊;治疗月经不调,服药 1 个月症状无缓解,应去医院就诊;平素月经正常,突然出现月经过少,或经期错后,或阴道不规则出血者应去医院就诊。

2. 健康指导

(1) 妇科病用药治疗期间,宜保暖,不宜洗凉水澡;患者休养环境应安静、舒适,保持温、湿度适宜和室内空气新鲜。

(2) 切忌气恼,保持良好的心态,避免紧张激动的情绪;适当参加锻炼活动,增强自信心,愉快的心情有利于疾病的康复。

(3) 性生活可遵医嘱,如需要避孕,要做好避孕措施。

(4) 阴道出血时,注意休息,避免疲劳,保证睡眠时间;加强营养,注意蛋白质、糖及铁等的足量摄入,以增强抵抗力,预防贫血。若阴道持续流血,应观察出血量,注意流血的量、颜色、性质,并记录出血量,必要时给予处理,防止发生失血性休克。

(5) 保持外阴清洁,防止感染。

任务实施

1. 岗位情境描述

患者,女,32 岁,严重痛经,痛时小腹胀痛拒按,经血量少,月经血色暗,血块多,经期乳房作胀。舌紫暗或有瘀点,脉弦涩。

2. 任务书

按照《中华人民共和国药品管理法》《药品经营质量管理规范》《执业药师业务规范》《药品购销职业技能等级标准》要求,完成以下内容。

(1) 根据岗位情境描述,对患者进行疾病评估。写出该患者可能患有的疾病以及判断依据。

(2) 结合疾病症状从药品货架上取出一种适用的中成药,放在柜台上。

(3) 写出推荐的中成药的基本作用,并对推荐的中成药进行用药交代。

(4) 将药品放回原处。

3. 任务分组

按附录中学生任务分配表模板,填写实训报告。

4. 工作准备

完成知识清单 1、2、3 的学习并收集妇科中成药联合用药资讯,列出用药注意事项。在教师指导下,分析妇科类中成药问病荐药的难点和常见问题。

5．工作实施

引导问题1：完善下表。

月经不调	月经先期	
		肝经郁热
		肾虚血少
	月经先后无定期	

引导问题2：肝经郁热导致的月经先期主要症状有哪些？
引导问题3：肾虚血少导致的月经后期主要症状有哪些？
引导问题4：气滞血瘀导致的月经后期主要症状有哪些？
引导问题5：肝郁导致的月经先后无定期主要症状有哪些？
引导问题6：阳虚内寒导致的痛经主要症状有哪些？
引导问题7：气血两虚导致的崩漏主要症状有哪些？
引导问题8：脾不统血导致的崩漏主要症状有哪些？
引导问题9：肝肾不足导致的崩漏主要症状有哪些？
引导问题10：湿热下注导致的带下过多主要症状有哪些？
引导问题11：分析知识清单2中所列中成药的功用、主治、辨证要点的异同点（用思维导图的形式归纳）。
引导问题12：妇科常用中成药中，孕妇慎用或禁用哪些种类？
引导问题13：使用含清热类药物的妇科中成药时需注意什么？
引导问题14：简述妇科病患者用药期间生活中应注意哪些事项。
引导问题15：根据任务书要求完成药品推介报告（记录问病荐药过程）。

妇科的中成药推介

姓名： 班级： 日期：

评价内容	填写内容	
疾病评估	患者可能的疾病：	
判断理由	判断依据：	
推荐中成药	药品名称：	
	基本作用：	
用药交代	单次用量：＿＿＿＿ 每日给药次数：＿＿＿＿ 给药时间：＿＿＿＿ 给药途径：＿＿＿＿	
	贮藏方法：	
	常见不良反应：(不少于1条)	(1)
	用药注意事项：(不少于2条)	(1)
		(2)

评价反馈

按附录中多元评价表进行评价。

 知识储备

知识与思政链接
3-17-1

1. 妇科方剂相关知识

固阴煎

出处	《景岳全书》
组成	人参、熟地黄、山药(炒)、山茱萸、远志(炒)、炙甘草、五味子、菟丝子(炒香)
功用	补益肝肾,涩精固脱
主治	虚滑泻,带浊淋遗及经水因虚不固等证
配伍意义	方中用人参益气温阳,张景岳指出:"如阳衰气虚,必加人参以为之主,或二三两,或五六两,随人虚实以为增减。盖人参之功,随阳药则入阳分,随阴药则入阴分,欲补命门之阳,非人参不能捷效。"以求其"阳中求阴"之意;熟地黄、山茱萸、菟丝子滋补肝肾,山茱萸、五味子味酸性敛,有涩精止遗之功效;山药滋肾补脾;远志养心安神,使血有所主;炙甘草健脾和中,助统血、摄血之功效。诸药共奏滋补肝肾、益气健脾、涩精固脱之功
临床应用 — 辨证要点	本方以月经先后不定期、腰骶酸痛、脉细尺微为辨证要点
临床应用 — 现代应用	临床主要用于治疗各种原因所致的功能失调性子宫出血、月经不调、不孕症、闭经、更年期综合征、梦遗等
使用注意	吃饭前2 h或吃饭后2 h再服用此药。药汤宜不冷不热
用法用量	上药加清水适量,煎取药汁150 ml,复煎2次,共得药汁300 ml,早晚分服,每日1剂

丹栀逍遥散(加味逍遥散)

出处	《内科摘要》
组成	牡丹皮、山栀(炒)、逍遥散
功用	养血健脾,疏肝清热
主治	肝郁血虚内热证。症见烦躁易怒,或自汗盗汗,或头痛目涩,或颊赤口干,或月经不调,少腹胀痛,或经期吐衄,舌红苔薄黄,脉弦虚数
配伍意义	本方即逍遥散加牡丹皮、山栀而成,故在逍遥散的基础上加重了清解郁热功能。方中逍遥散疏肝解郁,加牡丹皮,能入肝胆血分者,清泄肝胆之热邪;加山栀,亦能入营分,能引上焦心肺之热下行;二味配合逍遥散,自能解郁散火,火退则诸症皆愈
临床应用 — 辨证要点	临床应用以胁腹胀痛、月经不调,兼见烦躁、尿涩、舌红苔黄为其辨证要点
临床应用 — 现代应用	临床主要用于治疗各种原因所致的功能失调性子宫出血、月经不调、不孕症、闭经、更年期综合征、梦遗等

续表

使用注意	忌食生冷、油腻、难消化的食物；服药期间保持情绪乐观,切忌生气恼怒
用法用量	上药加水煎煮2次,取药汁混合,每日分2次饭后饮服,每日1剂
其他剂型	丸剂、汤剂

归肾丸

出处		《景岳全书》
组成		熟地黄、山药、山茱萸肉、茯苓、当归、枸杞子、杜仲(盐水炒)、菟丝子(制)
功用		补阴益阳,养血填精
主治		肾阴不足,精衰血少,腰酸脚软,形容憔悴,阳痿遗精
配伍意义		方中重用熟地黄滋阴养血,益精填髓,为主药;山茱萸肉滋补肝肾,涩精止遗,山药滋肾补脾,助君药滋阴之力,杜仲补肾阳,强筋骨,菟丝子补肾益精,共为臣药;枸杞子养阴补血,益精明目,当归补血调经,活血止痛,茯苓渗湿健脾,合为佐使药。全方以滋阴为主,兼补肾阳,共奏滋阴补肾之功
临床应用	辨证要点	本方以月经量少或闭经、腰膝酸软、足跟痛、头晕耳鸣、脉沉弱或沉迟为辨证要点
	现代应用	现代常用本方治疗月经不调、不孕症、功能失调性子宫出血、慢性肾炎、不育症等
使用注意		忌辛辣食物。不宜和感冒类药同时服用
用法用量		炼蜜同熟地黄膏为丸,如梧桐子大。每服百余丸,饥时或滚水,或淡盐汤送下

四物汤

出处		《仙授理伤续断秘方》
组成		白芍药、川当归、熟地黄、川芎
功用		补血调血
主治		营血虚滞证,症见头晕目眩,心悸失眠,面色无华,或妇人月经不调,量少或经闭不行,脐腹作痛,舌质淡,脉细弦或细涩
配伍意义		方中熟地黄甘温味厚,入肝肾,质润滋腻,为滋阴补血之要药,用为君药。川当归补血和血,与熟地黄相伍,既增补血之力,又行营血之滞,为臣药。白芍药养血敛阴,柔肝缓急,与地、归相协则滋阴补血之力更著,又可缓急止痛;川芎活血行气,与当归相协则行血之力益彰,又使诸药补血而不滞血,二药共为佐药。四药合用,共奏补血调血之功
临床应用	辨证要点	本方乃补血调血之基础方。以头晕心悸,面色、唇爪无华,舌质淡,脉细为辨证要点
	现代应用	现代常用于治疗贫血、月经不调、闭经、痛经、胎产疾病、荨麻疹、骨伤科疾病、过敏性紫癜、神经性头痛等属营血虚滞者
使用注意		阴虚血热者需慎用
用法用量		每服三钱,水盏半,煎至七分,空心热服。现代用法:水煎服

膈下逐瘀汤

出处	《医林改错》
组成	五灵脂(炒)、当归、川芎、桃仁(研泥)、牡丹皮、赤芍、乌药、延胡索、甘草、香附、红花、枳壳
功用	活血祛瘀,行气止痛
主治	膈下瘀血证,症见膈下瘀血,形成结块,或小儿痞块,或肚腹疼痛,痛处不移,或卧则腹坠似有物者
配伍意义	方用红花、桃仁、五灵脂、赤芍、牡丹皮、延胡索、川芎、当归活血通经,行瘀止痛;香附、乌药、枳壳调气疏肝。与血府逐瘀汤相比,本方活血祛瘀之品较多,因而逐瘀之力较强,止痛之功更好。至于本方中之甘草之所以用量较重,一则是取其调和诸药,使攻中有制;二则是协助主药以缓急止痛,更好发挥其活血止痛之能
临床应用 — 辨证要点	本方为治疗膈下瘀阻气滞之证的常用方,以膈下形成痞块、痛处不移、卧则腹坠、久泻不止为辨证要点
临床应用 — 现代应用	现代临床常用来治疗慢性活动性肝炎、卟啉症、糖尿病、宫外孕不孕症等属于血瘀气滞的病症
使用注意	病轻者少服,病重者多服,病去药止不可多服
用法用量	水煎服

逍遥散

出处	《太平惠民和剂局方》
组成	甘草(微炙赤)、当归(去苗,锉,微炒)、茯苓(去皮)、白芍、白术、柴胡(去苗)
功用	疏肝解郁,养血健脾
主治	肝郁血虚脾弱证。症见两胁作痛,头痛目眩,口燥咽干,神疲食少,或往来寒热,或月经不调,乳房胀痛,脉弦而虚
配伍意义	方中以柴胡疏肝解郁,使肝得以条达,为君药。当归甘、辛、苦、温,养血和血,且其味辛散,乃血中气药;白芍酸苦微寒,养血敛阴,柔肝缓急;归、芍与柴胡同用,补肝体而助肝用,使血和则肝和,血充则肝柔,共为臣药。木郁则土衰,肝病易传脾,故以白术、茯苓、甘草健脾益气,非但实土以御木乘,且使营血生化有源,共为佐药。用法中加薄荷少许,疏散郁遏之气,透达肝经郁热;烧生姜降逆和中,且能辛散达郁,亦为佐药。柴胡引药入肝,甘草调和药性,二者兼使药之用
临床应用 — 辨证要点	本方为治疗肝郁血虚脾弱证之基础方,亦为妇科调经之常用方。以两胁作痛、神疲食少、月经不调、脉弦而虚为辨证要点
临床应用 — 现代应用	现代临床常用于治疗经前期紧张综合征、乳腺增生、黄褐斑、痛经、肩关节周围炎、声带小结、高脂血症、中心性浆液性脉络膜视网膜病变、单纯疱疹性角膜炎等
使用注意	服药期间需注意调畅情志,忌生冷、油腻、辛辣食物

用法用量		上为粗末,每服二钱(6 g),水一大盏,烧生姜一块,切破,薄荷少许,同煎至七分,去渣热服,不拘时候。现代用法:加生姜3片,薄荷6 g,水煎服;丸剂,每服6～9 g,日服2次

温经汤

出处		《金匮要略》
组成		吴茱萸、麦冬、当归、芍药、川芎、人参、桂枝、阿胶、牡丹皮、生姜、甘草、半夏
功用		温经散寒,养血祛瘀
主治		冲任虚寒,瘀血阻滞证,症见漏下不止,经血淋漓不畅,血色暗而有块,月经超前或延后,或逾期不止,或一月再行,或经停不至,而见少腹里急,腹满,傍晚发热,手心烦热,唇口干燥,舌质暗红,脉细而涩。亦治妇人宫冷,久不受孕
配伍意义		方中吴茱萸辛,热,入肝肾而走冲任,散寒行气止痛;桂枝辛、甘、温,入血分,温通血脉。二者温经散寒,行血通脉,共为君药。当归、川芎、芍药活血祛瘀,养血调经,补血之虚,祛血之瘀,共为臣药。牡丹皮辛、苦、微寒,活血祛瘀,并能清退虚热;阿胶甘、平,养血止血,滋阴润燥;麦冬甘、寒,清润,滋阴润燥,合阿胶以滋阴养血,配牡丹皮以清虚热,并制桂、萸之温燥;阳明气血充足,则冲任得以盈满,配伍人参、甘草,益气健脾,以资生化之源,阳生阴长,气旺血充;半夏辛、温,行散,入胃经通降胃气,以助通冲任,散瘀结;生姜既温胃气以助生化,又助吴茱萸、桂枝以温经散寒,以上均为佐药。甘草调和诸药,兼为使药。诸药合用,温经散寒,活血养血,使瘀血去,新血生,血脉和畅,经血自调
临床应用	辨证要点	本方为妇科调经之常用方。以月经不调、小腹冷痛、经有瘀块、时有烦热、舌质暗红、脉细涩为辨证要点
	现代应用	临床常用于治疗功能失调性子宫出血、慢性盆腔炎、痛经、不孕症等属冲任虚寒、瘀血阻滞者
使用注意		月经不调属实热或无瘀血内阻者忌用;服药期间忌食生冷之品
用法用量		上十二味,以水一斗,煮取三升,分温三服(现代用法:水煎服,阿胶烊冲)

圣愈汤

出处		《医宗金鉴》
组成		熟地黄、白芍(酒拌)、川芎、人参、当归(酒洗)、炙黄芪
功用		益气,补血,摄血
主治		妇女月经先期而至,量多色淡,精神倦怠,四肢乏力
配伍意义		方中以川芎、当归补血活血,行血中之气;熟地黄、白芍养血滋阴;以炙黄芪、人参大补元气,以气统血。全方合用共奏益气摄血补血之功
临床应用	辨证要点	临床常用于出血过多,血虚而气亦虚,以烦热、烦渴、睡卧不宁、心慌气促、倦怠无力、舌质淡、苔薄润、脉细软等为辨证要点
	现代应用	现代常用本方治疗月经量多、贫血、神经衰弱、全血细胞减少、手术后伤口长期不愈合、血精、嗜酸性粒细胞增多症等

续表

使用注意	湿热下注、冲任失固之崩漏忌用
用法用量	水煎服

固冲汤

出处	《医学衷中参西录》
组成	白术(炒)、生黄芪、龙骨(煅,捣细)、牡蛎(煅,捣细)、山茱萸(去净核)、白芍、海螵蛸(捣细)、茜草、棕榈皮、五倍子
功用	益气健脾,固冲摄血
主治	脾肾虚弱,冲脉不固证,症见血崩或月经过多,或漏下不止,色淡质稀,心悸气短,神疲乏力,腰膝酸软,舌质淡,脉细弱
配伍意义	方中重用白术,与生黄芪相伍,补气健脾,使气旺摄血,共为君药。肝肾足即冲任固,故配以山茱萸、白芍补益肝肾以调冲任,并能养血敛阴,共为臣药。煅龙骨、煅牡蛎、棕榈皮、五倍子收敛固涩,以增止血之力;海螵蛸、茜草化瘀止血,使血止而不留瘀,共为佐药。诸药合用,共奏益气健脾、固冲止血之功
临床应用 辨证要点	本方为治疗脾肾亏虚、冲脉不固之崩漏、月经过多之常用方。以出血量多、色淡质稀,腰膝酸软,舌质淡,脉微弱为辨证要点
临床应用 现代应用	现代常用本方治疗功能失调性子宫出血、带下病、上消化道出血、胃溃疡等
使用注意	血热妄行崩漏者忌用本方
用法用量	除五倍子外,其余水煎汤;五倍子轧细,药汁送服

调肝汤

出处	《傅青主女科》
组成	山药(炒)、阿胶(白面炒)、当归(酒洗)、白芍(酒炒)、山萸肉(蒸熟)、巴戟天(盐水浸)、甘草
功用	调补肝肾
主治	肝肾阴血不足,经来量少、色淡,经行或经后小腹作痛,腰膝酸软;或有潮热,或耳鸣,脉细弱
配伍意义	方中山萸肉益精气养肝肾,巴戟天温肾益冲任;当归、白芍、阿胶养血补肝;山药健脾益肾;甘草合白芍、山萸肉,酸甘化阴。全方共收调补肝肾之功
临床应用 辨证要点	本方以经行或经后腰膝酸软、小腹隐痛、脉细弱为辨证要点
临床应用 现代应用	现代常用本方治疗不孕症、痛经、月经不调、闭经、功能失调性子宫出血、男性不育症、慢性肝炎等
使用注意	忌食辛辣、肥肉及鸡鱼卤腌等味厚之物;勿动气、过劳
用法用量	水煎服,阿胶烊化

逐瘀止崩汤

出处	《傅青主女科》
组成	当归、川芎、三七、五灵脂、丹参、牡丹皮、炒艾叶、乌贼骨、没药、煅龙骨、煅牡蛎、阿胶
功用	活血祛瘀,养血止崩
主治	崩漏,症见月经量多,色紫暗,有血块,小腹疼痛,血块排出后疼痛减轻,舌质紫黯,或有瘀点,脉沉涩
配伍意义	方中丹参、当归、川芎、没药、五灵脂活血化瘀,为君药。牡丹皮凉血止血;炒艾叶温经止血;阿胶养血止血;三七化瘀止血,使血止而不留瘀;乌贼骨、煅龙骨、煅牡蛎收敛止血,共为臣药。全方活血止血,瘀去则血止,有活血祛瘀、养血止崩之功效
临床应用 辨证要点	本方以月经量多有血块、块下则痛减、色紫暗或有瘀点、脉沉涩为辨证要点
临床应用 现代应用	现代常用于治疗功能失调性子宫出血、月经不调等
使用注意	不可与人参同用
用法用量	水煎服

内补丸

出处	《女科切要》
组成	菟丝子、鹿茸、黄芪、茯苓、紫菀茸、桑螵蛸、附子、肉桂、肉苁蓉、白蒺藜
功用	温肾培元,固涩止带
主治	肾阳虚衰所致白带清稀,腰痛,小便频数,面色苍白,形寒怯冷,头晕目眩,心悸气短,五更久泻,阳痿精冷,滑泄不育,舌淡嫩,苔薄白,脉沉迟
配伍意义	方中主药鹿茸壮肾阳,生精髓,补督冲,强筋骨;辅以菟丝子、白蒺藜、肉苁蓉、桑螵蛸、紫菀茸温肾益精,固精缩尿。附子、肉桂助鹿茸温补肾阳。黄芪益气升阳,摄纳津液;佐以白蒺藜疏肝祛湿,茯苓渗湿健脾。全方温补肾阳为主,肝脾同调,为其配伍特点
临床应用 辨证要点	本方以带下量多、色白稀薄,形寒惧冷,苔薄白、脉沉迟、舌淡嫩为辨证要点
临床应用 现代应用	现代常用本方治疗虚寒带下、慢性结肠炎、慢性盆腔炎、过敏性结肠炎等
使用注意	有火者忌用,宜服清心莲子饮
用法用量	上药共研细末,炼蜜为丸,如绿豆大。每服3~6 g,日服2~3次,饭前温酒送服。亦可用饮片作汤剂,水煎服,用量按原方比例酌减
其他剂型	蜜丸、汤剂

止带方

出处	《世补斋医书·不谢方》
组成	茵陈、车前子(包)、茯苓、泽泻、猪苓、赤芍、牡丹皮、怀牛膝、黄柏、黑山栀
功用	清热利湿止带
主治	湿热带下。本方所治证属湿热下注,治宜清热利湿止带
配伍意义	方中茵陈、车前子清热利湿;黄柏、黑山栀清热燥湿;猪苓、茯苓、泽泻利火渗湿;赤芍、牡丹皮凉血活血,伍黑山栀活血止带;怀牛膝能引诸药下行,配黄柏善祛下焦湿热。诸药合用,共奏清热利湿、活血止带之功

续表

临床应用	辨证要点	以带下色黄气臭、苔黄腻、脉弦滑为辨证要点
	现代应用	现代研究发现本方具有抗菌、消炎、利尿、扩张血管、镇静、止痛等作用。用于盆腔炎、慢性宫颈炎、带下、子宫内膜癌属湿热者
用法用量		水煎服

完带汤

出处		《傅青主女科》
组成		白术(土炒)、山药(炒)、人参、白芍(酒炒)、车前子(酒炒)、苍术(制)、甘草、陈皮、黑芥穗、柴胡
功用		补脾疏肝,化湿止带
主治		脾虚肝郁,湿浊下注之带下证,症见带下色白,清稀无臭,倦怠便溏,舌质淡苔白,脉缓或濡弱
配伍意义		方中白术健脾而化湿浊,山药补肾以固带脉,二者相合,补脾肾,祛湿浊,约带脉,则带下可止,共为君药。人参补中益气,助君药补脾之力;苍术燥湿运脾,车前子利湿泄浊,以增君药祛湿之能;白芍柔肝理脾,使肝木条达而脾土自强,共为臣药。辅以陈皮理气和中,使君药补而不滞,又可令气行而湿化;柴胡、黑芥穗之升散,得白术可升发脾胃清阳,配白芍可疏达肝气以适肝性,均为佐药。甘草和中调药,为使药。诸药相配,使脾气健运,肝气条达,清阳得升,湿浊得化,则带下自止
临床应用	辨证要点	本方为治疗脾虚肝郁、湿浊下注带下证之常用方。以带下色白、清稀无臭,舌质淡苔白,脉濡缓为辨证要点
	现代应用	临床常用于治疗带下病、阴道炎、宫颈糜烂、盆腔炎、外阴阴道假丝酵母菌病、肠易激综合征等病症
使用注意		带下证属湿热下注者不宜使用
用法用量		水煎服

百合地黄汤

出处		《金匮要略》
组成		百合、生地黄
功用		养阴清热,补益心肺
主治		主治百合病阴虚内热证,症见神志恍惚,夜游症,沉默寡言,如寒无寒,如热无热,时而欲食,时而恶食,口苦,小便赤,舌质红少苔而干,脉弦细或细数
配伍意义		方中百合色白入肺,养肺阴而清气热;生地黄色黑入肾,益心营而清血热;泉水清热利小便,诸药合用,心肺同治,阴复热退,百脉因之调和,病可自愈
临床应用	辨证要点	本方为治疗百合病的常用方,临床应用当以心神不安、饮食行为失调、口苦、小便赤、脉微数为辨证要点
	现代应用	临床主要用于治疗老年性皮肤瘙痒症、抑郁症、失眠症、妇女更年期综合征、焦虑症等病症

续表

使用注意	中病勿服。 服药后大便色黑如漆,为地黄本色,停药后即可消失,不必惊惧 用药当宜清淡为宜。忌用大补元气芪参之类;忌用滋腻之阿胶龟板;忌用温补之桂附鹿角之属。 实热者不宜使用
用法用量	以水浸洗百合一宿,去其水,再以泉水 400 ml,煮取 200 ml,去滓,入地黄汁,煎取 300 ml,分温再服

右归丸

出处	《景岳全书》	
组成	熟地黄、山药(炒)、山茱萸(微炒)、枸杞子(微炒)、菟丝子(制)、鹿角胶(炒珠)、杜仲(姜汁炒)、肉桂、当归、制附子	
功用	温补肾阳,填精益髓	
主治	肾阳不足,命门火衰证。症见年老或久病气衰神疲,畏寒肢冷,腰膝软弱,阳痿遗精,或阳衰无子,或饮食减少,大便不实,或小便自遗,舌质淡苔白,脉沉而迟	
配伍意义	方中制附子、肉桂温壮元阳,鹿角胶温肾阳、益精血,共为君药。熟地黄、山茱萸、枸杞子、山药滋阴益肾,填精补髓,并养肝补脾,即所谓"善补阳者,必于阴中求阳,则阳得阴助,而生化无穷"(《类经》),共为臣药。佐以菟丝子、杜仲,补肝肾、强腰膝;当归养血补肝,与补肾之品相合,共补精血。诸药合用,温壮肾阳,滋补精血	
临床应用	辨证要点	本方为治疗命门火衰证之常用方。以腰膝酸软、畏寒肢冷、神疲乏力为辨证要点
	现代应用	临床主要用于治疗老年性皮肤瘙痒症、抑郁症、失眠症、妇女更年期综合征、焦虑症等病症
使用注意	阴虚火旺、心肾不交、湿热下注而扰动精室者慎用;湿热下注所致阳痿者慎用;暑湿、湿热以及食滞伤胃和肝气乘脾所致泄泻者慎用;孕妇慎用	
用法用量	将熟地黄蒸烂杵膏,余为细末,加炼蜜为丸,如弹子大。每嚼服二三丸,以滚白汤送下。现代用法:蜜丸,每服 9 g;亦可作汤剂,水煎服	

知识解析 3-17-1

2. 根据妇科类方剂及中成药相关知识将下表补充完整

类 别			药品名称	组 成	功 用	主 治	用法用量	使用注意
月经不调	月经先期	肾气虚	女金丹丸					
		肝经郁热	加味逍遥丸					
	月经后期	肾虚血少	乌鸡白凤丸					
			归芍地黄丸					
			养血安胶囊					
		气滞血瘀	调经丸					
			益母丸					
			调经活血片					

续表

类别			药品名称	组成	功用	主治	用法用量	使用注意
月经不调	月经先后无定期	肾虚血少	女金丸					
			乌鸡白凤丸					
			参桂鹿茸丸					
		肝郁	逍遥丸					
			得生片					
			妇科调经片					
痛经	气滞血瘀		元胡止痛片					
			益母丸					
			调经活血片					
	阳虚内寒		艾附暖宫丸					
			痛经宝颗粒					
			痛经丸					
崩漏	气血两虚		乌鸡白凤丸					
			定坤丹					
	脾不统血		人参归脾丸					
			归脾丸					
			女金丸					
	肝肾不足		鹿角胶颗粒					
			安坤赞育丸					
			妇科止血灵					
	瘀血阻络		坤灵丸					
			少腹逐瘀颗粒					
带下过多	肾虚带下		金樱子膏					
			参茸卫生丸					
	湿热下注		妇炎康片					
			盆炎净颗粒					
	湿热下注		妇炎净胶囊					
			宫炎平片					
	脾虚湿盛		除湿白带丸					
			妇科白带膏					
绝经前后诸证	阴虚火旺		更年安片					
			更年宁心胶囊					
			灵莲花颗粒					
	脾肾阳虚		龙凤宝胶囊					

3. 拓展思考题

患者,女,26岁,月经半月一行,淋漓不净,量多有块、色鲜红,舌红少苔,脉弦滑。试分析该患者可能的疾病是什么,并推荐合适的中成药。

答案解析

在线答题

学习任务 18

外科的中成药推介

学习导引

中医外科是以中医药理论为指导,研究外科疾病发生、发展及其防治规律的一门临床学科,主要包括乳痈、瘾疹、痔疮、跌打损伤等内容。

任务实施内容及实施过程

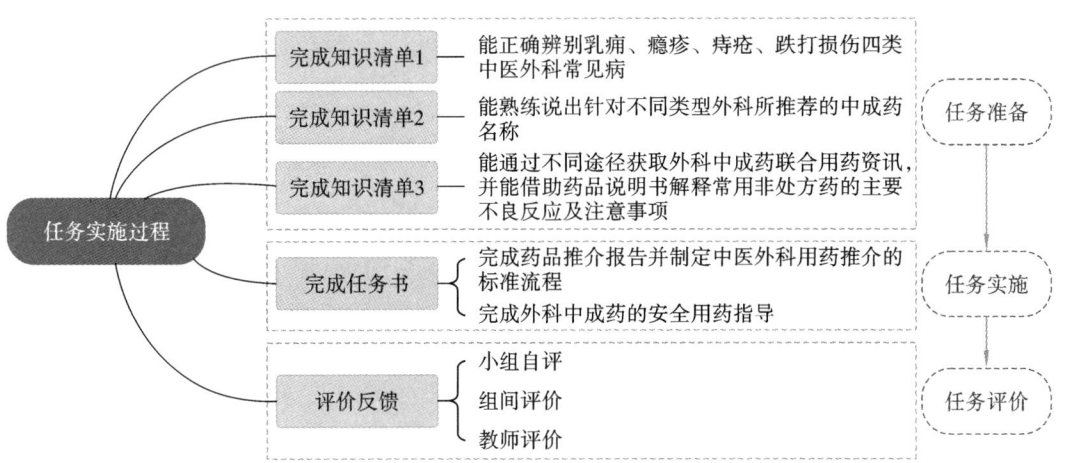

学习目标

1. 通过学习知识清单,正确辨别乳痈、瘾疹、痔疮、跌打损伤,并能根据顾客需求推介中成药,能熟练说出针对不同类型外科常见病所推荐的中成药名称,并借助药品说明书解释常用非处方药的作用。

2. 通过不同途径获取外科中成药联合用药资讯,并能借助药品说明书解释常用非处方药的主要不良反应及注意事项。

3. 在教师指导下,小组成员协作制定外科问病荐药的标准流程及安全用药指导并完成任务评价(多元评价表见附录)。

4. 培养良好的思想品德和爱岗敬业、一丝不苟、安全用药的职业精神。

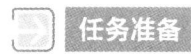

知识清单 1

		气滞热壅证	
乳痈	要点	内容	
	症状	乳汁郁积结块,皮色不变或微红,肿胀疼痛;伴恶寒发热,周身酸楚,口渴,便秘。舌苔薄,脉数	
	治法	疏肝清胃,通乳消肿	
		热毒炽盛证	
	要点	内容	
	症状	乳房肿痛加剧,皮肤焮红灼热,继之肿块变软,有应指感,或溃后脓出不畅,红肿热痛不消,有"传囊"现象;伴壮热不退,口渴喜饮,便秘溲赤。舌质红,苔黄腻,脉洪数	
	治法	清热解毒,托里透脓	
瘾疹		风寒束表证	
	要点	内容	
	症状	风团色白,遇寒加中,得暖则减;伴恶寒,口不渴。舌质淡红,苔薄白,脉浮紧	
	治法	疏风散寒止痒	
		风热犯表证	
	要点	内容	
	症状	风团鲜红,灼热剧痒,遇热则剧,得冷则减;伴发热,恶寒,咽喉肿痛。舌质红,苔薄白或薄黄,脉浮数	
	治法	疏风清热止痒	
		胃肠湿热证	
	要点	内容	
	症状	风团大片红色,瘙痒剧烈;发疹的同时伴脘腹疼痛,恶心呕吐,神疲纳呆,大便秘结或泄泻。舌质红,苔薄白或黄,脉弦滑数	
	治法	疏风解表	
		血虚风燥证	
	要点	内容	
	症状	反复发作,迁延日久,午后或夜间加剧,伴心烦易怒,口干,手足心热。舌红少津,脉沉细	
	治法	养血祛风,润燥止痒	

续表

痔疮		
	风伤肠络证	
	要　点	内　　容
	症状	大便带血、滴血或喷射状出血,血色鲜红,或有肛门瘙痒。舌质红,苔薄白或薄黄,脉浮数
	治法	清热凉血祛风
	湿热下注证	
	要　点	内　　容
	症状	内痔可见便血色鲜红,量较多,肛内肿物外脱,可自行回缩,肛门灼热。外痔可见肛缘肿物隆起,灼热疼痛,咳嗽、行走、坐位均可使疼痛加剧,便干或溏,溲赤。舌质红,苔黄腻,脉弦数
	治法	清热利湿止血
	气滞血瘀证	
	要　点	内　　容
	症状	内痔常见肛内肿物脱出,甚至嵌顿,肛管紧缩,坠胀疼痛,甚则肛缘水肿、血栓形成,触痛明显。外痔可见肛缘肿物突起,排便时可增大,有异物感,可有胀痛或坠痛,局部可触及硬性结节。舌质暗红,苔白或黄,脉弦或涩
	治法	理气祛风活血
	脾虚气陷证	
	要　点	内　　容
	症状	肛门松弛,痔核脱出须手法复位,便血色鲜或淡;伴面白少华,少气懒言,纳少便溏。舌质淡,边有齿痕,苔薄白,脉弱
	治法	补气升提举陷
跌打损伤	气滞血瘀证	
	要　点	内　　容
	症状	患部剧烈疼痛,活动受限,腰部的俯、仰、转侧均感困难,不能挺直,严重者不能站立。若因挫伤引起,则局部肿胀、压痛均较明显。舌质偏暗或有瘀斑,脉弦或紧
	治法	初期宜活血祛瘀,行气止痛;后期宜舒筋活血,补益调治
	瘀血阻络证	
	要　点	内　　容
	症状	伤后疼痛,活动受限,常因运动时间长久后伤处附近关节疼痛、乏力、酸软,夜间较重,可伴不规则的发热,心悸,食欲不振。舌质紫,苔白,脉涩弦
	治法	活血止痛,舒筋活络
	风寒湿瘀证	
	要　点	内　　容
	症状	多有不同程度的慢性外伤史。多发为隐痛,往往与腰部劳累或天气变化有关。急性发作时疼痛加剧,还可伴有腰肌痉挛、腰部活动受限。舌偏淡暗,苔白腻,脉濡细或涩
	治法	祛风除湿,温经通络

知识清单 2

乳痈		
类 别		推 荐 用 药
气滞 热壅证	方剂应用	瓜蒌牛蒡汤
	中成药选用	活血解毒丸
热毒 炽盛证	方剂应用	五味消毒饮
	中成药选用	牛黄化毒片
瘾疹		
类 别		推 荐 用 药
风寒 束表证	方剂应用	桂枝麻黄各半汤
	中成药选用	荆防颗粒
风热 犯表证	方剂应用	消风散
	中成药选用	消风止痒颗粒
胃肠 湿热证	方剂应用	防风通圣散
	中成药选用	防风通圣丸
血虚 风燥证	方剂应用	当归饮子
	中成药选用	润燥止痒胶囊
痔疮		
类 别		推 荐 用 药
风伤 肠络证	方剂应用	凉血地黄汤
	中成药选用	槐角丸
湿热 下注证	方剂应用	脏连丸
	中成药选用	地榆槐角丸
气滞 血瘀证	方剂应用	止痛如神汤
	中成药选用	马应龙麝香痔疮膏
脾虚 气陷证	方剂应用	补中益气汤
	中成药选用	补中益气丸
跌打损伤		
类 别		推 荐 用 药
气滞 血瘀证	方剂应用	顺气活血汤
	中成药选用	活血止痛散
瘀血 阻络证	方剂应用	身痛逐瘀汤
	中成药选用	伸筋丹胶囊
风寒 湿瘀证	方剂应用	独活寄生汤
	中成药选用	独活寄生合剂

知识清单 3

1. 饮食禁忌

服药期间,饮食宜清淡,易消化,忌食辛辣、油腻、刺激性食物。

2. 日常调护

瘾疹患者避免接触致敏物。避免各种外界刺激,如过度洗擦、热水烫洗。内衣以纯棉制品为宜。禁止过度搔抓,以防加重病情和继发感染。注意气温变化,加强体育锻炼。

痔疮患者需养成每天定时排便的良好习惯,防止便秘,蹲厕时间不宜过长,以免肛门部瘀血。避免久坐久立,进行适当的活动或定时做肛门括约肌运动。若发生内痔,应及时治疗,防止进一步发展。

跌打损伤后适当限制扭伤局部的活动,避免加重损伤。扭伤早期应配合冷敷止血,24 h 内禁止热敷,24 h 后予以热敷,以助消散。可以配合针灸、推拿、药物熏洗,治疗腰肌劳损、扭伤等,有很好的疗效。病程长者要注意局部护理,局部要注意保暖,避免风寒湿邪的侵袭。

任务实施

1. 岗位情境描述

患者,男,48 岁,2015 年 3 月 25 日初诊。患者于 3 年前车祸致左小腿皮破肉绽,X 片示无骨折,拟清创缝合处理,3 年来小腿局部红肿热痛反复发作,发作时伴全身恶寒发热,并在小腿外侧形成一窦道口,偶有流出脓液和小碎死骨片,其间注射抗生素能缓解症状,但仍反复发作。左小腿外侧下段肿胀,触之外软内硬,压痛明显。舌红苔黄厚,脉沉数。

2. 任务书

按照《中华人民共和国药品管理法》《药品经营质量管理规范》《执业药师业务规范》《药品购销职业技能等级标准》要求,完成以下内容。

(1) 根据岗位情境描述,对患者进行疾病评估。写出该患者可能患有的疾病以及判断依据。

(2) 结合疾病症状从药品货架上取出一种适用的中成药,放在柜台上。

(3) 写出推荐的中成药的基本作用,并对推荐的中成药进行用药交代。

(4) 将药品放回原处。

3. 任务分组

按附录中学生任务分配表模板,填写实训报告。

4. 工作准备

完成知识清单 1、2、3 的学习并收集外科中成药联合用药资讯,列出用药注意事项。在教师指导下,分析外科类中成药问病荐药的难点和常见问题。

5. 工作实施

引导问题 1:外科常见病症包括_____、_____、_____、_____等。

引导问题 2:分析知识清单 2 中所列中成药的功用、主治、辨证要点的异同点(用思维导图的形式归纳)。

引导问题 3:服用治疗外科疾病中成药时在饮食上需要注意什么？
引导问题 4:特殊人群使用治疗外科疾病中成药时需要注意什么？
引导问题 5:根据任务书要求完成药品推介报告(记录问病荐药过程)

任务十八:外科中成药推介

姓名：　　　　　　　　班级：　　　　　　　　日期：

评价内容	填 写 内 容	
疾病评估	患者可能的疾病：	
判断理由	判断依据：	
推荐中成药	药品名称：	
	基本作用：	
用药交代	单次用量:_____　　每日给药次数:_____	
	给药时间:_____　　给药途径:_____	
	贮藏方法：	
	常见不良反应:(不少于1条)	(1)
	用药注意事项:(不少于2条)	(1)
		(2)

 评价反馈

按附录中多元评价表进行评价。

知识与思政链接
3-18-1

 知识储备

1. 外科方剂相关知识

瓜蒌牛蒡汤

出处	《医宗金鉴》
组成	瓜蒌、牛蒡子、天花粉、黄芩、山栀、金银花、连翘、皂角刺、青皮、陈皮、柴胡、生甘草
功用	清阳明胃热,疏厥阴之气
主治	乳房结块肿痛,伴有恶寒发热,舌苔薄白,脉浮数等
配伍意义	方中牛蒡子、瓜蒌共为君药,以清热消痈。牛蒡子清热解毒、散结消肿,瓜蒌理气宽胸、消结散痈。金银花可清热解毒,连翘被誉为"疮家圣药",可消痈散结,天花粉清热生津、消肿排脓,黄芩清热泻火解毒,生栀子泻火除烦。金银花、连翘、天花粉、黄芩、山栀合用,共奏清热解毒、消痈散结之功,体现了中医治疗乳痈时以"清"为主的治疗特点。皂角刺可直达病所,溃坚散结消痈。以上诸药共为臣药,以"清""消"为主。柴胡疏肝解郁,为引经药,青皮疏肝理气,陈皮理气健脾化痰。柴胡、青皮、陈皮三药为佐药,疏肝理气,气行则乳行,体现了中医治疗乳痈时以"通"为贵的治疗特点。生甘草益气补中、清热解毒、调和药性,为使药。诸药共奏活血化瘀、清热解毒、消痈散结之功

续表

临床应用	辨证要点	以乳痈初起、掀赤肿痛、舌红脉数为辨证要点
	现代应用	急性乳腺炎
使用注意		服药期间保持情志调达,忌食辛辣食物,不过食肥甘厚腻
用法用量		每日1剂,水煎服,用药3~6日

二陈汤

出处	《太平惠民和剂局方》
组成	半夏、橘红、茯苓、甘草、生姜、乌梅
功用	燥湿化痰,理气和中
主治	湿痰证,症见咳嗽痰多,色白,恶心呕吐,胸膈痞闷,肢体困重,或头眩心悸,舌苔白滑或腻,脉滑
配伍意义	本方证多由脾失健运,湿无以化,湿聚成痰,郁积而成。湿痰为病,犯肺致肺失宣降,则咳嗽痰多;停胃令胃失和降,则恶心呕吐;阻于胸膈,气机不畅,则感痞闷不舒;留注肌肉,则肢体困重;阻遏清阳,则头目眩晕;痰浊凌心,则为心悸。治宜燥湿化痰,理气和中。方中半夏辛温性燥,善能燥湿化痰,且又和胃降逆,为君药。橘红为臣,既可理气行滞,又能燥湿化痰。君臣相配,寓意有二:一为等量合用,不仅相辅相成,增强燥湿化痰之力,而且体现治痰先理气,气顺则痰消之意;二为半夏、橘红皆以陈久者良,而无过燥之弊,故方名"二陈"。佐以茯苓健脾渗湿,渗湿以助化痰之力,健脾以杜生痰之源。鉴于橘红、茯苓是针对痰因气滞和生痰之源而设,故二药为祛痰剂中理气化痰、健脾渗湿的常用组合。煎加生姜,既能制半夏之毒,又能协助半夏化痰降逆、和胃止呕;复用少许乌梅,收敛肺气,与半夏、橘红相伍,散中兼收,防其燥散伤正之虞,均为佐药。以甘草为佐使,健脾和中,调和诸药
临床应用	辨证要点	以咳嗽、呕恶、痰多色白、舌苔白腻、脉滑为辨证要点
	现代应用	常用于慢性支气管炎、阻塞性肺气肿、慢性胃炎、消化性溃疡、妊娠剧吐、神经性呕吐、梅尼埃病、癫痫、抑郁症、皮脂腺囊肿、耳廓假性囊肿、鼻息肉、梅毒、小儿感冒、小儿气管炎等病
使用注意		因本方性燥,故燥痰者慎用;吐血、消渴、阴虚、血虚者忌用本方
用法用量		加生姜7片,乌梅1个,水煎温服
其他剂型		丸剂

凉血地黄汤

出处	《脾胃论》
组成	黄柏、知母、青皮、槐角、熟地黄、当归
功用	凉血热,清大肠;凉血滋阴;清热燥湿,养血凉荣
主治	肠风,血痔;血热阴虚,肠澼下血证;肠癌下血
配伍意义	本方所治证是因饮食劳倦,脾胃阳气损伤,清气下陷,湿热下注,大肠津燥血热之泄泻、肠澼。治宜凉血和血,清热利湿,理气除重。方中黄柏、知母清热燥湿,治湿热泄泻、痢疾之本,为君药。熟地黄、当归养血和血,行血则便脓自愈,为臣药。佐以青皮理气行滞,以取调气则后重自除之效。加槐角入大肠血分,凉血为引,为使药。诸药合用,共奏凉血和血、清热利湿之功。使脾胃气虚下陷得升,湿热除,血热自降,气机通畅,则诸症自愈

续表

临床应用	辨证要点	热入血分,血溢血瘀
	现代应用	治疗内痔出血、外痔肿痛、直肠癌、结肠炎、直肠炎、肛裂等疾病
使用注意		饮食宜清淡,忌食刺激性食物
用法用量		水煎2次,作2次服,1日服3剂
其他剂型		凉血地黄丸

独活寄生汤

出处		《备急千金要方》
组成		独活、桑寄生、杜仲、牛膝、细辛、秦艽、茯苓、肉桂心、防风、川芎、人参、甘草、当归、白芍、干地黄
功用		祛风湿,止痹痛,益肝肾,补气血
主治		痹证日久,肝肾两虚,气血不足证,症见腰膝疼痛、痿软,肢节屈伸不利,或麻木不仁,畏寒喜温,心悸气短,舌质淡苔白,脉细弱
配伍意义		方中重用独活为君,辛、苦、微温,善治伏风,除久痹,且性善下行,以祛下焦与筋骨间的风寒湿邪。臣以细辛、防风、秦艽、肉桂心,细辛入少阴肾经,长于搜剔阴经之风寒湿邪,又除经络留湿;秦艽祛风湿,舒筋络而利关节;肉桂心温经散寒,通利血脉;防风祛一身之风而胜湿,君臣相伍,共祛风寒湿邪。本证因痹证日久而见肝肾两虚,气血不足,遂佐入桑寄生、杜仲、牛膝以补益肝肾而强壮筋骨,且桑寄生兼祛风湿,牛膝尚能活血以通利肢节筋脉;当归、川芎、干地黄、白芍养血和血,人参、茯苓、甘草健脾益气,以上诸药合用,具有补肝肾、益气血之功。且白芍与甘草相合,尚能柔肝缓急,以助舒筋。当归、川芎、牛膝、肉桂心活血,寓"治风先治血,血行风自灭"之意。甘草调和诸药,兼使药之用
临床应用	辨证要点	以腰膝冷痛、肢节屈伸不利、心悸气短、脉细弱为辨证要点
	现代应用	现代常用于治疗坐骨神经痛、腰背痛、四肢关节痛、慢性劳损、骨关节炎、类风湿性关节炎、强直性脊柱炎、腰椎骨质增生、脊髓灰质炎、颞颌关节紊乱综合征、下肢象皮肿、输精管结扎术后的痛性结节等
使用注意		痹证之属湿热实证者忌用
用法用量		水煎服
其他剂型		丸剂、合剂

2. 根据外科类方剂及中成药相关知识将下表补充完整

类　　别		药品名称	组　成	功　用	主　治	用法用量	使用注意
乳痈	气滞热壅证	活血解毒丸					
	热毒炽盛证	牛黄化毒片					
瘾疹	风寒束表证	荆防颗粒					
	风热犯表证	消风止痒颗粒					
	胃肠湿热证	防风通圣丸					
	血虚风燥证	润燥止痒胶囊					

续表

类别		药品名称	组成	功用	主治	用法用量	使用注意
痔疮	风伤肠络证	槐角丸					
	肺经风热证	地榆槐角丸					
	胃肠湿热证	马应龙痔疮膏					
	痰湿瘀滞证	补中益气丸					
跌打损伤	气滞血瘀证	活血止痛散					
	瘀血阻络证	伸筋丹胶囊					
	风寒湿瘀证	独活寄生合剂					

3. 拓展思考题

（1）患者，男，68岁，全身红斑、风团瘙痒20天，加重3天，无诱因出现全身少量红斑、风团，神志清，精神可，语言清晰，全身皮肤瘙痒明显，无憋气、头晕，无腹痛，无恶心呕吐，饮食、睡眠可，二便调。舌红，苔薄黄，脉数。试分析该患者可能的疾病是什么，并推荐合适的中成药。

知识解析
3-18-1

（2）患者，男，28岁，摔伤右大腿部，检查：右大腿外侧见 8 cm×4 cm 范围的肿胀，皮下青紫，局部压痛拒按，无表皮破损，活动不利，拍片无骨质病变。试分析该患者可能的疾病是什么，并推荐合适的中成药。

答案解析

在线答题

学习任务 19

儿科的中成药推介

扫码
看 PPT

学习导引

积滞、厌食是儿科常见疾病。其中积滞是指小儿内伤乳食,停聚中焦,积而不化,气滞不行所形成的一种脾胃疾病,相当于西医学的小儿消化不良表现为上述症状者;厌食是以较长时间的食欲减退、厌恶进食、食量减少为主要症状的病证,也即西医学的厌食症。

任务实施内容及实施过程

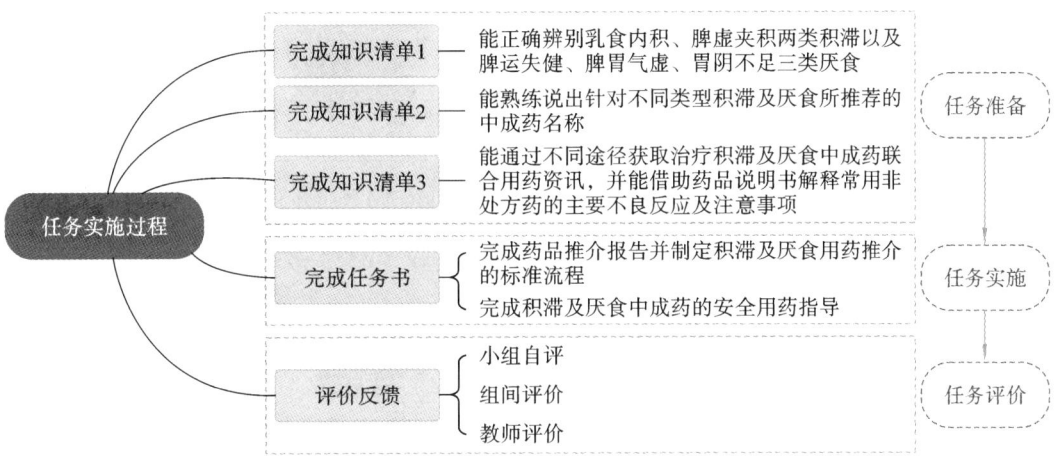

学习目标

1. 通过学习知识清单,正确辨别乳食内积、脾虚夹积所致的积滞以及脾运失健、脾胃气虚、胃阴不足所致的厌食,并能根据顾客需求推介中成药,能熟练说出针对不同类型积滞、厌食所推荐的中成药名称,并借助药品说明书解释常用非处方药的作用。

2. 通过不同途径获取治疗积滞、厌食的中成药联合用药资讯,并能借助药品说明书解释常用非处方药的主要不良反应及注意事项。

3. 在教师的指导下,小组成员协作制定儿科问病荐药的标准流程、中成药安全用药指导并完成任务评价。

4. 培养良好的思想品德和爱岗敬业、一丝不苟、安全用药的职业精神。

任务准备

知识清单 1

积滞	乳食内积	
	要 点	内 容
	症状	不思乳食,嗳腐酸馊或呕吐食物、乳片,肚腹热甚,大便酸臭或便秘,脘腹胀满,疼痛拒按,心烦,夜眠不安,低热,手足心热。苔白厚腻,或苔黄,脉弦滑,或指纹紫滞
	治法	消乳化食,和中导滞
	脾虚夹积	
	要 点	内 容
	症状	神疲肢倦,形体消瘦,面色萎黄,不思乳食,腹满喜按,大便稀溏腥臭,夹乳片或不消化食物残渣。舌质淡,苔白腻,脉濡细而滑,或指纹淡滞
	治法	健脾助运,消食化滞
厌食	脾运失健	
	要 点	内 容
	症状	纳呆,食无味,或拒食,形体尚可,常伴嗳气泛恶,胸闷脘痞,大便不调,面色少华,精神正常。舌苔薄白或薄腻,脉尚有力
	治法	调和脾胃,运脾开胃
	脾胃气虚	
	要 点	内 容
	症状	不思进食,食而不化,神疲多汗,大便偏稀夹有不消化食物,面色少华,形体偏瘦,肢倦乏力。苔薄白,脉无力
	治法	健脾益气,佐以助运
	胃阴不足	
	要 点	内 容
	症状	口干多饮,纳呆食少,皮失润泽,大便偏干,小便短黄,甚或烦躁少寐,手足心热,舌偏红少津,苔少或花剥,脉细数
	治法	养胃育阴,佐以助运

知识清单 2

类 别		推 荐 用 药
积滞	乳食内积 方剂应用	乳积:消乳丸加减。食积:保和丸加减
	乳食内积 中成药选用	小儿消食片、开胃山楂丸、枳实导滞丸、四磨汤口服液、大山楂丸、保和颗粒(丸)
	脾虚夹积 方剂应用	健脾丸加减
	脾虚夹积 中成药选用	健胃消食片、健脾丸、开胃健脾丸
厌食	脾运失健 方剂应用	不换金正气散加减
	脾运失健 中成药选用	枳术丸、健脾消食口服液、健脾消食丸
	脾胃气虚 方剂应用	异功散加减
	脾胃气虚 中成药选用	参苓白术散(丸)、健胃消食片、启脾丸、小儿厌食口服液
	胃阴不足 方剂应用	养胃增液汤加减
	胃阴不足 中成药选用	儿宝颗粒

知识清单 3

1. 用药注意

（1）治疗积滞以消食化积、理气行滞为基本法则，积滞较重或积热结聚者，也可泄热攻下，但应中病即止，不可过用。如服药后症状无改善应及时就诊。治疗时，除内服药外，也可运用推拿和外治等疗法。

（2）治疗厌食可应用运脾开胃的方法。在治疗中消导不宜过峻、燥湿不宜过寒、补益不宜呆滞、养阴不宜滋腻，以免损脾碍胃，影响纳运。

2. 健康指导

（1）积滞。

①注意调节饮食，乳食定时定量。饮食应以易消化且营养丰富的食物为主；不吃零食，纠正偏食、挑食。

②逐渐添加相适应的辅食，避免过多、过杂；避免贪凉饮冷、过食油腻与煎炸食物。

③保持大便通畅，配合针灸、按摩、捏脊疗法。

（2）厌食。

①小儿厌食并非一种独立的疾病。在中枢神经系统疾病或精神障碍及多种感染性疾病时也见到，因此必须详细询问有关病史，尽早到医院就诊。

②注意精神调理，让小儿保持良好的情绪，以增进食欲。

③调节饮食，乳食宜定时定量；随年龄的增长，添加相适应的辅食。

④避免过食生冷、油腻。纠正吃零食及偏食习惯。

⑤可配合捏脊、针灸及推拿等辅助疗法。

> 任务实施

1. 岗位情境描述

患儿，男，3岁，不思乳食，呕吐食物，大便酸臭，腹胀，手足心热，夜眠不安，苔白厚腻。

2. 任务书

按照《中华人民共和国药品管理法》《药品经营质量管理规范》《执业药师业务规范》《药品购销职业技能等级标准》要求，完成以下内容。

(1) 根据岗位情境描述，对患者进行疾病评估。写出该患者可能患有的疾病以及判断依据。

(2) 结合疾病症状从药品货架上取出一种适用的中成药，放在柜台上。

(3) 写出推荐的中成药的基本作用，并对推荐的中成药进行用药交代。

(4) 将药品放回原处。

3. 任务分组

按附录中学生任务分配表模板，填写实训报告。

4. 工作准备

完成知识清单1、2、3的学习并收集儿科中成药联合用药资讯，列出用药注意事项。在教师指导下，分析儿科类中成药问病荐药的难点和常见问题。

5. 工作实施

引导问题1：积滞一般分为_____、_____两种证型。

引导问题2：厌食一般分为_____、_____、_____三种证型。

引导问题3：分析知识清单2中所列中成药的功用、主治、辨证要点的异同点（用思维导图的形式归纳）。

引导问题4：对于儿科中成药在用药时需要注意什么？

引导问题5：根据任务书要求完成药品推介报告（记录问病荐药过程）。

儿科的中成药推介

姓名：　　　　　　班级：　　　　　　日期：

评价内容	填写内容	
疾病评估	患者可能的疾病：	
判断理由	判断依据：	
推荐中成药	药品名称：	
	基本作用：	
用药交代	单次用量：_____　每日给药次数：_____	
	给药时间：_____　给药途径：_____	
	贮藏方法：	
	常见不良反应：（不少于1条）	(1)
	用药注意事项：（不少于2条）	(1)
		(2)

评价反馈

按附录中多元评价表进行评价。

知识储备

1. 儿科方剂相关知识

保和丸

出处	《丹溪心法》
组成	山楂(焦)、茯苓、半夏(制)、六神曲(炒)、莱菔子(炒)、陈皮、连翘
功用	消食导滞,理气和胃
主治	用于食积停滞,脘腹胀满,嗳腐吞酸,不欲饮食
配伍意义	方中有三组药物,分别是消食药、和胃化痰药和清热药。其中山楂、六神曲、莱菔子助消化,能消各种饮食积滞。 山楂善于消肉食油腻之积滞,且用量最大,为方中主要药物;六神曲经发酵而成,更善于化谷麦酒食陈腐之积滞;莱菔子能消食下气,消胀除满,偏于消面之积滞。三药合用,可消一切饮食积滞。半夏能降逆止呕,陈皮能行气消胀、化滞止呕,茯苓能渗湿健脾止泻。饮食停滞,湿遏气阻,多有郁而化热现象存在,正所谓"凡有郁处,必有热伏",所以方中又用了具有清热散结作用的连翘,有热能清,无热能防,散结又有助于消食导滞,用意深妙。 综上所述,本方药物配伍以消食为主,兼以行气、化湿、清热
临床应用 辨证要点	本方为治疗积食的常用方。临床应用以脘腹胀满、嗳腐厌食、苔厚腻、脉滑为辨证要点
临床应用 现代应用	用于治疗消化不良、胆道系统感染、慢性萎缩性胃炎、化疗胃肠道反应、胃石症、小儿荨麻疹、小儿咳嗽等
使用注意	(1) 忌生冷油腻不易消化食物。 (2) 不适用于肝病或心肾功能不全所致饮食不消化、不欲饮食、脘腹胀满者。 (3) 身体虚弱者或老年人不宜长期服用。 (4) 小儿用法用量,请咨询医师或药师。 (5) 哺乳期妇女慎用
用法用量	口服,一次8丸,一日3次
其他剂型	颗粒剂、片剂

健脾丸

出处	《医方集解》
组成	人参、白术(土炒)、陈皮、麦芽(炒)、山楂(去核)、枳实、神曲
功用	健脾消食
主治	脾虚食积证。症见食少难消,脘腹痞闷,体倦少气,舌质淡苔白,脉虚弱
配伍意义	本方治证为脾胃虚弱,健运失司,而致食积内停,气机不畅,治宜健脾消食,标本兼顾。方中陈皮、枳实理气化积;山楂、麦芽、神曲消食和胃;人参、白术益气健脾,以助运化。诸药相合,消补兼施,标本同治,脾健食消

续表

临床应用	辨证要点	本方为治疗脾虚食积证之常用方。临床以食少难消、脘腹痞闷、舌质淡苔白、脉虚弱为辨证要点
	现代应用	临床常用于治疗慢性胃肠炎、消化不良、婴幼儿腹泻等属脾虚食积证者
使用注意		忌食生冷、油腻
用法用量		神曲糊为丸。米饮送下
其他剂型		健脾颗粒

异功散

出处	《小儿药证直诀》
组成	人参、白术、茯苓、炙甘草、陈皮
功用	健脾益气,行气导滞
主治	常用于小儿脾胃气虚兼有气滞之证
配伍意义	人参健脾益肺,白术补气健脾、燥湿利水,茯苓利水渗湿,陈皮行气化痰,炙甘草补中益气,共奏健脾行气之功
临床应用	辨证要点	本方为治疗心肾阴血亏虚所致神志不安的常用方。临床应用以心悸失眠、手足心热、舌红少苔、脉细数为辨证要点

知识解析 3-19-1

2. 根据儿科方剂及中成药相关知识将下表补充完整

类别	药品名称	组成	功用	主治	用法用量	使用注意
积滞	小儿消食片					
	开胃山楂丸					
	枳实导滞丸					
	四磨汤口服液					
	大山楂丸					
	保和颗粒(丸)					
	健胃消食片					
	健脾丸					
	开胃健脾丸					
厌食	枳术丸					
	健脾消食口服液					
	健脾消食丸					
	参苓白术散(丸)					
	健胃消食片					
	启脾丸					
	小儿厌食口服液					
	儿宝颗粒					

3. 拓展思考题

患儿,10岁,午后突然发热,体温达 39 ℃,头身疼痛剧烈,喜冷饮,咽喉肿痛,舌尖红,苔薄黄,脉浮数。试分析该患儿可能的疾病是什么,并推荐合适的中成药。

答案解析

在线答题

模块四

药品推介——化学药篇

思政加油站

解热镇痛抗炎药种类繁多,有经典百年的阿司匹林、老少皆宜的对乙酰氨基酚(美林或泰诺林),也有现在国民知晓率极高的布洛芬等,它们虽同属解热镇痛抗炎药,但是使用对象因为它们的治疗作用和不良反应的差别而不尽相同,所以不同类别的药物针对的疾病千差万别,同一类别的不同药物的临床作用也千差万别,这就需要指导用药的药学人员不仅要具有扎实的专业知识,而且要有能为病患安全、健康负责的职业担当,安全用药的职业准则,以及严谨规范的职业素养。

思政关键词:严谨规范　安全用药　职业素养　职业担当

学习任务 1

发热的化学药推介

扫码
看 PPT

学习导引

发热(fever),是指致热原直接作用于体温调节中枢致体温调节中枢功能紊乱或各种原因引起的产热过多、散热减少,导致体温升高超过正常范围的情形。发热是临床上最常见的症状,是疾病进展过程中的重要临床表现,可见于多种感染性疾病和非感染性疾病。但有时体温升高不一定都是疾病引起的,某些情况可有生理性体温升高,如剧烈运动、月经前期及妊娠期,进入高温环境或热水浴等均可使体温较平时略高,这些情况下通过自身调节体温可恢复正常。

任务实施内容及实施过程

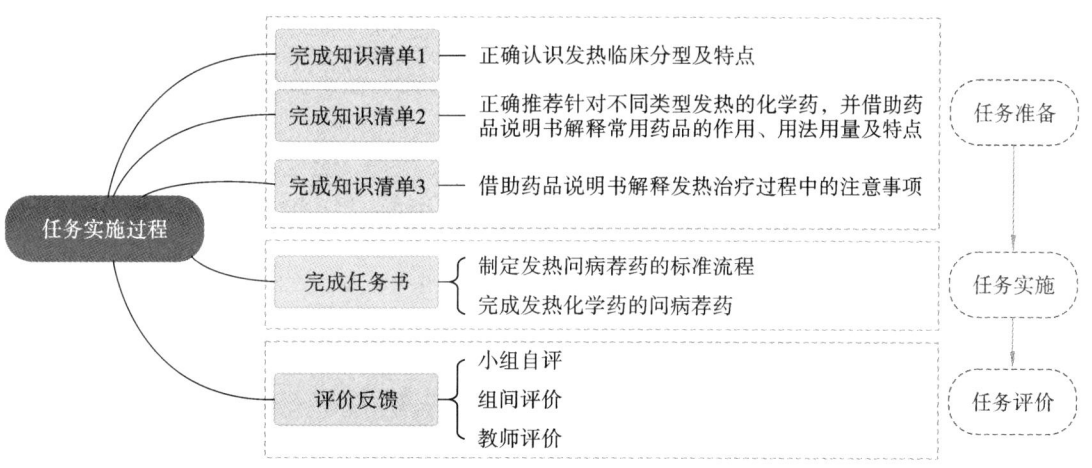

学习目标

1. 通过学习知识清单,正确认识发热的症状与分类,能熟练说出针对不同类型发热推荐的化学药名称,并借助药品说明书解释常用药品的用法、特点。

2. 通过不同途径获取发热联合用药资讯,并能借助药品说明书解释常用药品的主要不良反应及注意事项。

3. 在教师指导下,小组成员协作制定发热问病荐药的标准流程,完成安全用药指导和任务评价(多元评价表见附录)。

4. 建立安全用药的职业准则,树立药师以患者为中心的专业化服务理念。

任务准备

知识清单 1

知识与思政链接
4-1-1

发热是临床上最常见的症状,是疾病进展过程中的重要临床表现,可见于多种感染性疾病和非感染性疾病。

认识发热

诊断标准	一般认为当直肠温度超过 37.6 ℃,口腔温度高于 37.2 ℃,腋窝温度高于 37.2 ℃,或昼夜体温波动超过 1 ℃,即为发热
临床分型	按照体温的高低,发热分度如下。低热 37.4～38 ℃,中度热 38.1～39 ℃,高热 39.1～41 ℃,超高热 41 ℃以上
症状	主要表现是体温升高、脉搏加快。突发热病程常为 0.5～1 天,持续热病程为 3～6 天。根据发热伴有的症状可诊断病因: (1) 伴有头痛、四肢关节痛、咽喉痛、畏寒、乏力、鼻塞或咳嗽时,病因为感冒。 血常规检查:①白细胞计数高于正常值,则为细菌感染;②白细胞计数低于正常值,则为病毒感染。 (2) 儿童伴有咳嗽、流鼻涕、眼结膜充血、麻疹黏膜斑及全身斑丘疹时,病因为麻疹。儿童或青少年伴有以耳垂为中心的腮腺肿大时,病因为流行性腮腺炎。 (3) 间歇期,表现有间歇发作的寒战,高热,继之大汗时,病因为化脓性感染或疟疾。 (4) 持续高热,如 24 h 内体温波动且持续在 39～40 ℃,居高不下,伴随寒战、咳嗽、胸痛、吐铁锈色痰时,病因为肺炎。 (5) 起病缓慢,持续稽留热,无寒战、脉缓、玫瑰疹、肝脾肿大时,病因为伤寒。 (6) 如为长期找不出原因的低热,一般为功能性发热,应认真治疗

发热类型	感染性发热	非感染性发热
病因	包括常见的各种病原体,如细菌、病毒、真菌、支原体等,以细菌引起的感染性发热最常见,其次为病毒	(1) 血液病与恶性肿瘤:如白血病、恶性组织细胞病、恶性淋巴瘤、结肠癌、原发性肝细胞癌等。 (2) 变态反应疾病:如药物热、风湿热。 (3) 结缔组织病:如系统性红斑狼疮(SLE)、皮肌炎、结节性多动脉炎、混合性结缔组织病(MCTD)等。 (4) 其他:如甲状腺功能亢进症、甲状腺危象、严重失水或出血、热射病、中暑、骨折、大面积烧伤、脑出血、颅脑损伤、癫痫持续状态、心力衰竭、组织坏死等

续表

鉴别诊断	(1) 起病急,伴有或无寒战的发热。 (2) 有全身及定位症状和体征。 (3) 血常规:白细胞计数高于 $10\times10^9/L$,或低于 $4.0\times10^9/L$。 (4) 硝基四氮唑蓝(NBT)还原试验:如中性粒细胞 NBT 测定的结果超过 20%(正常值<10%),提示有细菌感染,有助于与病毒感染及非感染性发热的鉴别。应用激素后 NBT 可呈假阴性。 (5) C 反应蛋白(CRP)测定:阳性提示有细菌感染及风湿热,阴性多为病毒感染。 (6) 中性粒细胞碱性磷酸酶积分增高:正常值为 0~37,增高愈高愈有利于细菌感染的诊断,除外妊娠、癌肿、恶性淋巴瘤者更有意义。应用激素后可使之升高或呈假阳性	(1) 热程长,超过 2 个月,热程越长,可能性越大; (2) 长期发热一般情况好,无明显中毒症状

知识清单 2

1. 发热的治疗

病因处理	针对发热的病因进行积极的处理是解决发热的根本办法。例如:针对感染性发热,根据感染源不同选择有效药物进行治疗。如为细菌感染引起的发热,可以选用阿莫西林、头孢氨苄、头孢羟氨苄、头孢克洛、头孢丙烯、头孢克肟、罗红霉素、阿奇霉素、盐酸左氧氟沙星等控制细菌感染,同时口服退热药,如对乙酰氨基酚、酚咖片、布洛芬等。如为感冒引起的发热,可以服用复方氨酚烷胺、复方氨酚肾素片、酚咖片。如为腹泻脱水引起的发热,应积极进行补液,可以服用药物如蒙脱石散、苋菜黄连素等,同时口服补液盐防止脱水。如为药物反应引起的发热,立即停用药物并进行抗过敏治疗等,如使用氯雷他定、左西替利嗪、葡萄糖酸钙、维生素 C	
降温处理	对于感染性发热,发热本身是机体免疫系统清除感染源的表现之一,除高热以及患者严重不适、强烈要求外,通常可不急于使用解热药等,但一定要告知患者,取得患者的理解。而对于高热患者必须进行降温处理	
对症治疗	非处方药	对乙酰氨基酚(片、滴剂、混悬液)、阿司匹林、布洛芬(片、滴剂、混悬液)、贝诺酯、酚咖片等
	处方药	安乃近

2. 非处方药知识点

药品名称	适应证/功能主治	用法用量	作用特点
对乙酰氨基酚	用于普通感冒或流感引起的发热,也用于头痛、关节痛等	一次 0.3~0.6 g(1~2 片),根据需要一日 3~4 次,一日用量不宜超过 2 g(7 片)。退热治疗一般不超过 3 天,镇痛给药不超过 10 天。儿童按体重每次 10~15 mg/kg,每 4~6 h 1 次;12 岁以下儿童每 24 h 不超过 4 次,疗程不超过 5 天	解热作用强,镇痛作用较弱,但作用缓和而持久,对胃肠道的刺激性小,在正常剂量下对肝脏无损害,较为安全有效,可作为退热药的首选,尤其适宜于老年人和小儿服用
阿司匹林	治疗头痛和肌肉骨骼痛的首选药物,也常用于神经痛、牙痛、月经痛等。同时也可以用于急性风湿热、类风湿性关节炎、心脑血管疾病等	用于镇痛和解热,每次服 0.3~0.6 g,一日 3 次,需要时可 4 小时 1 次	口服吸收迅速而完全,解热镇痛作用较强,能降低发热者的体温,对正常体温则几乎无影响。虽然阿司匹林的退热作用明显,但与其他退热剂(对乙酰氨基酚、布洛芬)相比副作用大,有严重的胃肠道反应,增加儿童患瑞氏综合征的风险,故不推荐应用于儿童退热
布洛芬	用于普通感冒或流感引起的发热,也用于缓解中度疼痛如关节痛、神经痛、偏头痛、牙痛	成人及 12 岁以上儿童,每次 0.2~0.4 g,一日 3~4 次;1~12 岁儿童,每次 5~10 mg/kg,每日 3 次	镇痛作用较强,比阿司匹林强 16~32 倍;退热作用与阿司匹林相似,但较持久;其胃肠道不良反应较轻,易于耐受,为此类药物中对胃肠刺激性最小的
贝诺酯	用于治疗感冒引起的发热,也可缓解轻至中度疼痛,如头痛、关节痛等	成人每次 1~2 片,一日 3~4 次,老年人一日用量不超过 5 片	对乙酰氨基酚与阿司匹林的酯化物,疗效与阿司匹林相似,对胃肠道的刺激性比阿司匹林小,作用时间较阿司匹林和对乙酰氨基酚长

3. 处方药知识点

对 5 岁以下高热儿童紧急退热时,可应用 20% 安乃近溶液滴鼻,婴儿每侧鼻孔滴 1~2 滴,2 岁以上儿童每侧鼻孔滴 2~3 滴。对短暂性发热性惊厥需以温水擦浴或给予解热镇痛药。

对于持续性惊厥(一次发作持续 30 min 及 30 min 以上)、周期性惊厥或发生以上两种惊厥存在脑损害可能性者,需要积极治疗。

知识清单 3

1. 用药注意

（1）解热镇痛药用于退热时仅为对症治疗，并不能解除发热原因，而且由于用药后改变了患者的体温，可能会掩盖病情，影响疾病的诊断，应当予以重视。

（2）解热镇痛药用于解热一般不超过 3 天，如 3 天后症状未缓解应及时向医师或药师咨询，不得长期使用。如发热持续 3 天不退，或伴有寒战、胸痛、咳嗽；小儿发热超过 39 ℃，并且意识不清；发热的同时伴有严重疼痛、频繁呕吐；长期反复发热或有不明原因的发热时，应及时去医院就诊。

（3）不宜同时应用两种以上的解热镇痛药，以免引起肝、肾和胃肠道的损伤。

（4）解热镇痛药（肠溶制剂除外）宜在餐后服用以避免药物对胃肠道的刺激，不能空腹服用。老年人、肝肾功能不全者、血小板减少症者、有出血倾向者、有上消化道出血或穿孔病史者，应慎用或禁用。胃、十二指肠溃疡患者慎用或禁用。特异体质者使用后可能发生皮疹、血管神经性水肿、哮喘等反应，应当慎用。

（5）阿司匹林在动物实验中可出现妊娠初始 3 个月内的致畸现象，在人类也有发生胎儿缺陷者的报道。对乙酰氨基酚可通过胎盘，应考虑到孕妇用本品后可能对胎儿造成不良影响。布洛芬用于晚期妊娠可使孕期延长，故妊娠妇女不宜使用。

（6）阿司匹林及其制剂可诱发变态反应，出现荨麻疹和哮喘，故有对其过敏而引起哮喘病史者应禁用。

（7）儿童体温达到 39 ℃ 经物理降温无效时，可选用含布洛芬的混悬液或含对乙酰氨基酚的滴剂，不宜用阿司匹林。对乙酰氨基酚儿童用量应先基于体重，其次为年龄。

（8）使用本类药物时，不宜饮酒或饮用含有酒精的饮料。

（9）心脏病、高血压、甲状腺疾病、糖尿病、前列腺肥大、胃溃疡和青光眼等患者，应在医师或药师指导下使用此类药物。

（10）如患者对解热镇痛药或其中成分之一有过敏史时，不宜再使用其他同类解热镇痛药，因为此类药物之间大多数有交叉过敏反应。

2. 健康指导

（1）发热时宜注意控制饮食：多喝水、果汁，补充能量、蛋白质和电解质；宜多休息，在夏季注意调节室温，保证充分的睡眠；高热者可用冰袋和凉毛巾冷敷，或用 50% 的酒精擦拭头颈部、四肢、胸背以辅助退热。

（2）发热是人体的一种保护性反应，当体温升高时，体内的吞噬细胞活性增强，抗体的产生增多，有利于炎症的修复，在未确定发热原因之前尽量不要滥用退热药。

（3）发热会消耗体力，使人感觉不适，影响休息，甚至可诱发惊厥，小儿、年老体弱者在高热后体温骤降时可能出现虚脱，故在应用解热镇痛药时应严格掌握用量，避免滥用，老年人应适当减量，并注意两次用药应间隔 4~6 h。在解热的同时，需多饮水和及时补充电解质。

任务实施

1. 岗位情境描述

患者，女，5 岁，身高 115 cm，体重 16.5 kg。

症状：一天前开始发热，流鼻涕，打喷嚏，咽痛，无呕吐、腹泻。

体格检查：T 39 ℃，P 118 次/分，R 28 次/分，咽部充血；双肺呼吸音清，腹平软，肝脾未触及，肠鸣音正常。

实验室检查：WBC 18.5×10^9/L（正常参考值 $4.0\times10^9\sim10.0\times10^9$/L）。

2. 任务书

按照《中华人民共和国药品管理法》《药品经营质量管理规范》《执业药师业务规范》《药品购销职业技能等级标准》要求，完成以下任务书内容。

（1）根据岗位情境描述，对患者进行疾病评估。写出该患者可能患有的疾病以及判定依据。

（2）结合疾病症状从药品货架上取出一种适用的化学药，放在柜台上。

（3）完成药品推介清单。

（4）对推荐的化学药进行用药交代。

（5）将药品放回原处。

3. 任务分组

按附录中学生任务分配表模板，填写实训报告。

4. 工作准备

（1）完成知识清单 1、知识清单 2 的学习。

（2）完成知识清单 3 的学习并收集发热联合用药资讯，列出用药注意事项。

（3）在教师指导下，分析对患者开展问病荐药的难点和常见问题。

5. 工作实施

引导问题 1：岗位情境描述的发热是哪种类型的？临床诊断依据是什么？

引导问题 2：按照病因，发热常分为＿＿＿＿＿＿、＿＿＿＿＿＿两种类型。

引导问题 3：对于岗位情境描述的患者，如果做对症治疗，应该推荐哪些药物？

引导问题 4：对于患者，除了进行对症治疗之外，还应该进行哪些对因治疗？

引导问题 5：分析知识清单 2 中处方药与非处方药的代表药物、适应证及作用特点的异同点（用思维导图的形式归纳）。

引导问题 6：药师对发热患者进行问病荐药时需要强调的注意事项有哪些？

引导问题 7：根据任务书要求完成药品推介报告（记录问病荐药过程）。

发热的化学药推介

姓名：　　　　　　　班级：　　　　　　　日期：

评价内容	填写内容	
疾病评估	患者可能的疾病：	
判断理由	判断依据：	
推荐化学药	药品名称：	
	基本作用：	
用药交代	单次用量：＿＿＿＿＿＿　每日给药次数：＿＿＿＿＿＿ 给药时间：＿＿＿＿＿＿　给药途径：＿＿＿＿＿＿	
	储藏方法：	
	常见不良反应：（不少于1条）	（1）
	用药注意事项：（不少于2条）	（1）
		（2）

小提示

(1)在问病荐药过程中注意以下内容:问病过程中的仪表仪态、礼貌用语、职业道德、问病技巧和逻辑性、信息的准确性、沟通能力、诊断、药品的介绍和用药指导等。

(2)在询问患者病情时,需要注意以下信息的询问:基本情况、疾病史、就医史、用药史、过敏史。

 评价反馈

按附录中多元评价表进行评价。

 知识储备

拓展思考题

案例:患者,男,85岁。

主诉:感冒发热伴全身酸痛,服用维C银翘片后无效,后发现腋温达到了38.7 ℃,并伴有轻微的流鼻涕、打喷嚏、咽痛、轻微咳嗽和疲乏。

患者在退热的过程中,应该首选的药物是什么? 在用药的过程中应该注意什么?

答案解析

在线答题

学习任务 2

头痛的化学药推介

扫码
看 PPT

学习导引

头痛（headache）是指额部、顶部、颞部及枕部的疼痛，可见于多种疾病，大多数无特异性，如全身感染发热性疾病往往伴有头痛，精神紧张、过度疲劳也可导致头痛。但反复发作或持续的头痛可能是某些器质性疾病的信号，应认真检查，明确诊断，及时治疗。

任务实施内容及实施过程

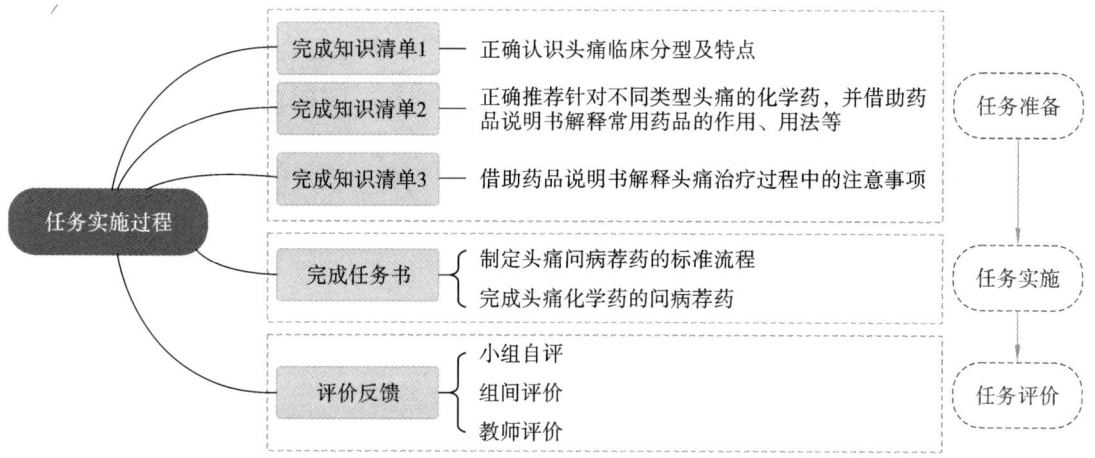

学习目标

1. 通过学习知识清单，正确认识头痛临床分型及特点，能熟练说出针对不同类型头痛推荐的化学药名称，并借助药品说明书解释常用药品的作用、用法等。

2. 通过不同途径获取头痛联合用药资讯，并能借助药品说明书解释常用药品的主要不良反应及注意事项。

3. 在教师指导下，小组成员协作制定头痛问病荐药的标准流程、完成安全用药指导和任务评价（多元评价表见附录）。

4. 建立安全用药的职业准则，树立药师以患者为中心的专业化服务理念。

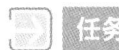

知识清单 1

认识头痛

临床分型	特　点
感冒发热性头痛	最常见的一种头痛,患者表现为感冒初起低热或不发热,但头痛明显,并伴有全身肌肉酸痛或其他感冒症状
紧张性头痛	称为肌收缩性头痛,临床上极为常见,以女性为多。表现为一种头部的紧束、受压或钝痛感,更典型的是具有束带感,且常反复发作,发作前有明显的诱发因素,如工作或学习压力过大、紧张、焦虑等。发作时,可扩散至颈、肩、背部,呈轻、中度疼痛,疼痛时有麻木、发硬、紧绷感等
偏头痛	一种常见的头痛类型,疼痛集中于头的一侧,呈搏动性,常伴有恶心、呕吐。约60%的偏头痛患者有家族史,成年后发病者女性多于男性,发病次数不等,但女性成年患者的发作周期与月经周期有很大关系
鼻窦炎性头痛	各类鼻窦炎尤其是慢性鼻窦炎可引起头痛,患者用力擤鼻涕时疼痛加重。根据病变部位的不同,头痛部位也不尽相同,如是额窦病变,则头痛时眼睛上方前额下方会有触痛;如是上颌窦病变,则面颊、上颌及牙齿会疼痛
三叉神经痛	表现为一侧面部(颞侧)闪电样剧烈疼痛,患者常难以忍受
青光眼引起的头痛	头痛部位多在眼眶的上部或眼球周围,主要是眼压过高引起的,并伴有视力障碍
脑血管意外性头痛	属突发性头痛,伴恶心、呕吐及意识障碍,有脑出血或蛛网膜下隙出血的可能性,多见于中老年人,病情危急,建议立即就医
高血压性头痛	伴有头晕、头胀等症状,也有头部沉重或颈项板紧感。多发于早晨,疼痛部位位于前额、枕部或颞部,可能是颅外颈动脉系统血管扩张、脉搏振幅增高所致

知识清单 2

药物治疗是治疗头痛最基本、最常用的方法。《国家非处方药目录》收载的药物活性成分有对乙酰氨基酚、布洛芬、阿司匹林等。

1. 头痛的药物治疗

药物类型	头痛类型	药物选择
非处方药	感冒发热性头痛	如果是单纯头痛伴全身酸痛,建议选用对乙酰氨基酚、阿司匹林、布洛芬、萘普生等;如头痛伴有鼻塞、流鼻涕等症状,则建议选用感冒药
	紧张性头痛	遇到这类患者,药师可建议患者养成良好的生活习惯,劳逸结合,戒烟,不饮浓茶、咖啡。除此之外,可应用谷维素加维生素 B_1,也可服用中成药正天丸或通天口服液等。发作性紧张性头痛者可选用阿司匹林、对乙酰氨基酚、罗通定、双氯芬酸钠等
	鼻窦炎性头痛	药师可建议患者局部治疗,用呋麻滴鼻液或 0.05% 盐酸羟甲唑啉滴鼻液或 0.1% 盐酸赛洛唑啉滴鼻液滴鼻
	三叉神经痛	优先推荐使用阿司匹林、散利痛等
处方药	紧张性头痛	针对病因进行治疗,伴情绪障碍者给予抗抑郁药:盐酸帕罗西汀片、盐酸氟西汀、盐酸舍曲林
		长期精神比较紧张者,推荐应用地西泮
		发作性紧张性头痛者,可选用阿司匹林、对乙酰氨基酚、罗通定、麦角胺咖啡因及五羟色胺受体激动剂,如佐米曲普坦等
		慢性紧张性头痛常是心理疾病(如抑郁、焦虑)的表现之一,可适当选用抗抑郁药
	偏头痛	推荐应用抗偏头痛药,如麦角胺咖啡因、罗通定、天麻素、苯噻啶、舒马普坦、佐米曲普坦
	三叉神经痛	使用阿司匹林、散利痛无效时,应当在医师的指导下使用卡马西平、苯妥英钠或氯硝西泮等药物,处方药首选卡马西平

2. 头痛的非药物治疗

除药物治疗外,物理磁疗法、局部冷(热)敷、吸氧、针灸等均对头痛有一定疗效;传统药物安神痛宁方等具有疏风通络、活血化瘀、益气升清的功效,对头痛也有较好疗效;合理膳食是防治头痛的重要措施,例如外感头痛者应膳食清淡,慎用补虚之品,风热头痛者宜多食绿豆、百合、生梨等清热食物。

3. 非处方药知识点

药品名称	适应证/功能主治	用法用量	作用特点
对乙酰氨基酚	用于普通感冒或流感引起的发热,也可用于头痛、关节痛等	成人每日用量不宜超过 4 g,老年人不超过 2 g,镇痛不宜超过 10 日	解热作用强,镇痛作用较弱,但作用缓和而持久,对胃肠道的刺激性小,在正常剂量下对肝脏无损害,较为安全有效,可作为退热药的首选,尤其适宜老年人和小儿服用

续表

药品名称	适应证/功能主治	用法用量	作用特点
阿司匹林	治疗头痛和肌肉骨骼痛的首选药物	用于镇痛和解热,每次服 0.3～0.6 g,一日 3 次,需要时可 4 小时一次	口服吸收迅速且完全,解热镇痛作用较强
布洛芬	用于普通感冒或流感引起的发热,也用于缓解中度疼痛如关节痛、神经痛、偏头痛、牙痛等	成人及 12 岁以上儿童,一次 0.2～0.4 g,一日 3～4 次;1～12 岁儿童,每次 5～10 mg/kg,每日 3 次	镇痛作用较强,比阿司匹林强 16～32 倍;其胃肠道不良反应较轻,易于耐受,为此类药物中对胃肠刺激性最小的
谷维素	用于治疗紧张性头痛、偏头痛、长期精神比较紧张者等	口服,一次 10～30 mg,一日 3 次	推荐与维生素 B_1 合并使用。维生素 B_1 用法与用量:口服,一次 10 mg,一日 3 次
罗通定	用于头痛、月经痛以及助眠等	口服。镇痛,成人一次 60～120 mg;助眠,成人一次 30～90 mg;一日 3 次	镇痛作用较一般解热镇痛药强,服药后 10 分钟出现镇痛作用。对胃肠道钝痛有良好的止痛效果,对外伤等剧痛效果差

4. 头痛首选药物

感冒发热性头痛首选对乙酰氨基酚等解热镇痛药;紧张性头痛推荐服用谷维素＋维生素 B_1;偏头痛推荐使用麦角胺咖啡因;三叉神经痛应首选卡马西平。

知识清单 3

1. 用药注意

(1) 引起头痛的原因很多,首先要明确引起头痛的原因,积极治疗原发性疾病,不宜轻易使用镇痛药,以免延误病情。

(2) 人体内如缺乏维生素 B_1,脑组织中的丙酮和乳酸可出现堆积,刺激血管平滑肌收缩,引起头痛。游离的维生素 B_1 对神经传导有调节作用,对血管性或紧张性头痛均有一定的缓解作用。

(3) 对乙酰氨基酚、阿司匹林、布洛芬等解热镇痛药仅对疼痛的症状有缓解作用,不能解除疼痛的致病原因,也不能防止疾病的发展和预防并发症的发生,故不宜长期使用。

(4) 解热镇痛药的主要不良反应为胃肠道反应,其中布洛芬对胃肠道的刺激性小,不良反应发生率甚低,在各种解热镇痛药中为耐受性最好的一种。

(5) 解热镇痛药用于头痛一般不超过 5 日,如 5 日后症状未缓解,或伴有发热、嗜睡、复视、血压或眼压升高、手脚冰凉、意识不清时应及时去医院诊治。

(6) 为避免药物对胃肠道的刺激性,解热镇痛药宜在餐后服,或与食物同服,不宜空腹服用,同时不宜饮酒或饮用含有酒精的饮料。老年人宜适当减量。

(7) 对乙酰氨基酚用于镇痛时,一般不超过 10 天。

2. 健康指导

大多数头痛与精神因素有关,故注意心理健康、保持乐观情绪、劳逸结合、学会科学休息是治疗头痛的有效措施。同时,为缓解和预防头痛,应多喝水、多吃水果、补充蛋白质和电解质;戒除烟酒,忌食巧克力或辛辣食品;长期伏案工作者,应经常锻炼身体,放松颈部肌肉。

> 任务实施

1. 岗位情境描述

患者,女,34 岁。

主诉:时常右侧头痛,每周发作 3～4 次,每次可持续 4～8 h,发作时每晚不能入睡,口服麦角胺咖啡因片没有改善,每次发作时有恶心症状,但未出现过呕吐。查体未见异常,不吸烟、喝酒,头痛发作时会服用布洛芬。

处方用药:舒马普坦片 100 mg,口服,一日三次;艾司唑仑片 2 mg,口服,睡前服用。

2. 任务书

按照《中华人民共和国药品管理法》《药品经营质量管理规范》《执业药师业务规范》《药品购销职业技能等级标准》要求,完成以下内容。

(1)根据岗位情境描述,对患者进行疾病评估。写出该患者可能患有的疾病以及判定依据。

(2)结合疾病症状从药品货架上取出一种适用的化学药,放在柜台上。

(3)完成药品推介清单。

(4)对推荐的化学药进行用药交代。

(5)将药品放回原处。

3. 任务分组

按附录中学生任务分配表模板,填写实训报告。

4. 工作准备

(1)完成知识清单 1、知识清单 2 的学习。

(2)完成知识清单 3 的学习并收集头痛联合用药资讯,列出用药注意事项。

(3)在教师指导下,分析对患者开展问病荐药的难点和常见问题。

5. 工作实施

引导问题 1:岗位情境描述的头痛是哪种类型的?临床诊断依据是什么?

引导问题 2:头痛常见的临床表现有哪些?

引导问题 3:针对岗位情境描述中患者的症状,应该推荐哪些药物?

引导问题 4:对于患者除进行药物治疗之外,还可实施哪些非药物治疗措施?

引导问题 5:分析知识清单 2 中非处方药的代表药物、适应证及作用特点的异同点(用思维导图的形式归纳)。

引导问题 6:药师在对头痛患者进行问病荐药时需要强调的注意事项有哪些?

引导问题 7:根据任务书要求完成药品推介报告(记录问病荐药过程)。

头痛的化学药推介

姓名:　　　　　班级:　　　　　日期:

评价内容	填写内容
疾病评估	患者可能的疾病:
判断理由	判断依据:

续表

评价内容	填写内容	
推荐化学药	药品名称：	
	基本作用：	
用药交代	单次用量：_____ 每日给药次数：_____	
	给药时间：_____ 给药途径：_____	
	储藏方法：	
	常见不良反应：(不少于1条)	(1)
	用药注意事项：(不少于2条)	(1)
		(2)

> 评价反馈

按附录中多元评价表进行评价。

> 知识储备

拓展思考题

案例：患者，女，24岁。

主诉：工作比较繁忙，经常出现睡眠质量不好的情况，然后会出现两侧太阳穴疼痛，伴有跳动感，同时有恶心、呕吐的感觉。体格检查：T 37.2℃，P 78 次/分，R 21 次/分，咽部不充血；双肺呼吸音清，腹平软，肝脾未触及，肠鸣音正常。实验室检查：WBC 4.5×10^9/L（正常参考值 $4.0 \times 10^9 \sim 10.0 \times 10^9$/L）。

根据上述患者症状描述，该患者最有可能是哪种疼痛？治疗过程中的首选药物是哪一类？

答案解析

在线答题

学习任务 3

咳嗽的化学药推介

扫码
看 PPT

学习导引

咳嗽(cough)是机体的一种反射性防御动作,通过咳嗽可以清除呼吸道分泌物及气道内异物,是一种保护性的呼吸反射。但是咳嗽可使呼吸道内感染扩散,剧烈地咳嗽可导致呼吸道内出血,甚至诱发自发性气胸。在一般情况下,对轻度、不频繁的咳嗽,只要将痰液或异物排出,就可自然缓解,无须应用镇咳药。但无痰而剧烈性的干咳,或有痰而过于频繁的剧烈性咳嗽,不仅会增加患者的痛苦,影响其休息和睡眠,加大体能消耗,甚至可能出现其他并发症,对此应适当使用镇咳药,以缓解患者的咳嗽症状。

任务实施内容及实施过程

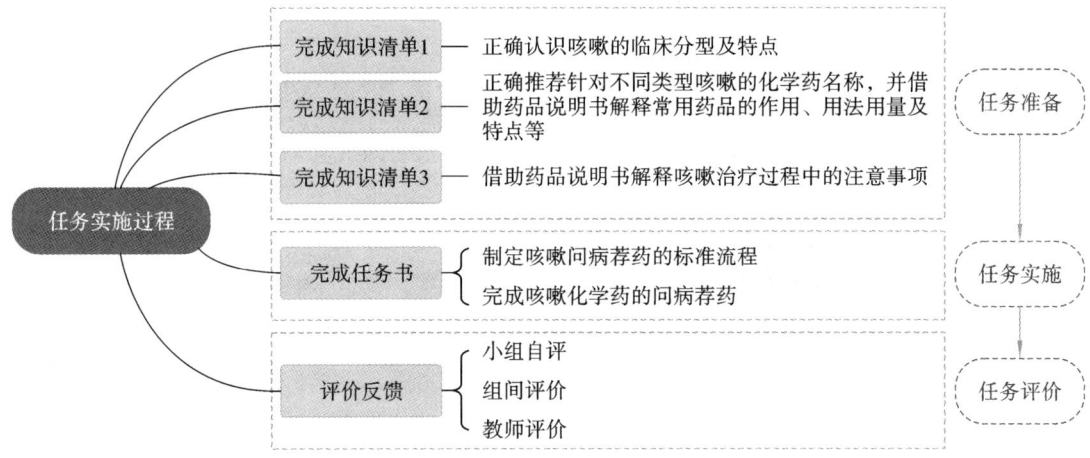

学习目标

1. 通过学习知识清单,正确认识咳嗽临床分型、临床表现及特点,能熟练说出不同类型咳嗽所推荐的化学药名称,并借助药品说明书解释常用药品的作用、用法用量、特点等。

2. 通过不同途径获取咳嗽联合用药资讯,并能借助药品说明书解释常用药品的主要不良反应及注意事项。

3. 在教师指导下,小组成员协作制定咳嗽问病荐药的标准流程、完成安全用药指导和任务评价(多元评价表见附录)。

4. 建立安全用药的职业准则,树立药师以患者为中心的专业化服务理念。

任务准备

知识清单 1

1. 咳嗽常见临床分型

临床分型	疾 病 表 征
咳嗽伴发热	常见于急性上、下呼吸道感染、肺炎、肺结核、胸膜炎等
咳嗽伴胸痛	常见于肺炎、胸膜炎、支气管肺癌、肺梗死和自发性气胸
咳嗽伴呼吸困难	常见于喉水肿、喉肿瘤、支气管哮喘、慢性阻塞性肺疾病、气胸、肺水肿及气管或支气管异物等
咳嗽伴咯血	常见于支气管扩张症、肺结核、肺脓肿、支气管肺癌、二尖瓣狭窄等
咳嗽伴大量脓痰	常见于支气管扩张症、肺脓肿、肺囊肿合并感染等
咳嗽伴哮鸣音	常见于支气管哮喘、慢性喘息性支气管炎、心源性哮喘、气管与支气管异物等。当支气管肺癌引起气管与支气管不完全阻塞时也可出现哮鸣音
咳嗽伴杵状指(趾)	常见于支气管扩张症、慢性肺结核等

2. 咳嗽的性质

性 质	表 现
干性咳嗽	咳嗽无痰或痰量极少,称为干性咳嗽。干性咳嗽或刺激性咳嗽常见于急性或慢性咽炎、喉癌、支气管异物、支气管肿瘤、胸膜疾病、原发性肺动脉高压以及二尖瓣狭窄等
湿性咳嗽	咳嗽伴有咳痰称为湿性咳嗽,常见于慢性支气管炎、支气管扩张症、肺炎、肺脓肿和空洞性肺结核等

3. 咳嗽的时间与规律

时间与规律	表 现
突发性咳嗽	常由于吸入刺激性气体或异物、淋巴结或肿瘤压迫气管或支气管分叉处。突发性咳嗽可见于百日咳、支气管结核及以咳嗽为主要症状的支气管哮喘等
长期慢性咳嗽	多见于慢性支气管炎、支气管扩张症、肺脓肿以及肺结核。夜间咳嗽常见于左心衰竭和肺结核患者

续表

4. 咳嗽的音色(咳嗽声音的特点)

音 色	表 现
咳嗽声音嘶哑	多为声带的炎症或肿瘤压迫喉返神经所致;鸡鸣样咳嗽,表现为连续阵发性剧咳伴有高调吸气回声,多见于百日咳、会厌、喉部疾病或气管受压
金属音咳嗽	常为纵隔肿瘤、主动脉瘤或支气管肺癌直接压迫气管所致;咳嗽声音低微或无力,见于严重肺气肿、声带麻痹及极度衰弱者

知识清单 2

1. 咳嗽的药物选用

知识与思政链接 4-3-1

	咳嗽类型	药物选择
非处方药	刺激性干咳或阵咳	宜选用苯丙哌林或喷托维林
	剧烈咳嗽	宜首选非麻醉性强效镇咳药苯丙哌林,起效迅速;次选右美沙芬,与相同剂量的可待因的镇咳强度相似或稍强
	咳嗽较弱	选用喷托维林,其对咳嗽中枢有直接抑制作用,镇咳作用为可待因的 1/3,大剂量可使痉挛的支气管松弛,降低呼吸道阻力
	白天咳嗽	宜选用苯丙哌林
	夜间咳嗽	宜选用右美沙芬,该药的有效时间较长,能抑制夜间咳嗽以保证睡眠
	感冒引起的咳嗽	常选用右美沙芬,也可选用酚麻美敏、双酚伪麻等制剂
处方药	频繁、剧烈性无痰干咳及刺激性咳嗽	可考虑应用可待因,其能直接抑制延髓的咳嗽中枢,镇咳作用强大而迅速,尤其适用于胸膜炎伴胸痛的咳嗽患者
	呼吸道有大量痰液并阻塞呼吸道,引起气急、窒息	可及时应用司坦类黏液调节剂如羧甲司坦,以降低痰液黏度,利于痰液排出
	合并气管炎、支气管炎、肺炎和支气管哮喘	使用镇咳药的同时,凭医师处方或遵医嘱服用抗菌药物,以控制感染、消除炎症;或采用抗组胺药、糖皮质激素等抗过敏药物,以提高镇咳药的效果

2. 咳嗽的非药物治疗

除药物治疗外,应加强饮食调护,注意食补养肺,可以适当进食百合、蜂蜜、梨、莲子、银耳等养阴生津的食物,少吃辛辣燥热之品。同时,加强锻炼,注意保暖,多进行户外活动,保持居室空气清新,戒除烟酒,饮食适宜,常食用梨和萝卜等防治咳嗽。

3. 非处方药知识点

分类	药品名称	适应证/功能主治	用法用量	作用特点
外周性镇咳药	苯丙哌林	宜用于刺激性干咳、阵咳、白天咳嗽、咳嗽频繁或剧烈咳嗽者	口服。成人：一次20～40 mg，一日3次。儿童：一次20 mg，一日2～4次	优点：对刺激性干咳的疗效优于可待因，镇咳效力比可待因强2～4倍，同时尚有祛痰作用，疗效快，作用强，持续时间长。 缺点：可引起眼调节障碍、困倦及眩晕；粉末可引起口腔麻木感
中枢性镇咳兼外周性镇咳药	喷托维林	宜用于刺激性干咳、阵咳、咳嗽较弱者	口服。成人一次25 mg，一日3～4次；5岁以上儿童，一次6.25～12.5 mg，一日2～3次	优点：兼有中枢性镇咳和外周性镇咳作用。其镇咳作用的强度约为可待因的1/3，但无成瘾性。 缺点：青光眼、肺部淤血的咳嗽患者、心功能不全者、妊娠及哺乳期妇女均应慎用；5岁以下儿童不宜应用
中枢性镇咳药	右美沙芬	宜用于夜间咳嗽、咳嗽频繁、剧烈咳嗽、感冒引起的咳嗽者	口服。成人，一次10～20 mg；6～12岁儿童，一次5～10 mg；2～6岁儿童，一次2.5～5 mg；每次间隔4 h	优点：镇咳作用显著，服后10～30 min起效，镇咳作用同可待因，但比相同剂量的可待因作用时间长，故能抑制夜间咳嗽以保证睡眠。 缺点：有精神病史的患者、妊娠3个月以内的妇女应禁用；对驾驶飞机、车、船者及从事高空作业和机械作业者，在工作时间内禁用；肝肾功能不全者、哮喘患者以及哺乳期妇女慎用

4. 常见处方药知识点

分类	药品名称	适应证/功能主治	作用特点
中枢性镇咳药	可待因	用于频繁、剧烈无痰性干咳及刺激性干咳，尤其适用于胸膜炎伴胸痛的咳嗽患者	优点：能直接抑制延髓的咳嗽中枢，镇咳作用强大而迅速，强度约为吗啡的1/4。 缺点：长期应用可产生耐受性、成瘾性；妊娠期应用后本品可透过胎盘使胎儿成瘾，引起新生儿戒断症状，如腹泻、呕吐、打哈欠、过度啼哭等；分娩期应用可致新生儿呼吸抑制；18岁以下患者禁用
抗感染药	青霉素类、头孢菌素类、大环内酯类、氟喹诺酮类	抗感染	有感染时才能使用，应用镇咳药的同时，宜注意控制感染和炎症因子，对合并气管炎、支气管炎、肺炎和支气管哮喘的患者，凭医师处方或遵医嘱服用抗感染药，消除炎症才能使镇咳药收到良好的效果
祛痰剂	羧甲司坦、氨溴索等	湿性咳嗽	呼吸道有痰液并阻塞呼吸道，引起气急、窒息者，及时应用司坦类黏液调节剂如羧甲司坦或祛痰剂如氨溴索，以降低痰液黏度，使痰液易于排出

5. 咳嗽药物选用知识点

类　　型	首　选　药　物
刺激性干咳或剧烈咳嗽	苯丙哌林
夜间咳嗽	右美沙芬
感冒引起的咳嗽	右美沙芬
胸膜炎伴胸痛的咳嗽	可待因
白天咳嗽	苯丙哌林
大量痰液阻塞呼吸道	羧甲司坦

知识清单 3

知识与思政链接 4-3-2

1. 用药注意

（1）咳嗽是许多疾病的一种非特异性症状，可由微生物感染、肿瘤、哮喘等疾病引起，镇咳药只是对症治疗，故要找出病因，在治疗原发病的基础上选择恰当的止咳药。对痰液较多的患者应使用祛痰药，这样才能有效治疗咳嗽。

（2）小儿是咳嗽的高发人群，特别是婴幼儿，要选择恰当的止咳祛痰药，同时注意护理。小儿咳嗽适合选用兼有祛痰、化痰作用的止咳药，糖浆剂优于片剂；一般不宜使用中枢性镇咳药，如咳必清（枸橼酸喷托维林）、咳美芬等，特别注意慎用有成瘾性的镇咳药（如可待因）。

（3）对干性咳嗽可单用镇咳药；对痰液较多的咳嗽应以祛痰为主，不宜单纯使用镇咳药，应与祛痰剂合用，以利于痰液排出和加强镇咳效果。

（4）对痰液特别多的湿性咳嗽应慎用镇咳药，以免痰液排出受阻而滞留于呼吸道内而加重感染。

（5）对持续 1 周以上的咳嗽，并伴有发热、皮疹、哮喘等症状时，应及时去医院就诊。连续口服 1 周，症状未缓解者应及时向医师或药师咨询。

（6）对支气管哮喘发作引发的咳嗽，应适当合用平喘药，以缓解支气管痉挛，并辅助应用镇咳药和祛痰药。

（7）重视病因治疗，控制感染，可选用抗生素。

（8）注意药物不良反应。如右美沙芬可引起嗜睡，驾车、高空作业或操作机器者应慎用，妊娠期妇女、严重高血压者、有精神病病史者禁用。苯丙哌林有麻醉作用，会使口腔产生麻木感觉，须整片吞服，不可嚼碎。对于喷托维林，青光眼、心功能不全、肺淤血者及妊娠期妇女、哺乳期妇女慎用；5 岁以下小儿不宜应用。

（9）可待因为国家管理的麻醉药品，反复用药可引起药物依赖性，应按规定控制使用。对此药物过敏者、痰多者、18 岁以下患者禁用；哺乳期妇女服用后药物可自乳汁排出，故哺乳期妇女慎用。

2. 健康指导

（1）应加强饮食调护，注意食补养肺，可以适当进食百合、蜂蜜、梨、莲子、银耳等养阴生津的食物，少吃辛辣燥热之品。

（2）预防呼吸道疾病是防止咳嗽的关键，应加强锻炼，注意保暖，多进行户外活动，保持居室空气清新，戒除烟酒，饮食适宜，常食用梨和萝卜等。

任务实施

1. 岗位情境描述

患者,男,15岁。

主诉:咳嗽;3天前淋雨后出现咳嗽、无痰,尤其夜间平卧后咳嗽明显,无法入睡,无其他明显症状。

2. 任务书

按照《中华人民共和国药品管理法》《药品经营质量管理规范》《执业药师业务规范》《药品购销职业技能等级标准》要求,完成以下任务书内容。

(1) 根据岗位情境描述,对患者进行疾病评估。写出该患者可能患有的疾病以及判定依据。

(2) 结合疾病症状从药品货架上取出一种适用的化学药,放在柜台上。

(3) 完成药品推介清单。

(4) 对推荐的化学药进行用药交代。

(5) 将药品放回原处。

3. 任务分组

按附录中学生任务分配表模板,填写实训报告。

4. 工作准备

(1) 完成知识清单1、知识清单2的学习。

(2) 完成知识清单3的学习并收集咳嗽联合用药资讯,列出用药注意事项。

(3) 在教师指导下,分析对患者开展问病荐药的难点和常见问题。

5. 工作实施

引导问题1:岗位情境描述的咳嗽是哪种类型的,临床诊断依据是什么?

引导问题2:针对岗位情境描述中患者的症状,应该推荐什么药物?

引导问题3:对于患者除了药物治疗之外,还可以实施哪些非药物治疗措施?

引导问题4:分析知识清单2中非处方药的代表药物、适应证及作用特点的异同点(用思维导图的形式归纳)。

引导问题5:根据任务书要求完成药品推介报告(记录问病荐药过程)。

咳嗽的化学药推介

姓名:　　　　　　班级:　　　　　　日期:

评 价 内 容	填 写 内 容
疾病评估	患者可能的疾病:
判断理由	判断依据:
推荐化学药	药品名称:
	基本作用:
用药交代	单次用量:_____　每日给药次数:_____ 给药时间:_____　给药途径:_____
	储藏方法:

评价内容		填写内容
用药交代	常见不良反应:(不少于1条)	(1)
	用药注意事项:(不少于2条)	(1)
		(2)

 评价反馈

按附录中多元评价表进行评价。

 知识储备

拓展思考题

患者,女,64岁。

主诉:最近几天夜间咳嗽,痰多,被诊断为急性支气管炎。

根据患者描述,患者除了需要服用抗感染药物之外,还需要加用什么药物？用药的时候需要注意什么？

答案解析

在线答题

学习任务 4

鼻塞的化学药推介

扫码
看 PPT

学习导引

鼻塞又称鼻堵,即鼻腔通气不畅,是鼻及鼻窦疾病的常见症状。鼻塞可呈间歇性、交替性、阵发性、进行性或持续性;可为单侧,也可为双侧。鼻塞通常为良性疾病导致的症状,可引起身体不适,影响嗅觉和味觉,导致声音改变,但也不排除是某些恶性肿瘤的表现。

任务实施内容及实施过程

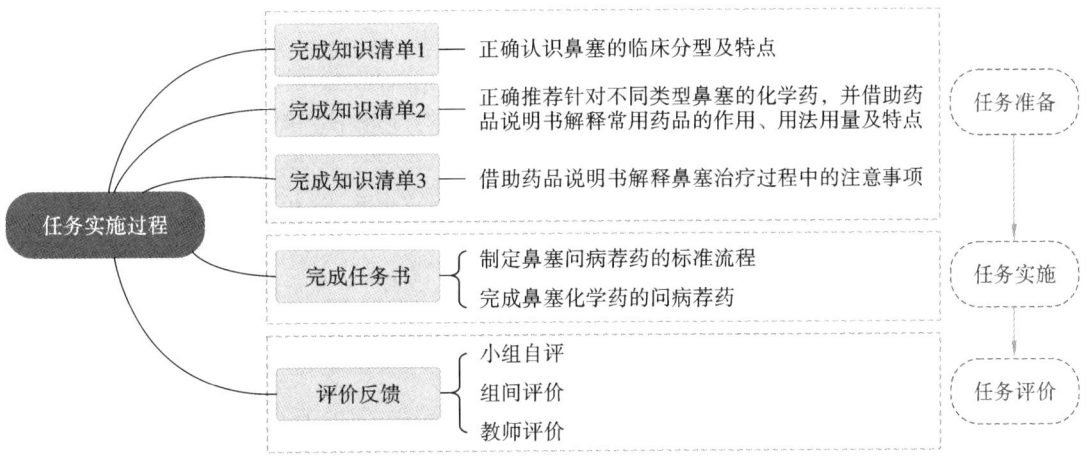

学习目标

1. 通过学习知识清单,正确认识鼻塞的症状与分类,能熟练说出不同类型鼻塞所推荐的化学药名称,并借助药品说明书解释常用药品的作用、用法用量、特点。

2. 通过不同途径获取鼻塞联合用药资讯,并能借助药品说明书解释常用药品的主要不良反应及注意事项。

3. 在教师指导下,小组成员协作制定鼻塞问病荐药的标准流程、完成安全用药指导和任务评价(多元评价表见附录)。

4. 建立安全用药的职业准则,树立药师以患者为中心的专业化服务理念。

任务准备

知识清单 1

认识鼻塞

1. 常见临床分型

类 型	临 床 表 现
间歇性鼻塞	鼻塞并非持续存在,而是表现为鼻通和鼻塞交替出现
交替性鼻塞	表现为左侧或右侧鼻塞交替出现,一侧鼻塞时另一侧鼻通
阵发性鼻塞	鼻塞突然出现,一段时间后好转,或者在原有鼻塞的基础上突然加重,一段时间后减轻
持续性鼻塞	在较长的一段时间内持续存在
进行性鼻塞	在某一个时间段内,鼻塞逐渐加重

2. 原因分析

机械性阻塞和结构异常	如鼻腔肿物、鼻中隔偏曲、腺样体肥大等,这些因素可以引起鼻腔的堵塞,进而引起鼻塞
对湿度及温度的调节功能受损	各种原因导致鼻腔对温度及湿度调节功能受损,引起鼻黏膜血管扩张,腺体分泌物增多,毛细血管渗出增加,导致鼻腔容积缩小,鼻阻力增大,进而引起鼻塞
急性和慢性炎症	急性炎症可引起鼻黏膜中的血管和淋巴管迅速扩张,黏膜充血、水肿,腺体及杯状细胞分泌增加,可引起鼻塞。 慢性炎症时鼻黏膜深层动脉和静脉,特别是下鼻甲海绵状组织呈慢性扩张,黏液腺功能活跃,分泌增多等,可引起鼻塞
支配神经出现功能性障碍或者患者感觉异常	鼻黏膜的血管和腺体均由自主神经支配。交感神经兴奋时,鼻黏膜的血管收缩,腺体分泌减少;当副交感神经兴奋时,鼻黏膜的血管舒张,腺体分泌增多
内分泌系统的影响	如妊娠可使鼻黏膜明显充血,增加鼻腔黏液的黏滞度,引起鼻塞;甲状腺功能亢进症也可引起鼻黏膜慢性充血,增加鼻腔黏液的黏滞度,引起鼻塞
药物引起鼻塞	如滴鼻净或麻黄碱等减充血剂、降血压药物,可能导致鼻塞

知识清单 2

知识与思政链接 4-4

鼻塞的治疗分为对症治疗和对因治疗,对症治疗时最终需根据不同的病因,针对病因治疗。主要的治疗手段包括对症治疗、抗炎治疗、手术治疗和自我处理

续表

1. 鼻塞的药物治疗

由于个体差异大,不存在绝对的最好、最快、最有效的药物。除常用非处方药外,应在医师指导下充分结合个人情况选择最合适的药物。

治疗手段	药物选择
对症治疗	针对非鼻部畸形引起的鼻塞,若鼻塞特别严重,可短期用鼻内减充血剂,如羟甲唑啉、赛洛唑啉类药物滴鼻等,一般疗程应控制在7天以内,因为长期使用可导致药物性鼻炎。 如果是由于感冒引起的鼻塞,使用感冒药进行对症治疗
抗炎治疗	不管是过敏性鼻炎,还是血管运动性鼻炎、慢性鼻炎,通常都是用鼻用糖皮质激素治疗。如果确定是过敏性鼻炎,有鼻痒、打喷嚏、流鼻涕等症状,通常考虑局部使用或者口服抗组胺药,疗程一般不少于2周。感冒患者应注意休息,多饮水,促进代谢,多数不需抗炎治疗

2. 鼻塞的非药物治疗

治疗手段	采取措施
手术治疗	(1) 对于鼻部畸形,如鼻中隔偏曲、后鼻孔闭锁引起的严重鼻塞,可手术矫正。 (2) 对于慢性鼻窦炎、鼻息肉等引起的鼻塞,若经内科治疗无效,或有明显的解剖学变异,需要进行功能性内窥镜鼻窦手术。 (3) 对于鼻部恶性肿瘤引起的鼻塞,建议尽快明确诊断,确定进一步治疗方案,如手术及放化疗等
自我处理	(1) 过敏性体质或者过敏性鼻炎患者,应勤换床单,因为床单被罩上的灰尘较多,里面充满尘螨,容易导致过敏,进而导致鼻塞。 (2) 可以用生理盐水喷鼻或滴鼻,增加鼻黏膜的湿润度

3. 非处方药知识点

代表药物	作用	不良反应
氯苯那敏	对各类鼻炎有效,亦可用于呼吸道感染引起的鼻黏膜充血和鼻窦炎,也可用于皮肤黏膜过敏、儿童疾病及药物反应。与复方阿司匹林或其他解热镇痛药配合可用于治疗感冒和缓解流泪、鼻塞、打喷嚏、流鼻涕等感冒症状	轻微口干、眩晕、恶心、嗜睡、心悸或皮肤淤斑,有出血倾向,但较少见
氯雷他定	主要用于缓解过敏性鼻炎有关的症状,如打喷嚏、流鼻涕、鼻痒、鼻塞以及眼部痒及烧灼感。可用于缓解慢性荨麻疹、瘙痒性皮肤病及其他过敏性皮肤病的症状及体征。还可作为过敏性哮喘的辅助用药,用于海蜇蜇伤、蜂蜇伤等的抗过敏治疗	常见不良反应有乏力、头痛、嗜睡、口干、胃肠道不适以及皮疹等。偶见嗜睡、健忘及晨起面部肢端水肿。罕见视物模糊、血压降低或升高、晕厥、癫痫发作、过敏反应、肝功能异常等

续表

萘甲唑啉滴鼻液	用于过敏性及炎症性鼻充血、急慢性鼻炎	用药过频易致反跳性鼻充血,久用可致药物性鼻炎。少数人有轻微烧灼、针刺感等
赛洛唑啉滴鼻液	用于减轻急慢性鼻炎、鼻窦炎、过敏性鼻炎、肥厚性鼻炎等引起的鼻塞症状	偶见鼻腔内有一过性的轻微烧灼感、干燥感及头痛等
麻黄碱滴鼻液	收缩血管,临床用于急慢性鼻炎、鼻窦炎、慢性肥大性鼻炎等	偶见鼻腔内一过性的轻微烧灼感、干燥感及头痛等,长期使用可致心悸、焦虑不安、失眠等
羟甲唑啉喷雾剂	用于急慢性鼻炎、鼻窦炎、过敏性鼻炎、肥厚性鼻炎	不良反应同萘甲唑啉滴鼻液
萘甲唑啉喷剂	适用于急性鼻炎、鼻窦炎、变态反应性鼻炎的发作期	不良反应同萘甲唑啉滴鼻液

知识清单 3

1. 用药注意

（1）儿童不宜久用抗组胺药和糖皮质激素类药物。

（2）有严重精神病史、癫痫、严重糖尿病、严重高血压、青光眼、消化性溃疡、骨质疏松及细菌、真菌、病毒感染未控制的患者禁用糖皮质激素类药物。心脏病、肾功能障碍、甲状腺功能减退者慎用。妊娠及哺乳期妇女慎用。

（3）车船、飞机的驾驶人员和精密仪器操作者在工作前禁止服用有中枢神经抑制作用的抗组胺药。

（4）鼻喷雾剂仅可用于鼻腔,不得接触眼睛,若不小心接触眼睛,应立即用水清洗。

（5）减少接触已知过敏原,如花粉、羽毛、宠物等;做好室内环境控制,如室内经常通风、被褥衣物保持干燥等。

（6）注意避免挖鼻孔、擤鼻涕过度、不健康作息、随意换衣、过度劳累、缺乏锻炼等不良习惯引起的免疫力低下以及感冒引起的鼻塞。

2. 健康指导

均衡摄入饮食,提高免疫力,防范可引起鼻塞的一系列疾病,同时加强体育锻炼,培养好的生活习惯,摒弃挖鼻孔损害鼻腔的陋习。

饮食建议：食用适量的富含蛋白质、维生素 E、维生素 C、胡萝卜素、B 族维生素、锌、硒、钙、镁等的食物,增强身体的免疫力。荤素搭配,粗粮细粮结合。平时多喝热水。生姜、红糖、葱白熬水喝,对治疗感冒有一定作用。避免摄入过冷、辛辣的食物,忌烟忌酒。

生活习惯建议：及时做好房屋清洁,注意通风及空气流动,减少屋内灰尘含量,同时加强锻炼,不熬夜,不过度疲劳,增强自身抵抗力,养成良好的生活习惯,可有效减少鼻塞的发生。

> **任务实施**

1. 岗位情境描述

患者,男,4 岁。

主诉：鼻塞、流鼻涕。

3天前淋雨后出现鼻塞、流鼻涕,不发热,无其他明显症状,被诊断为受凉引起鼻塞、流鼻涕。

2. 任务书

按照《中华人民共和国药品管理法》《药品经营质量管理规范》《执业药师业务规范》《药品购销职业技能等级标准》要求,完成以下内容。

(1) 根据岗位情境描述,对患者进行疾病评估。写出该患者可能患有的疾病以及判定依据。

(2) 结合疾病症状从药品货架上取出一种适用的化学药,放在柜台上。

(3) 完成药品推介清单。

(4) 对推荐的化学药进行用药交代。

(5) 将药品放回原处。

3. 任务分组

按附录中学生任务分配表模板,填写实训报告。

4. 工作准备

(1) 完成知识清单1、知识清单2的学习。

(2) 完成知识清单3的学习并收集鼻塞联合用药资讯,列出用药注意事项。

(3) 在教师指导下,分析鼻塞问病荐药的难点和常见问题。

5. 工作实施

引导问题1:在岗位情境描述中,是什么原因导致患者鼻塞、流鼻涕?诊断依据是什么?

引导问题2:针对岗位情境描述中患者的症状,应该推荐什么药物?

引导问题3:分析知识清单2中非处方药的代表药物、作用及不良反应(用思维导图的形式归纳)。

引导问题4:药师在对鼻塞患者进行问病荐药时需要强调的注意事项有哪些?

引导问题5:根据任务书要求完成药品推介报告(记录问病荐药过程)。

鼻塞的化学药推介

姓名:　　　　　班级:　　　　　日期:

评价内容	填写内容	
疾病评估	患者可能的疾病:	
判断理由	判断依据:	
推荐化学药	药品名称:	
	基本作用:	
用药交代	单次用量:_____　每日给药次数:_____	
	给药时间:_____　给药途径:_____	
	储藏方法:	
	常见不良反应:(不少于1条)	(1)
	用药注意事项:(不少于2条)	(1)
		(2)

评价反馈

按附录中多元评价表进行评价。

 知识储备

拓展思考题

患者,女,26岁。

主诉:鼻塞。患反复性过敏性鼻炎5年,近几天天气转凉,鼻塞加重,尤其是夜间难以入睡,白天遇冷风打喷嚏、流鼻涕比较严重。

请结合本节课内容,给上述患者推荐合理的药物,并对患者做用药健康指导。

答案解析　　　　　　　　　　　　　　在线答题

学习任务 5

过敏性鼻炎的化学药推介

扫码
看 PPT

学习导引

过敏性鼻炎又称变应性鼻炎（allergic rhinitis, AR），是指易感个体接触过敏原后，主要由免疫球蛋白 E(IgE)介导，机体的免疫活性细胞和细胞因子等参与的，以发作性打喷嚏、流鼻涕和鼻塞为主要症状的鼻黏膜慢性炎症性疾病。普通人群的患病率为 10%~25%，常有过敏史。

任务实施内容及实施过程

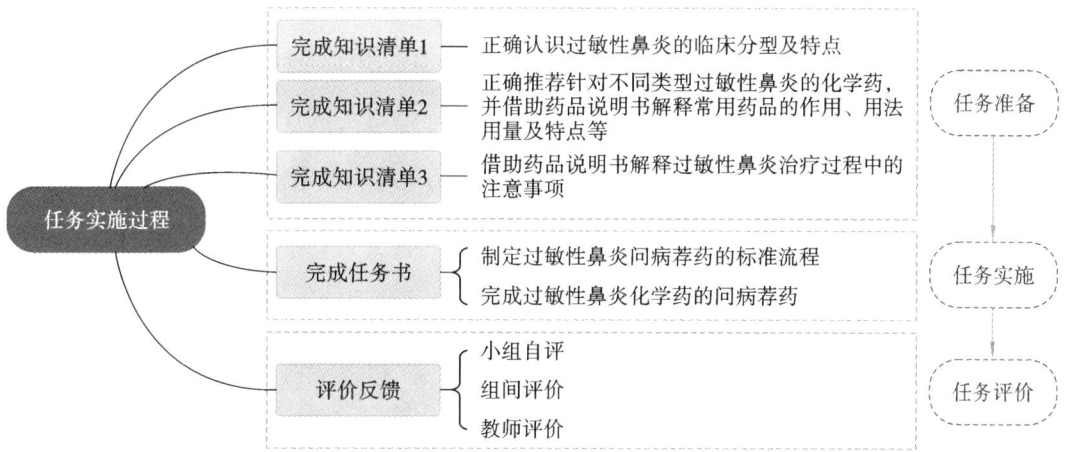

学习目标

1. 通过学习知识清单，正确认识过敏性鼻炎的类型及特点，能熟练说出过敏性鼻炎不同治疗方案所推荐的化学药名称，并借助药品说明书解释常用药品的作用、用法用量及特点。

2. 通过不同途径获取过敏性鼻炎联合用药资讯，并能借助药品说明书解释常用药品的主要不良反应及注意事项。

3. 在教师指导下，小组成员协作制定过敏性鼻炎问病荐药的标准流程、完成安全用药指导和任务评价（多元评价表见附录）。

4. 建立安全用药的职业准则，树立药师以患者为中心的专业化服务理念。

> 任务准备

知识清单 1

认识过敏性鼻炎

过敏性鼻炎的分类		
分类		表现
根据季节变化分类	常年性过敏性鼻炎	通常一年四季都有症状,时轻时重,随时可发作
	季节性过敏性鼻炎	呈季节性发作,多在春、秋两个季节发病,可迅速出现症状,发病时间可持续几小时、几天至几周不等,发作间歇期完全正常
根据发病时间特点分类	间歇性过敏性鼻炎	一般 1 周发作 4 次左右,病程少于 4 周
	持续性过敏性鼻炎	几乎每日发作,且病程较长;根据疾病严重程度的不同,还可以分为轻度、中度、重度过敏性鼻炎
根据疾病严重程度分类	轻度过敏性鼻炎	轻度过敏性鼻炎,会导致鼻黏膜出现轻度充血、肿胀的现象,同时下鼻甲也伴有肿胀,但中鼻甲和鼻中隔软骨等组织仍比较清晰。患者一般不伴有高气道反应,不适症状以鼻塞、鼻痒、鼻腔分泌物增多为主
	中度过敏性鼻炎	中度过敏性鼻炎,中鼻甲和鼻中隔软骨受到炎症累及,肿胀程度比较明显。患者会出现轻微的高气道反应,比如干咳、呼吸不畅等
	重度过敏性鼻炎	重度过敏性鼻炎患者的鼻黏膜肿胀比较明显,已经导致下鼻甲、中鼻甲、鼻中隔软骨等组织发生紧靠或粘连,使鼻腔狭窄、堵塞。患者会有明显的高气道反应,比如哮喘、呼吸困难等
临床表现		过敏性鼻炎临床表现主要以鼻塞、鼻痒、阵发性打喷嚏、清水样鼻涕等为主,部分伴有嗅觉减退及眼痒、结膜充血等眼部症状。 (1)鼻塞:间歇或持续,单侧或双侧,轻重度不一。 (2)鼻痒:大多数患者鼻内发痒,季节性过敏性鼻炎患者可伴眼部、耳和咽喉痒感。 (3)打喷嚏:呈阵发性发作,每次发作少则几个、多则几十个不等,通常清晨和夜间加重。 (4)鼻涕:大量清水样鼻涕,有时可不自觉从鼻孔滴下。 (5)嗅觉减退:由于鼻黏膜水肿明显,部分患者嗅觉会减退

知识清单 2

1. 过敏性鼻炎的药物治疗

知识与思政链接 4-5-1

根据过敏性鼻炎的分类,临床上选择阶梯方案进行治疗,即按照病情,由轻到重,循序渐进依次采用抗组胺药、糖皮质激素等进行治疗,主要以口服给药和局部用药为主。

分类		特点
非处方药	抗组胺药	该类药物能与组胺竞争效应细胞上的组胺 H_1 受体,是目前应用最广泛的非特异性抗过敏性鼻炎的药物,口服给药的非处方药主要有氯苯那敏、赛庚啶、氯雷他定等。其中氯苯那敏、赛庚啶属于第一代抗组胺药,氯雷他定属于第二代抗组胺药
	拟肾上腺素药	该类药物能使鼻黏膜血管收缩,减轻充血,缓解鼻塞,是局部给药的主要非处方药,常用的有萘甲唑啉、羟甲唑啉、赛洛唑啉和麻黄碱等。临床上主要使用滴鼻液和喷雾剂两种剂型
处方药	抗组胺药	临床上常用的口服药物主要有西替利嗪、左西替利嗪等
	白三烯受体拮抗剂	高选择性半胱氨酰白三烯受体拮抗剂,阻断白三烯引起的鼻部炎症,同时能缓解白三烯介导的支气管炎症和痉挛。临床上常用的口服药物主要有孟鲁司特
	糖皮质激素类药物	临床上常用的主要有泼尼松、布地奈德、丙酸倍氯米松及曲安奈德等

2. 过敏性鼻炎的非药物治疗

治疗手段	采取措施
一般治疗	(1) 避免接触过敏原:对已经明确的过敏原,要尽量避免接触。 (2) 花粉症患者在花粉播散季节应减少外出,也可使用一些控制接触过敏原的工具(如特殊口罩、眼镜、鼻过滤器、花粉阻断剂、鼻纤维素粉等),减少鼻吸入或结膜接触致敏花粉,从而减轻鼻和眼的症状。 (3) 对真菌、尘螨过敏者应保证室内常通风,保持室内清洁、干爽。 (4) 对动物皮屑、羽毛、排泄物等过敏者应尽量避免接触动物
急性期治疗	当出现严重鼻塞影响呼吸,或诱发支气管哮喘,或出现过敏性休克等严重过敏反应时,应立即就近就医,采取紧急治疗

3. 常见非处方药知识点

分类	药物	作用	特点
抗组胺药	氯苯那敏	能与组胺竞争效应细胞上的组胺 H_1 受体,广泛用于治疗非特异性抗过敏性鼻炎	第一代抗组胺药,老年人及2岁以下小儿慎用。均具嗜睡副作用
	赛庚啶		
	氯雷他定		第二代抗组胺药,无嗜睡副作用,通常作为首选用药
拟肾上腺素药	萘甲唑啉滴鼻液	能使鼻黏膜血管收缩,减轻充血,缓解鼻塞,是局部给药的主要非处方药	用药过频易致反跳性鼻充血,久用可致药物性鼻炎。少数人鼻腔内有轻微烧灼、针刺感等
	羟甲唑啉滴鼻液		
	赛洛唑啉滴鼻液		偶见鼻腔内有一过性的轻微烧灼感、干燥感及头痛等
	麻黄碱滴鼻液		偶见鼻腔内一过性的轻微烧灼感、干燥感及头痛等,长期使用可致心悸、焦虑不安、失眠等
	羟甲唑啉喷雾剂		不良反应同萘甲唑啉滴鼻液
	萘甲唑啉喷剂		不良反应同萘甲唑啉滴鼻液

4. 常见处方药知识点

知识与思政链接 4-5-2

分 类	药 物	特 点
抗组胺药	西替利嗪	口服后吸收迅速,服药后可能出现嗜睡,因此应避免进行精密操作
白三烯受体拮抗剂	孟鲁司特	哮喘患者应在睡前服用,过敏性鼻炎患者可根据自身的情况在需要时服药
糖皮质激素类药物	泼尼松	不可长期使用
	布地奈德鼻喷雾剂	局部喷鼻
	丙酸倍氯米松鼻喷雾剂	仅为鼻腔用药,不得接触眼睛。若接触眼睛,请立即用水清洗
	曲安奈德鼻喷雾剂	使用前须振摇 5 次以上

知识清单 3

1. 用药注意

(1) 儿童不宜久用抗组胺药和糖皮质激素类药物。

(2) 有严重精神病史、癫痫、严重糖尿病、严重高血压、青光眼、消化性溃疡、骨质疏松及细菌、真菌、病毒感染未控制的患者禁用糖皮质激素类药物。心脏病、肾功能障碍、甲状腺功能减退者慎用。妊娠及哺乳期妇女慎用。

(3) 车船、飞机的驾驶人员和精密仪器操作者在工作前禁止服用有中枢神经抑制作用的抗组胺药。

(4) 鼻喷雾剂仅可用于鼻腔,不得接触眼睛,若不小心接触眼睛,应立即用水清洗。

(5) 减少接触已知过敏原,如花粉、羽毛、宠物等;做好室内环境控制,如室内经常通风、被褥衣物保持干燥等。

(6) 注意避免挖鼻孔、擤鼻涕过度、不健康作息、随意换衣、过度劳累、缺乏锻炼等不良习惯引起的免疫力低下以及感冒引起的鼻塞。

2. 健康指导

均衡摄入饮食,提高免疫力,防范可引起鼻塞的一系列疾病,同时加强体育锻炼,培养好的生活习惯,摒弃挖鼻孔损害鼻腔的陋习。

饮食建议:食用适量的富含蛋白质、维生素 E、维生素 C、胡萝卜素、B 族维生素、锌、硒、钙、镁等的食物,增强身体的免疫力。荤素搭配,粗粮细粮结合。平时多喝热水。用生姜、红糖、葱白熬水喝,对治疗感冒有一定作用。避免摄入过冷、辛辣的食物,忌烟忌酒。

生活习惯建议:及时做好房屋清洁,注意通风及空气流动,减少屋内灰尘含量,同时加强锻炼,不熬夜,不过度疲劳,增强自身抵抗力,养成良好的生活习惯,可有效减少鼻塞的发生。

任务实施

1. 岗位情境描述

患者,男,24岁。

最近一年断断续续出现鼻塞、鼻痒、打喷嚏、流鼻涕等症状,经医师确诊为过敏性鼻炎,推荐赛庚啶片剂、丙酸倍氯米松喷鼻雾剂。

2. 任务书

按照《中华人民共和国药品管理法》《药品经营质量管理规范》《执业药师业务规范》《药品购销职业技能等级标准》要求,完成以下任务书内容。

(1)根据岗位情境描述,对患者进行疾病评估。写出该患者可能患有的疾病以及判定依据。

(2)结合疾病症状从药品货架上取出一种适用的化学药,放在柜台上。

(3)完成药品推介清单。

(4)对推荐的化学药进行用药交代。

(5)将药品放回原处。

3. 任务分组

按附录中学生任务分配表模板,填写实训报告。

4. 工作准备

(1)完成知识清单1、知识清单2的学习。

(2)完成知识清单3的学习并收集过敏性鼻炎联合用药资讯,列出用药注意事项。

(3)在教师指导下,分析对患者开展问病荐药的难点和常见问题。

5. 工作实施

引导问题1:岗位情境描述的过敏性鼻炎是哪种类型的?诊断依据是什么?

引导问题2:引起过敏性鼻炎的常见因素有哪些?各类过敏性鼻炎有什么特点?

引导问题3:针对岗位情境描述患者的症状,分析推荐药物的合理性。

引导问题4:对于患者除了进行药物治疗之外,还应该注意什么?

引导问题5:分析知识清单2中常见药物的分类及代表药物的特点及异同点(用思维导图的形式归纳)。

引导问题6:药师在对患者进行问病荐药时需要强调的注意事项有哪些?

引导问题7:根据任务书要求完成药品推介报告(记录问病荐药过程)。

过敏性鼻炎的化学药推介

姓名:　　　　　　班级:　　　　　　日期:

评价内容	填写内容
疾病评估	患者可能的疾病:
判断理由	判断依据:
推荐化学药	药品名称:
	基本作用:

续表

评价内容	填写内容	
用药交代	单次用量：_____ 每日给药次数：_____	
	给药时间：_____ 给药途径：_____	
	储藏方法：	
	常见不良反应：(不少于1条)	(1)
	用药注意事项：(不少于2条)	(1)
		(2)

 评价反馈

按附录中多元评价表进行评价。

 知识储备

拓展思考题

案例：患者，女，36岁。

主诉：患过敏性鼻炎5年，每年初秋季节打喷嚏、流清鼻涕，鼻痒、鼻塞比较严重。

结合掌握知识，思考针对此患者可以推荐哪些药物，需要采取哪些措施减少症状的出现。

答案解析

在线答题

学习任务 6

感冒的化学药推介

扫码看 PPT　　微课

学习导引

感冒是由病毒感染、混合感染或超敏反应引起的上呼吸道疾病,表现为鼻塞、流鼻涕、打喷嚏、咳嗽、咽部不适、畏寒、低热等局部和全身症状。感冒一年四季均可发病,以冬、春季较为多见。小儿、老年人、妊娠期妇女及营养不良、体质虚弱、疲劳和生活不规律者均为易感人群。

任务实施内容及实施过程

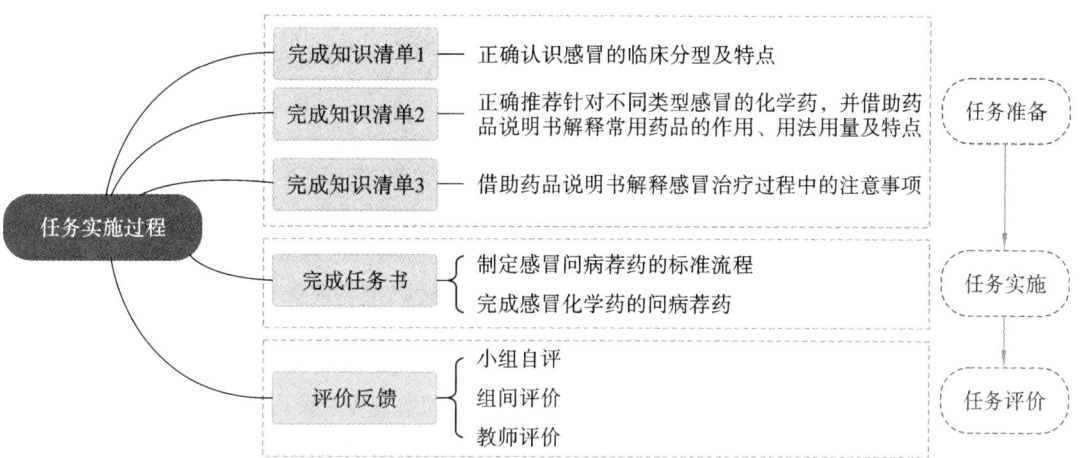

学习目标

1. 通过学习知识清单,正确认识感冒的类型、临床表现及特点,能熟练说出不同类型感冒所推荐的化学药名称,并借助药品说明书解释常用药品的作用、用法用量、特点。

2. 通过不同途径获取感冒联合用药资讯,并能借助药品说明书解释常用药品的主要不良反应及注意事项。

3. 在教师指导下,小组成员协作制定感冒问病荐药的标准流程、完成安全用药指导和任务评价(多元评价表见附录)。

4. 建立安全用药的职业准则,树立药师以患者为中心的专业化服务理念。

任务准备

知识清单 1

根据病原体、传播途径和症状的不同,感冒分为上呼吸道感染(上感)和流行性感冒(流感)。

类型	上 感	流 感
概念	广义指鼻腔、咽或喉部急性炎症的总称;狭义又称普通感冒,是最常见的急性呼吸道感染性疾病	由流感病毒引起,是一种季节性传染病
病原体	多种病毒如鼻病毒、腺病毒、柯萨奇病毒、冠状病毒等	甲、乙、丙及变异型等流感病毒
临床表现	发病较急,初起时常有卡他症状,后期会出现全身症状,严重时可继发细菌感染。 (1)全身可有畏寒、疲乏、无力、全身不适,有时有轻度发热或不发热、头痛、四肢痛、背部酸痛、食欲不振、腹胀、便秘等;小儿则可能伴有高烧、呕吐、腹泻等症状。 (2)病毒进入鼻黏膜细胞,释放出可引起发炎的物质,使鼻腔及鼻甲黏膜充血、水肿,流鼻涕,同时嗅觉减退。 (3)打喷嚏:鼻中的神经末梢受到黏膜肿胀的刺激,经过反射而打喷嚏。 (4)可有咽部轻、中度充血,咽喉肿痛,咽部干燥感,声音嘶哑和咳嗽等症状。 (5)血常规检查示白细胞计数仍正常或偏低。当并发细菌感染时,则白细胞计数增多	发病急骤,常有接触史,局部和全身症状均较重。其临床分型如下。 (1)单纯型:最常见,常突发起病,畏寒高热,体温可达39~40 ℃,多伴头痛、全身酸痛或不适、食欲缺乏、乏力、畏寒等全身症状,常有咽喉痛、干咳,可有鼻塞、流鼻涕、胸骨后不适等。典型病程约1周。 (2)肺炎型:多见于老年人、小儿及原有心肺疾病的人群,主要表现为持续高热、剧烈咳嗽、咳血痰或脓性痰、呼吸急促、发绀等。肺部检查可闻及湿啰音。胸部X线检查显示两肺可有散在絮状阴影,可因呼吸循环衰竭而死亡,病死率高。 (3)胃肠型:除全身症状外,尚有恶心、呕吐、腹痛、腹泻等胃肠道症状,小儿多于成人。典型病程为2~4日,可迅速康复。 (4)神经型:高热不退、头痛、谵妄甚至昏迷。小儿可见抽搐及脑膜刺激症状
传播途径	直接接触传染,也可因接触感冒者的呼吸道分泌物而传染,如感冒者以其鼻涕污染手或室内物品,再由此到达易感者之手,进而接种于鼻黏膜	主要通过飞沫传播
易感人群	儿童、老年人、营养不良、妊娠期妇女及体质虚弱、疲劳和生活规律紊乱者	
特点	人们对感冒病毒的易感性受许多因素(环境、体质、情绪)的影响,一般不会造成大流行,亦少见并发症	传染性强,传播迅速,极易造成大流行,往往在短时间内使很多人患病。流感的潜伏期通常为1~3日,潜伏期无症状,但是具有传染性。并发症比较多,如肺炎、心肌炎、心肌梗死、哮喘、中耳炎等,尤其是年老体弱的患者易并发肺炎

续表

类型	上　感	流　感
并发症	(1) 咽炎、鼻炎、气管炎。 (2) 肺炎：炎症向下蔓延则可发展至肺炎并导致哮喘的复发。 (3) 病毒性心肌炎：病毒侵犯心肌所致。 (4) 病毒性脑膜炎：脑膜炎双球菌由呼吸道进入血液，后到颅内引起脑膜炎。 (5) 肾炎：链球菌下行到肾脏，引起双肾弥漫性病变。 (6) 风湿性关节炎：感冒后免疫力下降，易感染链球菌，引起风湿性关节炎。 (7) 中耳炎：发热，耳痛剧烈，听力减退，耳鸣，耳闷，偶伴眩晕等症状	

知识清单 2

知识与思政链接 4-6

1. 感冒的非药物治疗

如果上呼吸道感染症状轻微，则无需治疗，注意适当休息。对于发热、病情较重或年老体弱患者，建议卧床休息，同时戒烟，多饮水，清淡饮食，保持鼻、咽及口腔卫生。

2. 感冒的药物治疗

治疗上呼吸道感染目前尚无特效的抗病毒药，不宜使用抗生素，通常以对症治疗、缓解症状为主，同时注意休息，适当补充水分，保持室内空气流通，避免继发细菌感染。

(1)非处方药：《国家非处方药目录》中收录的感冒对症治疗西药的活性成分主要有对乙酰氨基酚、布洛芬、酚麻美敏、美扑伪麻、双扑伪麻、氨酚伪麻、布扑伪麻等。

药物分类	代表药物及功能主治
解热镇痛药	如对乙酰氨基酚、阿司匹林、布洛芬。可用于感冒后有微热或流感后出现高热并伴有明显头痛、关节痛、肌肉痛或全身酸痛
含有伪麻黄碱或氯苯那敏的制剂	如美扑伪麻、酚麻美敏、双扑伪麻、氨酚伪麻等。可用于感冒初始阶段出现的卡他症状，如鼻黏膜血管充血、打喷嚏、流泪、流鼻涕、咽痛、声音嘶哑等
含有右美沙芬的复方制剂	如酚麻美敏、美酚伪麻、双酚伪麻、美息伪麻、伪麻美沙芬等。可用于伴有咳嗽者
滴鼻剂	如麻黄碱、萘甲唑啉、羟甲唑啉、赛洛唑啉，用于缓解鼻塞症状，使鼻黏膜血管收缩，减少鼻黏膜出血，改善鼻腔通气性
祛痰药	常用的祛痰药有氨溴索、溴己新、乙酰半胱氨酸、羧甲司坦等，常与抗组胺药、镇咳药、减充血剂配伍使用
含有金刚烷胺的制剂	如复方氨酚烷胺等，用于抗病毒

(2)处方药：临床确诊或高度怀疑流感且有发生并发症高危因素的成人和小儿患者，不论基础疾病、流感疫苗免疫状态以及流感病情严重程度如何，应及时就医，在医师的指导下合理使用抗流感病毒药物。

M_2 离子通道阻滞剂	金刚烷胺、金刚乙胺可阻滞流感病毒 M_2 蛋白的离子通道,从而抑制病毒复制,减轻临床症状,并防止病毒向下呼吸道蔓延而致肺炎等并发症。但仅对甲型流感病毒有抑制作用
神经氨酸酶抑制剂	奥司他韦、扎那米韦为一类新型的抗流感药。主要阻止病毒由被感染细胞释放和入侵邻近细胞,减少病毒在体内的复制,对甲、乙型流感均具有作用,可用于流感的预防和治疗。宜及早用药,在流感症状初始 48 h 内使用较为有效

3. 感冒的预防知识点

(1) 与上呼吸道感染患者密切接触会有传播的可能,因此要注意相对隔离。

(2) 保持健康生活习惯:勤洗手,多饮水,保持鼻腔卫生,避免脏手接触口、眼、鼻。

(3) 避免受凉、淋雨和过度劳累。

(4) 均衡膳食,保证睡眠充足,加强锻炼,增强体质,避免被动吸烟。

(5) 年老体弱易感者应注意防护,流行季节外出应戴口罩,避免去人多的公共场合。

(6) 导致普通感冒的病毒血清型众多,且病毒变异频繁,迄今尚未研发出普通感冒病毒疫苗。流感病毒疫苗对普通感冒无效。

(7) 对于经常反复发生上呼吸道感染者、老年患者、免疫力低下患者可酌情服用免疫增强剂或通过中医调理。

4. 感冒药组方知识点

由于感冒发病急促、症状复杂多样,迄今尚无一种药物能解决感冒的所有问题,因此一般多采用复方制剂。

(1) 常用的组方搭配如下。

分 类	代 表 药	作 用
解热镇痛药	对乙酰氨基酚、阿司匹林、双氯芬酸等	可退热,缓解头痛和全身痛
鼻黏膜血管收缩药	伪麻黄碱	减轻鼻窦、鼻黏膜血管充血,解除鼻塞症状,有助于保持咽鼓管和窦口通畅
抗过敏药	氯苯那敏和苯海拉明等	可使下呼吸道的分泌物干燥和变稠,减少打喷嚏和鼻腔溢液,同时具有轻微的镇静作用
镇咳药	右美沙芬等	抑制咳嗽中枢而产生较强的镇咳作用
中枢兴奋药	咖啡因	有些制剂含有咖啡因,一是为了加强解热镇痛药的疗效,二是拮抗抗组胺药的嗜睡作用
蛋白水解酶	菠萝蛋白酶	改善体液局部循环,促进药物在病灶的渗透和扩散
抗病毒药	金刚烷胺、扎那米韦	抑制腺病毒、流感病毒、鼻病毒等复制

(2) 常见复方制剂。

通用名	商品名	对乙酰氨基酚（扑热息痛）	伪麻黄碱	氯苯那敏（扑尔敏）	苯海拉明	右美沙芬	咖啡因
复方盐酸伪麻黄碱缓释胶囊	新康泰克		+	+			
咖酚伪麻片	菲斯特	+	+				+
双扑伪麻片	康利诺	+	+	+			
氨酚伪麻美芬片（日片）/氨麻美敏片Ⅱ（夜片）	日夜百服咛	+	+	+		+	
氨酚伪麻美芬片Ⅱ/氨麻苯美片	白加黑	+	+		+	+	
酚麻美敏片	泰诺	+	+	+		+	

5. 常见处方药知识点

药品名称	用法用量	特　点
金刚烷胺、金刚乙胺	对无并发症的流感病毒感染早期，成人一次 100 mg，一日 2 次，连续 3～5 天；儿童一日 3 mg/kg 或 5 mg/kg，分 2 次服用。疗程 3～4 天	发病 48 h 内用药效果好
甲基金刚烷胺	100～200 mg/d，分 2 次口服	抗病毒活性比金刚烷胺高 2～4 倍，且神经系统不良反应少
奥司他韦	一次 75 mg，一日 2 次，口服，连续 5 天	宜及早用药，在流感症状初始 48 h 内使用较为有效
扎那米韦	一次 10 mg，一日 2 次，吸入给药	

知识清单 3

1. 用药注意

①首先明确抗生素对导致感冒和流感的病毒均无作用，但病毒与细菌感染密切相关。感冒时，病毒在咽喉部繁殖引发炎症，使咽喉部细胞失去抵抗力，细菌会趁机繁殖，并发细菌感染（如化脓性扁桃体炎、咽炎、支气管炎和肺炎），表现为高热不退、呼吸急促、疼痛、咳嗽、咳痰等症状。此时，往往要服用抗生素（如氨苄西林、头孢氨苄、头孢呋辛、阿奇霉素）。抗生素可通过杀灭或抑制细菌生长而起到抗感染作用。但应严格控制应用抗生素（有指征时采用，如 C 反应蛋白阳性、白细胞计数和中性粒细胞计数升高），没有并发细菌感染的症状、体征和证据时不应服用抗生素。凭执业医师处方或在医师、药师指导下应用抗生素。

②鉴于感冒药的成分复杂，服用含有抗过敏药制剂者，不宜从事驾车、高空作业或操作精密仪器等工作；对于含有鼻黏膜血管收缩药（伪麻黄碱）的制剂，伴有高血压心脏病、甲状腺功能亢进症、肺气肿、青光眼、前列腺增生症者需慎用；对于含有右美沙芬的制剂，妊娠初期及哺乳期妇女禁用；服用解热镇痛药时应禁酒，老年人、肝肾功能不全者、血小板减少症患者、有出血倾向者、有上消化道出血和（或）穿孔病史者，应慎用或禁用。慢性阻塞性肺疾病和重症肺炎致呼吸

功能不全的患者应慎用含有可待因和右美沙芬的感冒药,因为可待因和右美沙芬的中枢镇咳作用可影响痰液的排出。对于青光眼患者,不建议局部使用伪麻黄碱。

③由于非处方感冒药在2岁以下婴幼儿中应用的安全性尚未被确认,因此不能用于幼儿的普通感冒。若其症状必须应用药物控制,则应使用国家药政部门批准在幼儿中使用的药物。2岁以下婴幼儿尽量避免服用含有减轻鼻充血成分(如伪麻黄碱、去氧肾上腺素、麻黄碱等)的感冒药,或含有抗过敏药(如苯海拉明、氯苯那敏等)的镇咳药。2~5岁的儿童,麻黄碱的剂量为成人的1/4,6~12岁儿童,麻黄碱的剂量为成人的1/2,尽量使用糖浆或混悬液制剂。儿童忌用阿司匹林或含阿司匹林以及其他水杨酸的制剂,因为此类药物与流感的肝脏和神经系统并发症即瑞夷综合征相关,偶可致死。

④感冒一般为自限性,病程多在1周左右,无严重症状者可不用药或少用药。感冒药连续服用不得超过7天,服用剂量不能超过推荐的剂量,在连续服用1周后症状仍未缓解或消失者,应去医院向医师咨询。

⑤发热是身体的一种防御性反应,感冒发热时不要急于使用退热药,如果体温不超过38.5 ℃,让患者多休息、多饮水、适当补充维生素即可。退热的最好办法是物理降温,如冷敷、酒精擦浴等,高热时应在医师的指导下使用退热药。

⑥感冒期间应注意保证休息时间,确保休息质量。感冒的主因是机体免疫力低下。一旦感冒,应注意休息,每天至少保证8小时的睡眠时间,减少外出活动,防止将病毒传染给他人。多饮温开水是治疗感冒的一种很好的辅助手段。多饮水可以补充体内水分,只要身体未出现不适,都可以多饮水。当然,有肾病的患者应注意遵医嘱适量饮水。养成良好的生活习惯,避免过度疲劳和受凉。平时要积极参加体育锻炼,增强身体的御寒能力。依据气候变化增减衣服。常开窗户,保持室内通风和清洁,保证适宜的空气湿度(可以使用加湿器)。保持空气清新,有利于感冒的恢复。如果环境太过于干燥,会对感冒产生影响。为了有效预防流感,应勤洗手;流感流行期间,应减少出入公共场所。

⑦流感时,在发病36 h或48 h内尽早开始抗流感病毒药物治疗。虽然有资料表明发病48 h后使用神经氨酸酶抑制剂亦可以有效,但是大多数研究证明早期治疗疗效更为肯定。合理使用对症治疗药物。与普通感冒不同,目前已有特异性抗流感病毒药物。流感患者只要早期应用抗流感病毒药,大多不再需要对症治疗(解热镇痛、缓解鼻黏膜充血、抗过敏、止咳等)。如果使用,应提高针对性,不一定都用复方制剂。

⑧加强预防接种,接种流感疫苗是其他方法不可替代的最有效预防流感及其并发症的手段。疫苗需每年接种方能获有效保护,疫苗毒株的更换由WHO根据全球监测结果来决定且必须与当前流行毒株的型别基本匹配,高危人群应当优先接种。由于药物预防不能代替疫苗接种,也可能引起不必要的耐药性,建议抗流感病毒药物预防只作为没有接种疫苗或接种疫苗后尚未获得免疫力的具有高并发症风险人群的紧急临时措施。

⑨孕产期妇女在出现流感样症状之后,即可尽早使用神经氨酸酶抑制剂如奥司他韦和扎那米韦进行抗病毒治疗,同时进行病毒核酸检测。发热对孕妇和胎儿均有不利影响,可用对乙酰氨基酚退热。妊娠3个月内禁用愈创甘油醚。哺乳期妇女尽量不使用苯海拉明、氯苯那敏、金刚烷胺等,因为这些药物能通过乳汁影响幼儿。

⑩感冒患者宜清淡饮食,进食易消化、富含维生素的食物,特别是多进食富含维生素C的水果,如橙子、猕猴桃、橘子、柚子等,能起到缓解感冒症状的作用。少吃咸食、甜食、肥肉等,禁食辛辣食物,忌烟酒。

2. 健康指导

①注意休息,多饮白开水或热姜糖水,并避免过度疲劳和受凉。

②平时应多到室外活动,增加身体的御寒能力,依据气候变化增减衣服,常开窗户,注意室内通风和清洁,勤晒被褥。

③保证营养适宜,补充维生素,进食后以温开水或温盐水漱口,保持口鼻清洁。

任务实施

1. 岗位情境描述

患者,女,38岁。

主诉:鼻塞、流清水样鼻涕,畏寒,喉咙干但不痛,无咳嗽症状。

患者发病前3日,因天气突然转凉,未及时添加衣服,次日清晨开始打喷嚏、鼻塞、流鼻涕、咽痒。请为该患者制定治疗方案,并给出用药指导建议。

2. 任务书

按照《中华人民共和国药品管理法》《药品经营质量管理规范》《执业药师业务规范》《药品购销职业技能等级标准》要求,完成以下内容。

(1)根据岗位情境描述,对患者进行疾病评估。写出该患者可能患有的疾病以及判定依据。

(2)结合疾病症状从药品货架上取出一种适用的化学药,放在柜台上。

(3)完成药品推介清单。

(4)对推荐的化学药进行用药交代。

(5)将药品放回原处。

3. 任务分组

按附录中学生任务分配表模板,填写实训报告。

4. 工作准备

(1)完成知识清单1、知识清单2的学习。

(2)完成知识清单3的学习并收集感冒联合用药资讯,列出用药注意事项。

(3)在教师指导下,分析对患者开展问病荐药的难点和常见问题。

5. 工作实施

引导问题1:岗位情境描述的感冒是哪种类型的?该类感冒的主要症状是什么?

引导问题2:引起此类感冒的常见因素有哪些?传播途径是什么?

引导问题3:针对岗位情境描述中患者的症状,制定治疗方案。

引导问题4:患者在进行药物治疗时应该注意什么?

引导问题5:结合前面所学内容,分析知识清单2中常见药物的分类及代表药物、用法用量及特点(用思维导图的形式归纳)。

引导问题6:药师在对患者进行问病荐药时需要强调的注意事项有哪些?

引导问题7:根据任务书要求完成药品推介报告(记录问病荐药过程)。

感冒的化学药推介

姓名：　　　　　　　班级：　　　　　　　日期：

评 价 内 容	填 写 内 容	
疾病评估	患者可能的疾病：	
判断理由	判断依据：	
推荐化学药	药品名称：	
	基本作用：	
用药交代	单次用量：＿＿＿＿＿　每日给药次数：＿＿＿＿＿ 给药时间：＿＿＿＿＿　给药途径：＿＿＿＿＿	
	储藏方法：	
	常见不良反应：(不少于1条)	(1)
	用药注意事项：(不少于2条)	(1)
		(2)

 评价反馈

按附录中多元评价表进行评价。

 知识储备

拓展思考题

案例：患者，女，38岁。

主诉：感冒发热伴全身酸痛，服用维C银翘片之后效果不好，后腋温达38.8 ℃，出现流清鼻涕、打喷嚏、鼻塞、咽痛，有轻微咳嗽无痰，比较疲乏。

请为该患者制订治疗方案，并给出用药指导建议。

答案解析

在线答题

学习任务 7

咽炎的化学药推介

扫码
看 PPT

学习导引

人体的口腔、咽喉常潜伏着条件致病菌,当体内环境发生改变,如感冒、失眠、疲乏等导致机体抵抗力降低时,潜伏的条件致病菌大量繁殖,使咽喉受到感染,出现红肿、充血、发干和疼痛等症状,称为咽炎。咽炎是由细菌感染、病毒感染、环境等因素引起的咽部黏膜、黏膜下和淋巴组织炎症的统称,是人体咽部的非特异性炎症。它是发生在咽喉黏膜、黏膜下及淋巴组织的弥漫性炎症,可单独发生,也可合并其他上呼吸道感染。

任务实施内容及实施过程

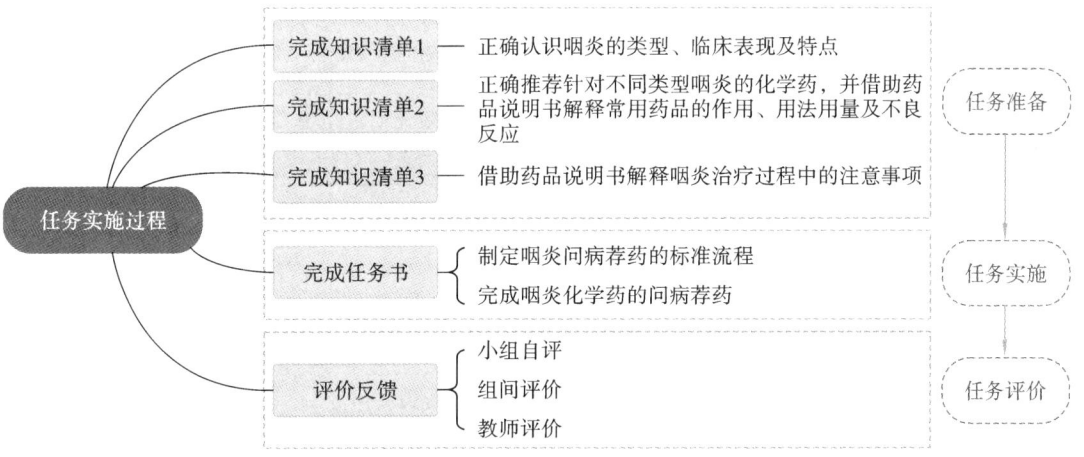

学习目标

1. 通过学习知识清单,正确认识咽炎的类型、临床表现及特点,能熟练说出不同类型咽炎所推荐的化学药名称,并借助药品说明书解释常用药品的作用、用法用量及不良反应。

2. 通过不同途径获取咽炎联合用药资讯,并能借助药品说明书解释常用药品的主要不良反应及注意事项。

3. 在教师指导下,小组成员协作制定咽炎问病荐药的标准流程、完成安全用药指导和任务评价(多元评价表见附录)。

4. 建立安全用药的职业准则,树立药师以患者为中心的专业化服务理念。

→ 任务准备

知识与思政链接
4-7-1

知识与思政链接
4-7-2

知识清单 1

类型	急性咽炎	慢性咽炎
病因	致病菌以溶血性链球菌为主,肺炎球菌、金黄色葡萄球菌、流感病毒及其他病毒皆可致病。急性咽炎常是流感、麻疹、猩红热等传染病的并发症	主要为咽黏膜慢性炎症,多由急性咽炎反复发作、过度使用声带或吸烟等刺激所致,或由全身性慢性疾病如贫血、便秘、上呼吸道感染、心血管疾病等继发
发生人群	成人和儿童	多见于成人
传播途径	可经过呼吸道飞沫传播或者经过人群中的相互接触而传染	无
临床表现	各类鼻窦炎,尤其是慢性鼻窦炎可引起咽炎,患者用力擤鼻涕时疼痛加重。根据病变部位的不同,咽炎部位也不尽相同,如是额窦病变,则咽炎时眼睛上方前额下方会有触痛;如是上颌窦病变,则面颊、上颌及牙齿会疼痛	全身症状均不明显,以局部症状为主。可有咽部不适感、异物感,咽部分泌物不易咳出,咽部有痒感、烧灼感、干燥感或刺激感,还可有咽部微痛感。常在晨起时出现刺激性咳嗽及恶心。常表现为习惯性的干咳及清嗓子咳痰动作,劳累后声嘶加重,但不发热
特点	病变常波及整个咽腔,也可局限于一处	一般无明显全身症状。病程长,症状常反复,较难治愈

知识清单 2

咽炎应早发现、早预防、早治疗。急性咽炎与慢性咽炎的病因不同,治疗也有所区别。急性咽炎常由细菌或病毒感染所致,故应以抗菌和抗病毒治疗为主。慢性咽炎常不需应用抗生素,主要是及时找出致病原因,积极对症治疗,同时增强机体免疫力。

1. 咽炎的预防

(1) 减少与咽炎患者的密切接触,避免分享食物、饮料或餐具。

(2) 养成良好的卫生习惯,饭前、外出后洗手,避免细菌或病毒感染。了解自己的过敏原,避免摄入易引起过敏的食物。

(3) 保持生活环境清洁,尽量避免粉尘、雾霾等环境。

(4) 积极治疗可能诱发咽炎的上呼吸道感染,如鼻炎、扁桃体炎等。

2. 咽炎的非药物治疗

(1) 鼓励多饮水,注意进食易消化的食物,保持大便通畅。

(2) 保持一定的活动量和足够的睡眠,劳逸结合,增强个人体质,提高机体免疫力。

(3) 改善个人生活习惯,尽量戒烟、戒酒。

(4) 保持生活环境的清洁、湿润和舒适,减少粉尘、烟雾吸入。

(5) 积极治疗鼻炎、支气管炎等呼吸道慢性炎症,降低咽炎诱发的概率。

(6) 若发生发热、畏寒等全身症状,应及时采用物理降温(如温水或75%酒精擦浴,额头放置退热贴等)及药物降温等退热措施。严密监测体温等体征,保持呼吸道通畅,必要时吸氧。注意维持水、电解质平衡。

3. 咽炎的药物治疗

(1) 非处方药:《国家非处方药目录》收载的治疗咽炎的药物的活性成分或制剂有溶菌酶、度米芬、地喹氯铵、西地碘、复方草珊瑚含片、碘甘油、甲硝唑含漱剂、氯己定含漱剂等。

治疗方式	药物使用
局部治疗	可应用口含片,口含片中多含有抗感染、消毒防腐作用的药物,可直接作用于患处,如溶菌酶、西地碘含片、度米芬含片、地喹氯铵含片等,也可用硼砂含漱液、复方氯己定含漱液、温淡盐水含漱。发病初期可用1%碘甘油或2%硝酸银液涂搽咽壁,以促进炎症消退,雾化治疗对局部炎症有效
全身治疗	可服用对咽部有消炎功能的中成药,如双黄连口服液、复方青果颗粒、清咽丸、穿心莲片或金莲花片。发热重、恶寒轻者可用牛黄解毒丸、六神丸、银翘散等;对发热轻、恶寒重者则可用麻黄汤等内服

(2) 处方药。

类型	药物选择
急性炎症	预防咽喉肿胀或喉头水肿而致的呼吸困难,可使用抗菌药物和糖皮质激素类药物
严重感染	必须使用抗菌药物,如青霉素类、头孢菌素类等抗生素
病毒感染	可选用利巴韦林、吗啉胍、金刚烷胺等抗病毒药

4. 非处方药知识点

药品名称	适应证/功能主治	用法用量	不良反应
度米芬	治疗咽炎、鹅口疮和口腔溃疡	片剂:口含,一次1~2片,每隔2~3 h含服1次。 滴丸:口含,一次1粒,一日3~4次	偶见过敏反应。 如用药期间出现任何不适,请及时咨询医师
西地碘含片	用于缓解慢性咽炎、口腔溃疡、慢性牙龈炎、牙周炎	口含,成人一次1片,一日3~5次	偶见皮疹、皮肤瘙痒等过敏反应。长期含服可导致舌苔染色,停药后消退
氯己定含漱剂	可用于牙龈炎、口腔溃疡、咽炎等口腔疾病	成人,饭后漱口,一次10 ml;儿童,一次5 ml;含漱时至少在口腔内停留2~5 min再吐出	口腔用药偶见过敏反应或口腔黏膜浅表脱屑;长期使用能使口腔黏膜表面与牙齿着色、舌苔发黄、味觉改变
甲硝唑含漱剂	主要用于治疗或预防敏感厌氧菌引起的系统或局部感染	含漱给药。一次10~20 ml,先含30 s再漱口,一日3~4次,一周为一疗程	偶见味觉改变和口腔黏膜微刺痛、恶心、呕吐等,停药后可消失

知识清单 3

1. 用药注意

①咽炎患者不可滥用抗生素,只有在急性期有用药指标(如发热等)时才可适当使用;而慢性咽炎则不需用抗生素,如滥用抗生素,会导致咽喉部的正常菌群失调,引起二重感染、细菌耐药等问题,使咽炎的情况变得复杂,难以治疗。

②度米芬切勿与阴离子型表面活性剂同时使用。溶菌酶片偶见过敏反应,如皮疹等。

③应用口含片含服时宜将药片置于舌根部,尽量贴近咽喉,每隔 2 h 1 次或一日 4~6 次。另应注意含服时间越长,局部药物浓度保持时间就越长,疗效越好;含服时不宜咀嚼或吞咽药物,保持安静;含服后 30 min 内不宜进食或饮水。含服后偶见过敏反应,如皮疹、瘙痒等,一旦发现,应立即停药。

④应用含漱剂时,含漱时不可咽下,含漱后也不应马上喝水或进食,以保持口腔药物的浓度。幼儿及恶心、呕吐者不宜使用。

⑤利巴韦林有致畸作用,孕妇禁用。

2. 健康指导　急性咽炎患者应卧床休息,多喝水,吃稀软食物,禁烟酒,不吃辛辣和过于油腻的食物,保持大便通畅。慢性咽炎患者应加强身体锻炼,提高机体免疫力;避免辛辣刺激性食物,戒烟酒;多喝水,多吃水果和蔬菜,适当服用维生素 A、B 族维生素、维生素 E 等。

(1) 饮食:对于咽炎患者,注意日常饮食有助于避免病情反复发作。

①饮食推荐:饮食宜清淡,以易消化的食物为主,如稀粥等;可进食清热去火的蔬菜水果,如苦菊、苦瓜等。

②饮食禁忌:尽量避免生冷、辛辣食物,减少对咽部的刺激。

(2) 休息和运动:保证充足的睡眠、适当的体育锻炼,增强身体免疫力,促进咽炎的改善和恢复,减少复发的可能。同时,尽量避免高声说话或强烈咳嗽,避免对咽部的强烈刺激。

任务实施

1. 岗位情境描述

患者,40 岁。

主诉:咽炎。不久前,发现自己声音嘶哑,吞咽口水的时候嗓子隐隐作痛。因全身发热、四肢酸痛、乏力、嗜睡、咽痛加重来就诊。检查发现咽部黏膜充血、肿胀,血常规检查示白细胞计数增高。诊断为慢性咽炎急性发作。

2. 任务书

按照《中华人民共和国药品管理法》《药品经营质量管理规范》《执业药师业务规范》《药品购销职业技能等级标准》要求,完成以下内容。

(1) 根据岗位情境描述,对患者进行疾病评估。写出该患者可能患有的疾病以及判定依据。

(2) 结合疾病症状从药品货架上取出一种适用的化学药,放在柜台上。

(3) 完成药品推介清单。

(4) 对推荐的化学药进行用药交代。

(5) 将药品放回原处。

3. 任务分组

按附录中学生任务分配表模板,填写实训报告。

4. 工作准备

(1) 完成知识清单1、知识清单2的学习。

(2) 完成知识清单3的学习并收集咽炎联合用药资讯,列出用药注意事项。

(3) 在教师指导下,分析对患者开展问病荐药的难点和常见问题。

5. 工作实施

引导问题1:岗位情境描述的患者应该按照哪类咽炎进行治疗?

引导问题2:针对岗位情境描述患者的症状,应该制定怎样的治疗方案?

引导问题3:对于患者除进行药物治疗之外,还可实施哪些非药物治疗措施?

引导问题4:分析知识清单2中非处方药的代表药物、适应证及不良反应的异同点(用思维导图的形式归纳)。

引导问题5:药师在对咽炎患者进行问病荐药时需要强调的注意事项有哪些?

引导问题6:根据任务书要求完成药品推介报告(记录问病荐药过程)。

咽炎的化学药推介

姓名:　　　　　　　班级:　　　　　　　日期:

评价内容	填写内容	
疾病评估	患者可能的疾病:	
判断理由	判断依据:	
推荐化学药	药品名称:	
	基本作用:	
用药交代	单次用量:＿＿＿＿　每日给药次数:＿＿＿＿ 给药时间:＿＿＿＿　给药途径:＿＿＿＿	
	储藏方法:	
	常见不良反应:(不少于1条)	(1)
	用药注意事项:(不少于2条)	(1)
		(2)

评价反馈

按附录中多元评价表进行评价。

知识储备

拓展思考题

患者,女,36岁。

主诉:反复发作咽炎一年余,每因受凉感冒、情绪波动、上火时都会发生,几天前,过度用嗓之后,出现咽干、咽疼加重,伴有灼烧感,后因全身发热、咽痛加重来就诊。检查发现咽部黏膜充血、肿胀,血常规检查示白细胞数增高。被诊断为慢性咽炎急性发作。

请结合本节课内容,给患者做关于咽炎的健康指导,并介绍咽炎的预防措施。

答案解析

在线答题

学习任务 8

消化性溃疡的化学药推介

扫码看 PPT　　微课

学习导引

消化性溃疡(peptic ulcer)是指各种致病因子导致消化道黏膜发生炎症与病变。溃疡多发于胃部和十二指肠,因发生的位置不同分为胃溃疡(gastric ulcer,GU)和十二指肠溃疡(duodenal ulcer,DU)。

任务实施内容及实施过程

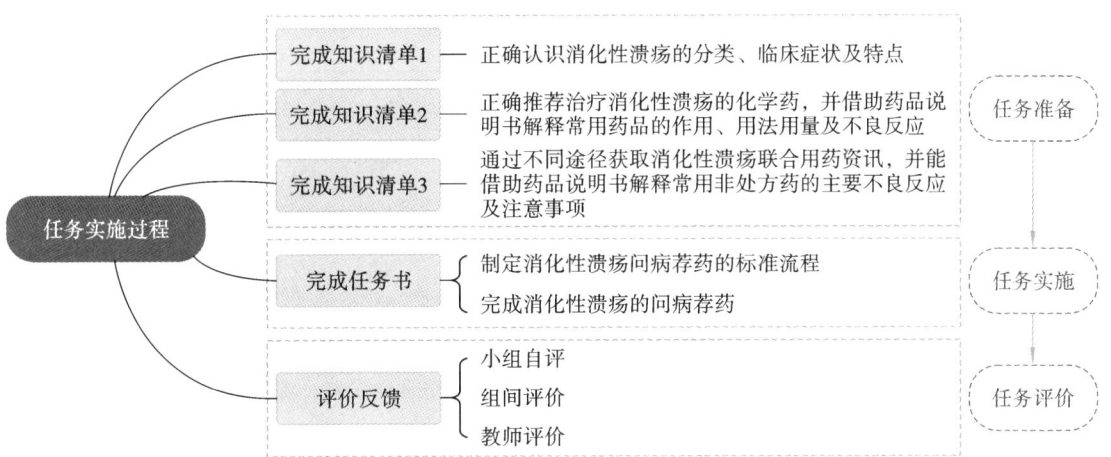

学习目标

1. 通过学习知识清单,正确认识消化性溃疡的症状与分类,能熟练说出消化性溃疡所推荐的化学药名称,并借助药品说明书解释常用药品的用法、特点。

2. 通过不同途径获取消化性溃疡联合用药资讯,并能借助药品说明书解释常用药品的主要不良反应及注意事项。

3. 在教师指导下,小组成员协作制定消化性溃疡问病荐药的标准流程、完成安全用药指导和任务评价(多元评价表见附录)。

4. 建立安全用药的职业准则,树立药师以患者为中心的专业化服务理念。

> 任务准备

知识清单 1

知识与思政链接
4-8-1

知识与思政链接
4-8-2

临床上将消化性溃疡分为胃溃疡和十二指肠溃疡。

消化性溃疡		胃 溃 疡	十二指肠溃疡
患病人群		多发于中老年人	多发生于青壮年人
病因		消化性溃疡的发病机制较为复杂,其中幽门螺杆菌感染和非甾体抗炎药(NSAID)是已知的主要病因。遗传因素、生活因素、精神因素等其他因素也是常见的发病诱因。 发病机制分三个方面:①胃酸在溃疡形成中起到关键作用;②幽门螺杆菌的感染,90%的十二指肠溃疡和80%的胃溃疡都是由此引起;③黏膜屏蔽的完整性破坏,修复能力下降	
疾病特点		具有慢性过程,发作具有周期性和节律性等特点,发作有季节性,多在秋冬或秋冬之交	
诊断标准		主要依据患者的病史、症状与体征,有赖于胃镜检查确诊。应与其他有上腹痛症状的疾病如慢性肝、胆、胰疾病及慢性胃炎、胃癌、功能性消化不良等鉴别	
症状	一般症状	①疼痛:上腹痛是消化性溃疡的主要症状,胃溃疡和十二指肠溃疡的上腹痛特点不同。 ②其他症状:有上腹饱胀、嗳气、反酸、恶心、呕吐等胃肠道症状和多汗、失眠等自主神经功能紊乱的表现,部分患者营养不良	
	疼痛时间	进餐后0.5～1 h发生,1～2 h缓解,夜间痛较少见	进餐后2～3 h发生即两餐之间,又称空腹痛(饥饿痛),常有夜间痛
	疼痛部位	剑突下正中偏左	上腹正中偏右
	疼痛性质	烧灼或痉挛感	钝痛、烧灼痛或饥饿样不适感
	疼痛规律	疼痛—进食—缓解	进食—疼痛—缓解
	并发症	出血、穿孔、幽门梗阻及癌变	

知识清单 2

具体药物知识点

抗酸药	机制	中和过多的胃酸,升高胃内pH值,消除胃酸对胃黏膜的刺激性损害,缓解疼痛;同时抗酸药能抑制胃蛋白酶活性,利于溃疡愈合
	常用	碳酸氢钠、碳酸钙、氧化镁、氢氧化铝、三硅酸镁等
	临床应用	餐后1～2 h用药较好。临床多用复方制剂,如复方氢氧化铝片(胃舒平片)
	不良反应	腹泻、便秘、腹胀等

续表

抑制胃酸分泌药	H2受体拮抗剂	机制	能选择性地抑制组胺,使空腹和进食后的胃酸分泌减少,对消化性溃疡起到缓解疼痛、促进溃疡愈合的作用
		常用	西咪替丁、雷尼替丁、法莫替丁、尼扎替丁和罗沙替丁等
		临床应用	餐后服用效果好,睡前服用效果更佳
		不良反应	长期用药可见氨基转移酶水平升高、血小板减少性紫癜、粒细胞缺少、男性性功能紊乱等,偶见幻觉、定向力障碍,司机等人员慎用
	质子泵抑制剂(PPI)	机制	通过干扰胃壁细胞内的质子泵即 H^+-K^+-ATP 酶,抑制各种刺激引起的胃酸分泌,抑酸作用强而持久。此外,PPI 还有抗幽门螺杆菌、保护胃黏膜等作用
		常用	奥美拉唑、兰索拉唑、泮托拉唑、雷贝拉唑等
		临床应用	不耐酸,服药时不宜嚼碎
		不良反应	主要有口干、恶心、腹胀、便秘、失眠;长期持续服用可抑制胃酸分泌,可致胃内细菌滋长
胃黏膜保护药	前列腺素类	机制	能增加胃黏膜局部血流量,抑制基础胃酸及由组胺、促胃液素、食物刺激所引起的胃酸分泌和胃蛋白酶分泌,促进胃黏膜细胞的增殖和修复
		常用	米索前列醇等
		临床应用	用于消化性溃疡和急性胃炎引起的消化道出血。可致子宫收缩,孕妇禁用。与米非司酮合用,可终止 49 天内的早期妊娠
		不良反应	腹泻。引起子宫收缩,孕妇禁用
	硫糖铝	机制	在胃内酸性条件下能黏附于上皮细胞和溃疡面,增加黏膜保护层的厚度,减轻胃酸和消化酶的侵蚀。还能促进黏膜和血管增生,促进溃疡愈合
		临床应用	餐前 0.5～1 h 给药较好。不宜与碱性药物、钙剂、牛奶合用
		不良反应	长期用药可致便秘,偶有恶心、胃部不适、腹泻、皮疹及头晕
	铋剂	机制	在胃内酸性条件下可在溃疡基底膜上形成蛋白质-铋复合物的保护层,并促进胃黏膜局部保护因子释放,还能抗幽门螺杆菌
		常用	枸橼酸铋钾
		临床应用	牛奶、抗酸药可干扰本药的作用
		不良反应	服药期间舌苔、大便黑染,偶见恶心
	蒙脱石散	机制	能覆盖于消化道黏膜上,增强黏膜的屏障作用,并通过促进胃黏膜上皮的修复而发挥抗溃疡作用,也用于腹泻治疗
		临床应用	可抗溃疡,常用于成人及儿童急、慢性肠炎、腹泻
		不良反应	不良反应少,少量患者会出现轻微便秘
根治幽门螺杆菌(Hp)药	抗生素	常用	阿莫西林、克拉霉素、甲硝唑、四环素等
		临床应用	现在多采用三联或四联治疗方案。常用的是以 PPI 为基础的三联治疗方案(PPI+阿莫西林+克拉霉素),Hp 根除率可达 90% 左右。也可根据既往用药情况,结合药敏试验结果应用 PPI+铋剂+两种抗菌药物即四联治疗方案

续表

根治幽门螺杆菌(Hp)药	临床应用	三联方案	PPI＋克拉霉素＋阿莫西林 PPI＋克拉霉素＋甲硝唑
		四联方案	PPI＋克拉霉素＋阿莫西林＋铋剂 PPI＋克拉霉素＋甲硝唑＋铋剂
胃肠动力药	多潘立酮	机制	直接作用于胃肠壁,阻断外周多巴胺受体,防止胃食管反流,增强胃蠕动,促进胃排空,协调胃与十二指肠运动,抑制恶心、呕吐,并能有效地防止胆汁反流,不影响胃液分泌
		临床应用	适用于由胃排空延缓、胃食管反流、食管炎引起的消化不良
	西沙比利	机制	激动5-羟色胺受体,通过促进胃肠肌间神经丛的神经末梢释放乙酰胆碱而促胃肠动力;促进食管至结肠整个胃肠平滑肌的协调性运动
		临床应用	适用于胃食管反流、消化不良、止吐等
解除平滑肌痉挛药物	常用		阿托品、颠茄片、山莨菪碱、东莨菪碱
	临床应用		可以解除胃肠平滑肌痉挛,适用于缓解内脏绞痛

消化性溃疡的治疗方案的选择遵循消除病因、缓解症状、愈合溃疡、防止复发和防止并发症的原则。

知识清单3

1. 用药注意

①用药前权衡全身情况,避免不良反应。如他汀类药物和克拉霉素同服可增加横纹肌溶解的风险;长期合用PPI和高剂量二甲双胍会导致维生素B_{12}缺乏,抗酸药和铋剂同服易引起便秘,老年人还会发生骨质疏松。

②溃疡治疗前应停用胃黏膜损害药,如解热镇痛抗炎药。

③抗酸药、铋剂、氢氧化铝等药物不要在餐后使用。

2. 健康指导

①了解疾病:吸烟、应激、长期精神紧张、饮食不规律等为常见的发病诱因。

②定期监测:用药期间,应注意药物的不良反应,若出现不良反应,及时到医院就诊,同时应定期复查。胃镜是确诊消化性溃疡和随访复查判断消化性溃疡疗效的首选方法。一般应至少在根除幽门螺杆菌4周后再复查幽门螺杆菌。

③饮食治疗:消化性溃疡患者要摄入富有营养、易消化、低糖、低脂的食物,定时定量、少食多餐、细嚼慢咽、有规律地进食。忌浓茶、咖啡、浓肉汤、过酸的水果及油炸食品,避免生、冷、硬、辛辣刺激性食物。忌烟酒。多人共同进餐时实行分食制。

④运动治疗:生活要有规律,宜劳逸结合。

任务实施

1. 岗位情境描述

患者,男,40岁。

主诉:胃溃疡。

症状:主诉餐后胃痛不适、胃部饱胀嗳气、反酸1个月余,经X线钡餐检查发现胃小弯处有龛影,在溃疡对侧有痉挛性胃切迹(龛影和痉挛性胃切迹是X线钡餐检查确诊胃溃疡的典型依据)。

查体结果:Hp感染阴性,T 36.2 ℃,P 83次/分,BP 132/83 mmHg。

2. 任务书

按照《中华人民共和国药品管理法》《药品经营质量管理规范》《执业药师业务规范》《药品购销职业技能等级标准》要求,完成以下内容。

(1) 根据岗位情境描述,对患者进行疾病评估。写出该患者可能患有的疾病以及判定依据。

(2) 结合疾病症状从药品货架上取出一种适用的化学药,放在柜台上。

(3) 完成药品推介清单。

(4) 对推荐的化学药进行用药交代。

(5) 将药品放回原处。

3. 任务分组

按附录中学生任务分配表模板,填写实训报告。

4. 工作准备

(1) 完成知识清单1、知识清单2的学习。

(2) 完成知识清单3的学习并收集消化性溃疡联合用药资讯,列出用药注意事项。

(3) 在教师指导下,分析对消化性溃疡患者开展问病荐药的难点和常见问题。

5. 工作实施

引导问题1:消化性溃疡常分为_____、_____两种类型。

引导问题2:对于消化性溃疡分类的异同点进行比较和总结。

引导问题3:岗位情境描述的消化性溃疡是哪种类型的?简述诊断依据和症状。

引导问题4:分析知识清单2中消化性溃疡的对症和对因治疗的代表药物、临床应用的异同点(用思维导图的形式归纳)。

引导问题5:药师在对消化性溃疡患者进行问病荐药时需强调的注意事项有哪些?

引导问题6:根据任务书要求完成药品推介报告(记录问病荐药过程)。

消化性溃疡的化学药推介

姓名: 　　　　班级: 　　　　日期:

评价内容	填写内容	
疾病评估	患者可能的疾病:	
判断理由	判断依据:	
推荐化学药	药品名称:	
	基本作用:	

续表

评价内容	填写内容	
用药交代	单次用量：_____ 每日给药次数：_____	
	给药时间：_____ 给药途径：_____	
	储藏方法：	
	常见不良反应：(不少于1条)	(1)
	用药注意事项：(不少于2条)	(1)
		(2)

 评价反馈

按附录中多元评价表进行评价。

 知识储备

拓展思考题

患者,赵某,消化性溃疡,Hp 感染阳性,肝肾功能正常,餐后胃痛不适、胃部饱胀嗳气、反酸一个月余,利用本节课的知识点进行化学药推荐。

答案解析

在线答题

学习任务 9

消化不良的化学药推介

扫码
看 PPT

学习导引

消化不良(dyspepsia)是胃肠道蠕动减弱,食物在胃内停留时间过长等原因引起的胃部不适的总称,包括胃蠕动不好所致胃轻瘫和胃食管反流病。根据病因分为器质性消化不良和功能性消化不良(functional dyspepsia,FD)。

消化不良很常见,半数以上人群在其生命过程中因消化不良而就诊。我国普通人群中有消化不良症状者达 20%~30%,老年人中最高发。

任务实施内容及实施过程

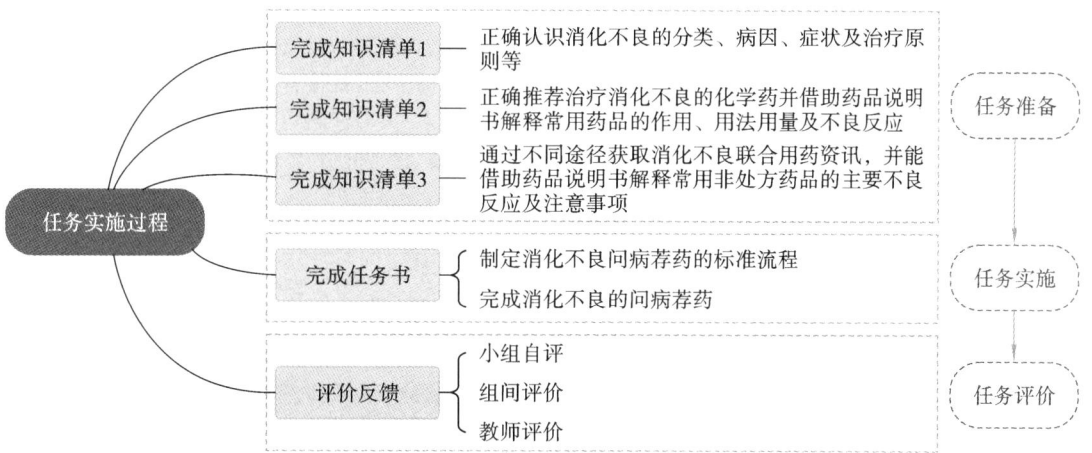

学习目标

1. 通过学习知识清单,正确认识消化不良的症状与分类,能熟练说出不同类型消化不良所推荐的化学药名称,并借助药品说明书解释常用非处方药的作用、用途。

2. 通过不同途径获取消化不良联合用药资讯,并能借助药品说明书解释常用非处方药的主要不良反应及注意事项。

3. 在教师的指导下,小组成员协作制定消化不良问病荐药的标准流程、完成安全用药指导和任务评价(多元评价表见附录)。

4. 建立安全用药的职业准则,树立药师以患者为中心的专业化服务理念。

255

> 任务准备

知识清单 1

认识消化不良

分类	功能性消化不良	器质性消化不良
	经检查没有明显的消化器官疾病或系统疾病。与胃动力紊乱、内脏敏感性增高及心理、环境、社会因素有关，幽门螺杆菌（Hp）感染可能只是一小部分患者发病原因	经过检查可明确认定是由某器官病变引起消化不良症状，如肝病、胆道疾病、胰腺疾病、糖尿病等
病因	①慢性持续性消化不良，主要由慢性胃炎（萎缩性胃炎）、胃溃疡、十二指肠溃疡、慢性十二指肠炎、慢性胆囊炎、慢性胰腺炎等引起。 ②偶然性消化不良，与进食过饱、进食油腻食物、饮酒过量等有关。 ③药物因素，如阿司匹林、红霉素等的影响。 ④精神因素，如疼痛、抑郁、紧张、失眠等。 ⑤胃肠动力不足，多见于老年人。由于老年人胃肠动力降低，食物在胃内停留时间过长，胃内容物排空速度缓慢，易发生功能性消化不良。 ⑥儿童因消化器官发育还不完善，消化液分泌不充足，胃内酶的功能还未完善，胃及肠道内黏膜柔嫩，消化功能还比较弱，加之父母的喂养方式不当、滥用抗生素、机体抵抗力低下等都会造成消化不良。 ⑦全身性疾病，如感染、儿童缺乏锌元素、发热、食物中毒、恶性肿瘤、慢性肝炎等。 ⑧女性月经期	
症状	①进食或餐后腹部不适、上腹发胀、早饱、恶心、呕吐、食欲不佳等，并常常伴有舌苔厚腻及上腹深压痛、上腹痛或不适，餐后加重。 ②进食、运动或平卧后上腹正中有烧灼感或反酸，并可延伸至咽喉部。 ③食欲缺乏，对油腻食品尤为反感。 ④常有饱胀感或胃肠胀气感，呃逆、排气增多，有时可出现轻度腹泻。 ⑤儿童会出现肚胀、夜卧不宁、口臭、吐奶、大便稀并有酸臭味，便中有大量未消化的食物残渣等	
治疗原则	①针对原发病治疗，如抗抑郁治疗。 ②对症处理：影响生活质量时对症处理，按需服药，避免长期服用对症药物。 ③生活调整：少食多餐；因胃底容受性扩张能力下降，进餐时不要摄入过多液体，每天分 6~8 次饮水；低脂饮食，减少蔬果摄入；鼓励活动。 ④避免服用 NSAID 等损害胃黏膜的药物、聚乙二醇 4000 散等影响胃排空的药物和影响消化道蠕动的药物	

知识清单 2

具体药物治疗知识点

药物治疗	功能性消化不良	①上腹痛综合征:以与进餐相关的上腹疼痛、烧灼感为主。给予抑酸剂（根据症状出现时间给药,如白天出现症状,在早餐前服药）、抗酸剂（症状出现前 30 min,或餐前 1 h 服药）。胆汁反流者可用铝碳酸镁,对于近期出现的上腹痛综合征可考虑根除 Hp 感染治疗。 ②餐后不适综合征:正常量餐后上腹胀、早饱、嗳气。给予胃肠动力药、消化酶、微生态制剂
	器质性消化不良	主要针对病因治疗,辅助补充消化酶或者改善胃肠动力来缓解消化不良症状
助消化药	机制	能促进胃肠消化过程,且大多是消化液中的主要成分。可用于消化道分泌功能不足,也可促使消化液分泌,还可增强消化酶活力,从而达到助消化
	常用药物	干酵母、乳酶生、胰酶、胃蛋白酶、双歧杆菌等
	临床应用	用于消化不良
胃肠动力药	机制	可以刺激肠道蠕动
	常用药物	多潘立酮、甲氧氯普胺、莫沙必利等
	临床应用	多潘立酮:适用于由胃排空延缓、胃食管反流、食管炎引起的消化不良
		甲氧氯普胺:适用于各种病因所致恶心、呕吐、嗳气、消化不良、胃部胀满、胃酸过多等症状的对症治疗
		莫沙必利:适用于胃食管反流、消化不良、止吐等

知识清单 3

1. 用药注意

①根据病因合理选择药物,器质性消化不良患者应做进一步检查,明确诊断,积极治疗。根据病情使用抗酸药和胃黏膜保护药,有幽门螺杆菌感染者应进行根除治疗。

②助消化药多为消化酶或活菌制剂,不耐热或易于吸湿,置于阴冷干燥处储存,送服时不宜用热水;不宜与抗菌药物、吸附剂同时服用。

③不宜过量服用干酵母和乳酶生,否则可发生腹泻。

④胰酶在酸性条件下易被破坏（与稀盐酸等酸性药物同服可致活性降低）,必须用肠溶衣片,口服时不可嚼碎,应整片吞下。对于胰酶,急性胰腺炎早期患者禁用,对蛋白质及制剂过敏者禁用;与阿卡波糖、吡格列酮合用,可降低降糖药的药效;与等量碳酸氢钠同服,可增强疗效;也可与西咪替丁合用,防止胰酶失活。

⑤给予多潘立酮时考虑适宜人群。注意服用期间排便次数可能增加,乳腺癌、嗜铬细胞瘤、

机械性肠梗阻、胃肠道出血者禁用。心律失常、接受化疗的肿瘤患者、妊娠期妇女慎用。

⑥婴幼儿不可久用药物,症状缓解后及时停药。

2. 健康指导

①饮食习惯:应少量多餐,细嚼慢咽,不暴饮暴食;避免食用油炸、腌制、生冷刺激、高脂等不易消化的食物及饮用碳酸饮料;食物温度要适中,避免损害胃肠黏膜;选择适宜的饮水时间,避免餐后立即饮水稀释胃液而降低消化功能。

②戒烟酒,注意胃部保暖防寒,避免精神紧张、过度劳累,解除心理压力。

③可采用腹部轻柔按摩或饭后散步。餐后 1~2 h 参加体育运动或体力劳动,可增加身体热量的消耗,尽快消除消化不良现象。

任务实施

1. 岗位情境描述

患者,女性,33 岁。

主诉:消化不良。

症状:间断出现餐后上腹疼痛、饱胀、嗳气、恶心、反酸 1 个月余,常由进食不当或生气诱发。患者曾因减肥饮食不规律,经检查发现胃部有浅表炎症。

查体结果:Hp 感染阴性,T 36.5 ℃,P 83 次/分,BP 110/73 mmHg。

2. 任务书

按照《中华人民共和国药品管理法》《药品经营质量管理规范》《执业药师业务规范》《药品购销职业技能等级标准》要求,完成以下内容。

(1) 根据岗位情境描述,对患者进行疾病评估。写出该患者可能患有的疾病以及判定依据。

(2) 结合疾病症状从药品货架上取出一种适用的化学药,放在柜台上。

(3) 完成药品推介清单。

(4) 对推荐的化学进行用药交代。

(5) 将药品放回原处。

3. 任务分组

按附录中学生任务分配表模板,填写实训报告。

4. 工作准备

(1) 完成知识清单 1 的学习。

(2) 完成知识清单 2 的学习并收集消化不良联合用药资讯,列出用药注意事项。

(3) 在教师指导下,分析消化不良问病荐药的难点和常见问题。

5. 工作实施

引导问题 1:消化不良常分为_____、_____两种类型。

引导问题 2:岗位情境描述的消化不良是哪种类型的?你的判断依据是什么?

引导问题 3:对于消化不良进行药物治疗的原则是什么?

引导问题 4:分析知识清单 2 中治疗消化不良的代表药物、临床应用的异同点(用思维导图的形式归纳)。

引导问题 5:药师在进行消化不良问病荐药环节需要强调的注意事项有哪些?

引导问题 6:根据任务书要求完成药品推介报告(记录问病荐药过程)。

消化不良的化学药推介

姓名：　　　　　　　　班级：　　　　　　　　日期：

评价内容	填 写 内 容	
疾病评估	患者可能的疾病：	
判断理由	判断依据：	
推荐化学药	药品名称：	
	基本作用：	
用药交代	单次用量：＿＿＿＿＿　每日给药次数：＿＿＿＿＿	
	给药时间：＿＿＿＿＿　给药途径：＿＿＿＿＿	
	储藏方法：	
	常见不良反应：(不少于 1 条)	(1)
	用药注意事项：(不少于 2 条)	(1)
		(2)

评价反馈

按附录中多元评价表进行评价。

知识储备

拓展思考题

患者孟某，功能性消化不良，主要表现为与进餐相关的上腹疼痛、烧灼感，肝肾功能正常，利用本节课的知识点对其进行药物推介。

答案解析

在线答题

学习任务 10

腹泻的化学药推介

扫码看 PPT　　微课

学习导引

腹泻（diarrhea）是一种常见症状，表现为排便在一日内超过 3 次，粪质稀薄，水分增加，或含未消化食物或脓血、黏液，并常伴有排便急迫感、肛门不适、失禁等症状，可由多种病因引起。严重的腹泻会使人脱水，引起电解质紊乱，甚至危及生命，应及时就医。某些患者的排泄物具有传染性，应加以消毒与隔离。

任务实施内容及实施过程

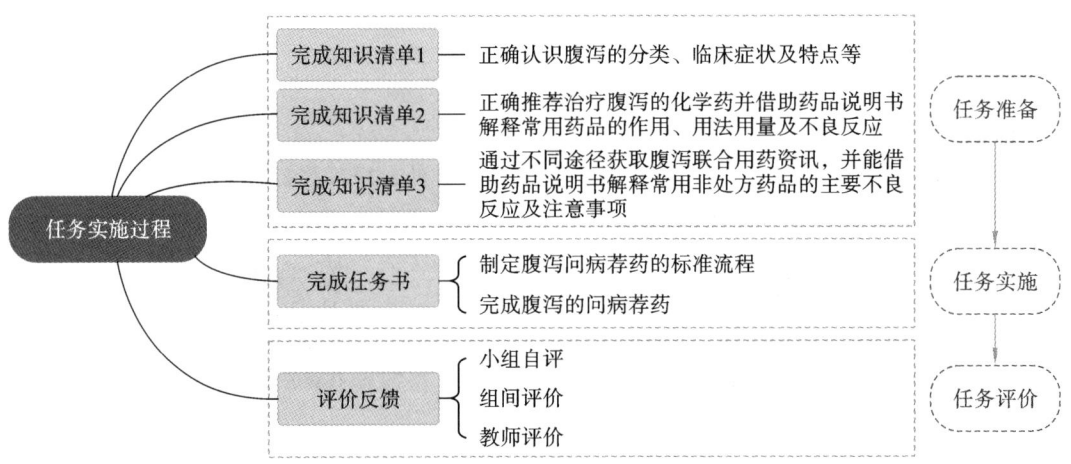

学习目标

1. 通过学习知识清单，正确认识腹泻的症状与分类，能熟练说出腹泻所推荐的化学药名称，并借助药品说明书解释常用非处方药的作用。
2. 通过不同途径获取腹泻联合用药资讯，并能借助药品说明书解释常用非处方药的主要不良反应及注意事项。
3. 在教师的指导下，小组成员协作制定消化性溃疡问病荐药的标准流程、完成安全用药指导和任务评价（多元评价表见附录）。
4. 建立安全用药的职业准则，树立药师以患者为中心的专业化服务理念。

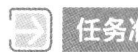

知识清单 1

根据病因,腹泻分感染性腹泻、炎症性腹泻、消化性腹泻、激惹性(旅行者)腹泻、菌群失调性腹泻、功能性腹泻等。根据病程,腹泻分急性腹泻和慢性腹泻。

认识腹泻

分类	急 性 腹 泻	慢 性 腹 泻
病因	肠道感染、食物中毒、出血性坏死性肠炎、急性局限性肠炎、肠型紫癜等	可见于消化道疾病,如肠道感染、肠道非感染性疾病、肠道肿瘤、胃部疾病、胰腺疾病和肝胆疾病,以及全身性疾病(如内分泌及代谢障碍疾病)、其他系统疾病、药物不良反应和神经功能紊乱
病程	2~3周,起病急	≥2个月,起病缓慢
表现	痢疾样腹泻,可有黏膜破坏,频频排出陈血性大便,并伴腹痛、里急后重;水泻,不含红细胞、脓细胞,不伴腹痛和里急后重	大便性状改变,呈稀便、水样便、黏脓便或脓血便。小肠炎性腹泻患者腹泻后腹痛多不缓解;结肠炎性腹泻患者腹泻后腹痛多可缓解
诊断标准	根据排便的次数和大便的性状诊断,结合化验指标、X线检查及结肠镜检查结果诊断	
临床症状	(1)一般症状 ①急性肠道感染:伴有发热、腹痛、呕吐、欲泄而不爽、里急后重、大便腥臭等。 ②因食物在胃肠积滞引起的腹泻:消瘦、排泄物中有未消化的食物。 ③肿瘤导致的腹泻:多为慢性腹泻,常伴有消瘦、不规则低热、大便带血等症状。大便带血、贫血、消瘦等需警惕肠癌;伴腹胀、食欲差等需警惕肝癌 (2)大便性状。<table><tr><td>腹泻类型</td><td>大便性状</td></tr><tr><td>小肠炎性腹泻</td><td>大便呈稀薄水样且量多</td></tr><tr><td>阿米巴痢疾</td><td>暗红色果酱样便</td></tr><tr><td>细菌性痢疾</td><td>脓血便或黏液便</td></tr><tr><td>副溶血性弧菌食物中毒和急性出血性坏死性肠炎</td><td>血水或洗肉水样便</td></tr><tr><td>霍乱或副霍乱</td><td>米泔水样便</td></tr><tr><td>沙门菌属或金黄色葡萄球菌性食物中毒</td><td>黄水样便</td></tr><tr><td>激惹性腹泻</td><td>水便</td></tr><tr><td>婴儿消化不良</td><td>黄绿色混有奶瓣便</td></tr><tr><td>肠道阻塞、吸收不良综合征</td><td>脂肪泻和白陶土色便</td></tr></table>	

知识清单 2

临床治疗腹泻的药物有多种,应根据治疗目的(如去除病因、缓解症状)来选择药物。

具体药物知识点

非处方药	助消化药	临床应用	促进胃肠消化功能的药物,多为消化液的某种成分。因胰腺功能不全消化不良性腹泻患者应服用胰酶;摄食脂肪过多者可服用胰酶和碳酸氢钠;摄食蛋白质而致消化不良者宜服胃蛋白酶;对同时伴腹胀者可选用乳酶生
		常用药物	胃蛋白酶、胰酶、乳酶生
	肠黏膜保护药	临床应用	为吸附剂,通过药物表面的吸附作用,吸附肠道中水、气体、细菌、病毒、外毒素,阻止它们被肠黏膜吸收或损害肠黏膜而止泻。这类药口服后不进入血液,孕妇、哺乳期妇女也可放心使用
		常用药物	药用炭、蒙脱石散(思密达)等
	收敛保护药	临床应用	在肠黏膜上形成保护膜,使其免受刺激
		常用药物	鞣酸蛋白、碱式碳酸铋等
	抗菌药物	临床应用	抗菌谱较广,对大肠杆菌有较强的抑菌作用。适用于肠道细菌感染,对因食物不洁引起的急性胃肠炎初期及轻症患者疗效显著,用于细菌性痢疾、细菌性肠炎、腹泻,效果显著
		常用药物	小檗碱、黄连素
	微生态制剂	临床应用	可调整肠道正常菌群的生长和组成,通过补充肠道正常寄生菌竞争性对抗致病菌来治疗腹泻
		常用药物	乳酸菌素片、双歧杆菌三联活菌胶囊(培菲康)、地衣芽孢杆菌活菌胶囊(整肠生)、复方嗜酸乳杆菌片、复合乳酸菌胶囊、口服双歧杆菌活菌制剂等
处方药	阿片及其衍生物	临床应用	此类药物为改变肠道运动功能药,能提高胃肠张力,抑制肠蠕动,阻止推进性收缩,因而可减缓食物的推进速度,使水分有充分的时间被吸收而止泻;临床适用于非感染性的急慢性腹泻,可缓解急性腹泻症状,首选洛哌丁胺
		常用药物	复方樟脑酊、地芬诺酯、洛哌丁胺等
	抗菌药物	临床应用	抗菌谱广,抗菌作用强,对肠道细菌感染有显著疗效
		常用药物	诺氟沙星、环丙沙星等
	抗病毒药	临床应用	对于病毒导致的腹泻使用抗菌药物和微生态制剂基本无效,需要使用抗病毒药进行治疗
		常用药物	阿昔洛韦、泛昔洛韦
	解痉药	临床应用	腹痛较重者或反复呕吐腹泻者腹痛剧烈时可服用解痉药缓解症状
		常用药物	山莨菪碱片、颠茄浸膏片

知识清单 3

1. 用药注意

(1) 由于腹泻是由多种不同病因所致,所以在应用止泻药治疗的同时,实施对因治疗不可忽视。

（2）由于胃肠液中钾离子浓度较高，腹泻常可致钾离子的过量丢失，低血钾可影响到心脏功能，故需特别注意补充钾盐。

（3）对吸收不良综合征、因胰腺功能不全引起的消化不良性腹泻患者，应用胰酶替代疗法。

（4）长期或剧烈腹泻时，体内水、盐的代谢发生紊乱，常见的为脱水症和钠、钾代谢的紊乱，严重者可危及生命。因此，在针对病因治疗的同时应及时补充水和电解质，以调整不平衡状态。可使用 ORS 粉剂，每袋加 1000 ml 凉开水溶解后随时口服，4～6 h 内服完。

（5）腹泻时由于大量排出水分，可使全身血容量下降，血液黏稠度增加和流动缓慢，使脑血液循环恶化，诱发脑动脉闭塞、脑血流不足、脑梗死，应给予关注。

（6）盐酸小檗碱（黄连素）不宜与鞣酸蛋白合用。大量服用鞣酸蛋白可能会引起便秘，故不宜与铁剂同服。

（7）微生态制剂主要用于肠道菌群失调引起的腹泻，或由寒冷和各种刺激所致的激惹性腹泻。但对由细菌或病毒引起的感染性腹泻早期应用无效；在应用抗感染药和抗病毒药后期，可辅助给予，以帮助恢复菌群的平衡。微生态制剂多为活菌制剂，不宜与抗生素、药用炭、黄连素和鞣酸蛋白同时应用，以避免药效的降低。如需合用，至少应间隔 2 h。

（8）药用炭可影响儿童的营养吸收，3 岁以下儿童如长期腹泻或腹胀，禁用；另外，也不宜与维生素、抗生素、生物碱、乳酶生及各种消化酶同时服用，因其能吸附上述药物影响疗效。严重腹泻时应禁食。

（9）洛哌丁胺不能作为有发热、便血的细菌性痢疾的治疗药。若急性腹泻者在服用本品 48 h 后症状无改善，应及时停用。肝功能障碍者、妊娠期妇女慎用，哺乳期妇女尽量避免使用，2 岁以下儿童不宜使用。

2. 健康指导

（1）重在预防。

①养成良好的饮食卫生习惯，饭前便后洗手；不吃腐败和不新鲜的食物；忌烟酒、辛辣食品、牛奶和乳制品；以富含维生素、微量元素的食物为主；避免环境应激引起的胃肠道症状，不暴饮暴食，进食清淡、易消化食物。

②注意保暖，避免受凉。

③平时应加强户外活动，提高对自然环境的适应能力及自身应变能力。儿童应加强体格锻炼，增强体质，提高机体抵抗力。

④预防腹泻：应用肠道益生菌制剂，以双歧杆菌为主的益生菌具有抑制有害菌生长、调节免疫、抗菌、消炎、助消化等特殊功能。

（2）家庭护理。

①安排患者卧床休息以减少体力消耗和肠蠕动次数。

②鼓励腹泻患者多饮水，最好是淡糖盐水。由于腹泻，体内迅速丢失大量水分及无机盐，如不及时补充，容易出现脱水，导致电解质紊乱。

③由于腹泻频繁，肛门处黏膜与皮肤因大便的刺激可引发红肿、疼痛，应在每次便后，用软纸、湿巾擦拭干净，有条件时应用温水清洗。

④不要怕腹泻而禁食，饮食可以选择清淡、易消化的食物，少食多餐。

⑤观察患者，如腹泻伴有发热、口唇干燥、眼窝凹陷、尿量减少时，应迅速送往医院进行治疗。

⑥养成良好生活习惯,保证睡眠质量,必要时使用药物干预。

⑦保持心理健康、情绪健康,解除心理负担,缓解焦虑。

任务实施

1. 岗位情境描述

患者,李某,男,25岁。

主诉:腹泻。

症状:腹痛腹泻1天。患者前晚在街头与朋友露餐、饮酒。昨日开始上腹及脐周绞痛,无放射性疼痛,并出现腹泻,最初为黄色糊状便,后为稀水样便,无脓血,6~8次/天,每次大便量在200 ml以上,里急后重。伴恶心、呕吐1次,腹胀,无食欲。

查体结果:T 38.6 ℃,P 80次/分,BP 118/73 mmHg,身高178 cm,体重70 kg,腹软,脐周压痛,肠鸣音10次/分。血常规:WBC 12×10^9/L。大便常规:WBC 6~10/HP,RBC 0~2/HP。

2. 任务书

按照《中华人民共和国药品管理法》《药品经营质量管理规范》《执业药师业务规范》《药品购销职业技能等级标准》要求,完成以下内容。

(1)根据岗位情境描述,对患者进行疾病评估。写出该患者可能患有的疾病以及判定依据。

(2)结合疾病症状从药品货架上取出一种适用的化学药,放在柜台上。

(3)完成药品推介清单。

(4)对推荐的化学进行用药交代。

(5)将药品放回原处。

3. 任务分组

按附录中学生任务分配表模板,填写实训报告。

4. 工作准备

(1)完成知识清单1、知识清单2的学习。

(2)完成知识清单3的学习并收集腹泻联合用药资讯,列出用药注意事项。

(3)在教师指导下,分析腹泻问病荐药的难点和常见问题。

5. 工作实施

引导问题1:腹泻常分为_____、_____两种类型。

引导问题2:对于腹泻的分类进行异同点比较和总结。

引导问题3:岗位情境描述的腹泻是哪种类型的?诊断依据是什么?

引导问题4:分析知识清单2中腹泻的对症和对因治疗的非处方药和处方药的常用药物、临床应用的异同点(用思维导图的形式归纳)。

引导问题5:药师在进行腹泻问病荐药环节需要强调的注意事项有哪些?

引导问题6:为防止岗位情境描述的患者腹泻导致机体缺水、电解质紊乱,可采取的补液方式有哪些?简要介绍。

引导问题7:患者饮食不洁导致胃肠道细菌感染,对因治疗时推荐使用什

知识与思政链接
4-10-1

知识与思政链接
4-10-2

么药物?

引导问题 8：根据任务书要求完成药品推介报告(记录问病荐药过程)。

腹泻的化学药推介

姓名：　　　　　　　　班级：　　　　　　　　日期：

评 价 内 容	填 写 内 容	
疾病评估	患者可能的疾病：	
判断理由	判断依据：	
推荐化学药	药品名称：	
	基本作用：	
用药交代	单次用量：＿＿＿＿＿＿ 每日给药次数：＿＿＿＿＿＿	
	给药时间：＿＿＿＿＿＿ 给药途径：＿＿＿＿＿＿	
	储藏方法：	
	常见不良反应：(不少于 1 条)	(1)
	用药注意事项：(不少于 2 条)	(1)
		(2)

 评价反馈

按附录中多元评价表进行评价。

 知识储备

拓展思考题

幼儿，14 个月，腹泻，大便黄绿色混有奶瓣便。利用本节课知识点进行药物推介。

知识与思政链接

4-10-3

答案解析

在线答题

学习任务 11

便秘的化学药推介

扫码
看 PPT

学习导引

人体在进食后,需 10～40 h 排出大便,大多数健康人在饮食摄入平衡的情况下,不会有排便功能问题,正常大便的稠度适中,稍加用力即能排出。一般认为,一日排便不多于 3 次或每周不少于 3 次,每次大便的重量为 150～350 g,皆在正常范围;过多则为腹泻,过少则为便秘。

便秘系指肠蠕动减少,大便过于干燥、量少,排便困难、费力等。量化指标为便次＜3 次/周或比以前减少,一般成人 2 日或儿童 4 日以上不排大便者为便秘,长期便秘者称为习惯性便秘。但决定便秘程度的是大便的稠度而不是大便的次数。便秘在人群中的患病率比较高,女性多于男性,老年多于青壮年。便秘可分为急性便秘和慢性便秘。便秘可以单独存在,也可以是其他疾病的并发症。长期便秘的危害很大,当伴有便血、贫血、消瘦、发热、腹痛等报警征象或有肿瘤家族史时应马上到医院就诊,做进一步检查。

任务实施内容及实施过程

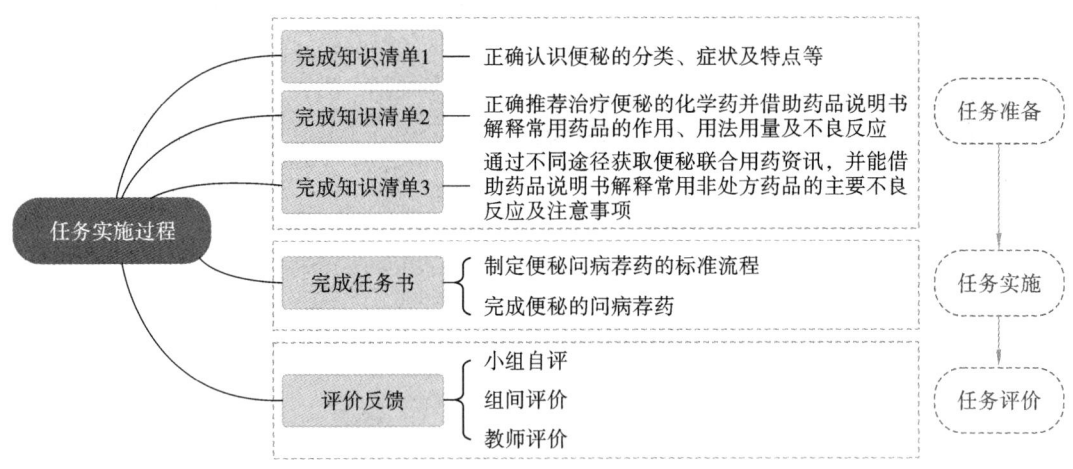

学习目标

1. 通过学习知识清单，正确认识便秘的症状与分类，能正确合理推荐药物，并借助药品说明书解释常用药品的药理作用、临床应用。
2. 通过不同途径获取便秘联合用药资讯，并能借助药品说明书解释常用非处方药的主要不良反应及注意事项。
3. 在教师的指导下，小组成员协作制定便秘问病荐药的标准流程、完成安全用药指导和任务评价（多元评价表见附录）。
4. 建立安全用药的职业准则，树立药师以患者为中心的专业化服务理念。

任务准备

知识清单 1

认识便秘

分类	功能性便秘	器质性便秘
定义	不存在器官的器质性病变，主要因不良生活习惯如排便习惯、饮食习惯及精神压力等引起的便秘	直肠、肛门病变等肠道疾病，以及精神神经系统、内分泌系统等肠道外疾病，以及使用一些导致便秘的药物等所引起的便秘
病因	①不良的饮食习惯，由于进食量不足或食物过于精细，没有足够的食物纤维以致食物残渣太少； ②饮水不足及肠蠕动过缓，导致从大便中持续再吸收水分和电解质； ③缺乏锻炼使体内的肠蠕动过缓； ④排入直肠大便重量的压力达不到刺激神经末梢感受器兴奋的正常值（25～50 g 大便重量的压力为正常值），不能引起排便反射； ⑤结肠运动功能紊乱：常见于肠易激综合征； ⑥长期滥用泻药； ⑦生活不规律和不规则的排便习惯	①直肠与肛门病变；②局部病变导致排便无力；③结肠完全或不完全梗阻；④腹腔或盆腔内肿瘤压迫；⑤全身性疾病导致肠肌松弛；⑥药物不良反应
诊断标准	排便次数减少，每周少于 2 次，无规律，同时伴有大便量减少、大便干结、排便费力等。所述症状同时存在两种或以上时，可诊断为症状性便秘。同时还需结合大便的形状综合判断。 根据平时排便习惯和排便有无困难做出有无便秘的判断，通常以排便频率减少为主，一般每2～3 天或更长时间排便一次（或每周<3 次）即为便秘。病程如超过 6 个月即为慢性便秘。临床对肠道内外器质性病变部位的确诊作为器质性便秘的依据	
症状	①大便干结，排便费力、排出困难和排不干净。 ②可同时出现下腹部膨胀感、腹痛、恶心、食欲减退、口臭、口苦、全身无力、头晕、头痛等感觉。 ③有时在小腹左侧可摸到包块及发生痉挛的肠管	

知识清单 2

泻药是一类能促进排便反射或使排便顺利的药物。按作用机制可分为容积性泻药、刺激性泻药、润滑性泻药和膨胀性泻药。《国家非处方药目录》收载的泻药的活性成分有乳果糖、比沙可啶、甘油、硫酸镁等；制剂有开塞露、聚乙二醇、羧甲基纤维素钠。

知识与思政链接 4-11

具体药物知识点

非处方药	乳果糖	机制	该药为容积性泻药，在肠道内极少被吸收，可被细菌分解成乳酸及乙酸，使水和电解质保留在肠腔内，提高肠腔的渗透压，产生容积性排便效应
		临床应用	功能性便秘可选用乳果糖，宜在早餐时一次服用。根据乳果糖的作用机制，1～2天可取得临床效果。如2天后仍未有明显效果，可考虑加量
	硫酸镁	机制	该药为容积性泻药，使肠内容积的渗透压升高，阻止对肠腔内水分的吸收，同时将组织中的水分吸引到肠腔中来，使肠内容积增大，对肠壁产生刺激，反射性引起肠蠕动增强而产生导泻作用，排出大量水样便
		临床应用	急性便秘可选用硫酸镁，该药作用强烈，口服不易吸收，应用该药时要大量饮水
	比沙可啶	机制	通过与肠黏膜接触，刺激肠壁的感受神经末梢，引起肠反射性蠕动增强，促进大便的排出
		临床应用	急慢性便秘或习惯性便秘可选用比沙可啶，使用阿片类止痛剂的癌症患者，对本品耐受性差，可能会造成腹痛、腹泻和大便失禁，因此，不宜合用。本品不应与抗酸药同时服用
	甘油	临床应用	低张力性便秘可选用甘油栓，该药作用温和，能润滑并刺激肠壁，软化大便，使大便易于排出。尤其适用于儿童及年老体弱者
	聚乙二醇	机制	服用后易溶于水而形成黏性的胶浆，有效增加肠道体液成分，刺激肠蠕动，能润滑肠壁，软化大便和调节稠度，使大便易于排出，能达到清洗肠管的目的。同类药还有羧甲基纤维素钠，易分散于水中形成黏性的胶浆，可润滑肠壁，并吸收大量水分，膨胀后刺激肠壁，引起便意，导致排便
		临床应用	痉挛性便秘可选用聚乙二醇，肠道内镜检查或者是肠道手术前清洁肠道用，也可用于治疗功能性便秘
	微生态制剂	临床应用	微生态制剂可直接补充人体正常生理细菌，调节肠道菌群平衡，抑制并清除肠道中对人具有潜在危害的细菌。临床使用温开水或温牛奶冲服

处方药	酚酞	临床应用	口服后在小肠碱性肠液的作用下慢慢分解,形成可溶性钠盐,从而刺激肠壁内神经丛,直接作用于肠道平滑肌,使肠蠕动增加,同时又能抑制肠道内水分的吸收,使水和电解质在结肠蓄积,产生缓泻作用。其作用缓和,很少引起肠道痉挛
	莫沙必利	临床应用	选择性5-羟色胺受体激动药,通过兴奋胃肠道胆碱能中间神经元及肌间神经丛的5-羟色胺受体,促进乙酰胆碱的释放,从而增强上消化道(胃和小肠)运动,本药应饭前或饭后口服

知识清单3

1. 用药注意

(1) 合理选择药物:对长期慢性便秘者,不宜长期大量使用刺激性泻药,否则会严重减弱正常的肠道功能,造成对泻药的依赖或引起结肠痉挛性便秘;对结肠低张力所致的便秘,于睡前服用刺激性泻药,以至次日清晨排便,对结肠痉挛所致的便秘,可用膨胀性或润滑性泻药,服用后注意多饮水,并增加富含纤维素食物的数量。

(2) 正确使用药物。

①糖尿病患者慎用乳果糖,高乳酸血症患者禁用乳果糖。应避免吸入比沙可啶或与眼睛、皮肤黏膜接触,口服时不得嚼碎,服药前后2 h不要喝牛奶、口服抗酸药或刺激性药,妊娠期妇女慎用。酚酞可使尿色变成红色或橘红色;幼儿慎用,婴儿禁用。伴有阑尾炎、肠梗阻、不明原因的腹痛、腹胀者以及妊娠早期、哺乳期妇女禁用泻药。

②多数泻药为口服药。硫酸镁宜在清晨空腹服用,并大量饮水,在排便反射减弱(如老年人腹胀)时禁用,以免大便嵌塞。盐类和蓖麻油应于清晨空腹服用。大黄、酚酞应于临睡前服用。

③口服泻药连续使用不宜超过7天,便秘缓解时应立即停药,儿童不宜应用泻药,以免造成泻药依赖性便秘。

2. 健康指导

(1) 养成每天定时排便的习惯。每日定时排便,形成条件反射,以逐步恢复或重新建立排便反射。

(2) 避免排便习惯受到干扰。特别是精神因素、生活规律的改变、长途旅行、过度疲劳等导致未能及时排便。

(3) 建议患者每天大量饮用白开水(6~8杯250 mL的水),多吃富含B族维生素、纤维素的蔬菜,多食香蕉、梨、西瓜等水果以增加大便的体积,尽量少用或不用泻药。忌酒、浓茶、辣椒、咖啡等食物。

(4) 应避免进食过少或过精。进食过少或食物过于精细、缺乏残渣均可减少对结肠运动的刺激。避免滥用泻药,滥用泻药会使肠道的敏感性减弱,形成对某些泻药的依赖性,造成便秘。

(5) 合理安排生活工作,做到劳逸结合。适当的文体活动,特别是腹肌的锻炼有利于胃肠功能的改善,对于久坐少动和精神高度集中的脑力劳动者更为重要。

(6) 及时治疗肛裂、肛周感染、子宫附件炎等疾病,不宜使用灌肠等强刺激方法。

任务实施

1. 岗位情境描述

患者,女,76岁。

主诉:反复便秘10余年,加重半月,大便干结、排便费力。

症状:患者反复便秘10余年,平素大便5~7日一行,色黄,干结,伴有腹胀,排便后减轻。无腹痛发热,无黏液脓血,无恶心、呕吐,无反酸,无嗳气。曾服用麻仁软胶囊等通便药物,初始效果可,大便2~3日一行,色黄软,长期服用后效果不佳,大便仍是4~5日一行,色黄,干结,无腹痛,无黏液脓血。半个月来,便秘进一步加重,平素易感冒,10年来体重未见明显减轻。

既往史:有高血压6年余。

查体结果:腹平,腹软,无压痛,无反跳痛,未见肠型,墨菲征(一),肝脾肋下未及,肝肾区无压痛,移动性浊音(一),肠鸣音正常,双下肢无水肿,锁骨上未见肿大淋巴结。

实验室检查:肠镜示直肠结肠未见明显异常。

2. 任务书

按照《中华人民共和国药品管理法》《药品经营质量管理规范》《执业药师业务规范》《药品购销职业技能等级标准》要求,完成以下内容。

(1)根据岗位情境描述,对患者进行疾病评估。写出该患者可能患有的疾病以及判定依据。

(2)结合疾病症状从药品货架上取出一种适用的化学药,放在柜台上。

(3)完成药品推介清单。

(4)对推荐的化学进行用药交代。

(5)将药品放回原处。

3. 任务分组

按附录中学生任务分配表模板,填写实训报告。

4. 工作准备

(1)完成知识清单1、知识清单2的学习。

(2)完成知识清单3的学习并收集便秘联合用药资讯,列出用药注意事项。

(3)在教师指导下,分析便秘问病荐药的难点和常见问题。

5. 工作实施

引导问题1:便秘常分为_____、_____两种类型。

引导问题2:对于便秘的分类进行异同点比较和总结。

引导问题3:岗位情境描述的便秘是哪种类型的?诊断依据是什么?

引导问题4:分析知识清单2中便秘的处方药和非处方药的代表药物临床应用的异同点(用思维导图的形式归纳)。

引导问题5:药师在进行便秘问病荐药时需要强调的注意事项有哪些?

引导问题6:根据任务书要求完成药品推介报告(记录问病荐药过程)。

便秘的化学药推介

姓名：　　　　　　班级：　　　　　　日期：

评价内容	填 写 内 容		
疾病评估	患者可能的疾病：		
判断理由	判断依据：		
推荐化学药	药品名称：		
	基本作用：		
用药交代	单次用量：_____　　每日给药次数：_____		
	给药时间：_____　　给药途径：_____		
	储藏方法：		
	常见不良反应：(不少于1条)	(1)	
	用药注意事项：(不少于2条)	(1)	
		(2)	

 评价反馈

按附录中多元评价表进行评价。

 知识储备

拓展思考题

赵某,老年患者,长期卧床,饱受便秘困扰。利用本节课的知识点进行药物推介并给出理由。

答案解析

在线答题

学习任务 12

高血压的化学药推介

扫码看 PPT　　微课

学习导引

高血压是以体循环收缩压和(或)舒张压持续升高为主要临床表现的综合征,其诊断标准为未使用抗高血压药的情况下诊室收缩压≥140 mmHg 和(或)舒张压≥90 mmHg。长期高血压会引起心、脑、肾等重要器官并发症,是心脑血管疾病死亡的主要原因之一。目前,我国有 2 亿多高血压患者,每年新增加患者近千万人。通过有效的药物治疗,可改善高血压患者的预后,减少并发症,减少患者、家庭及社会的负担。

任务实施内容及实施过程

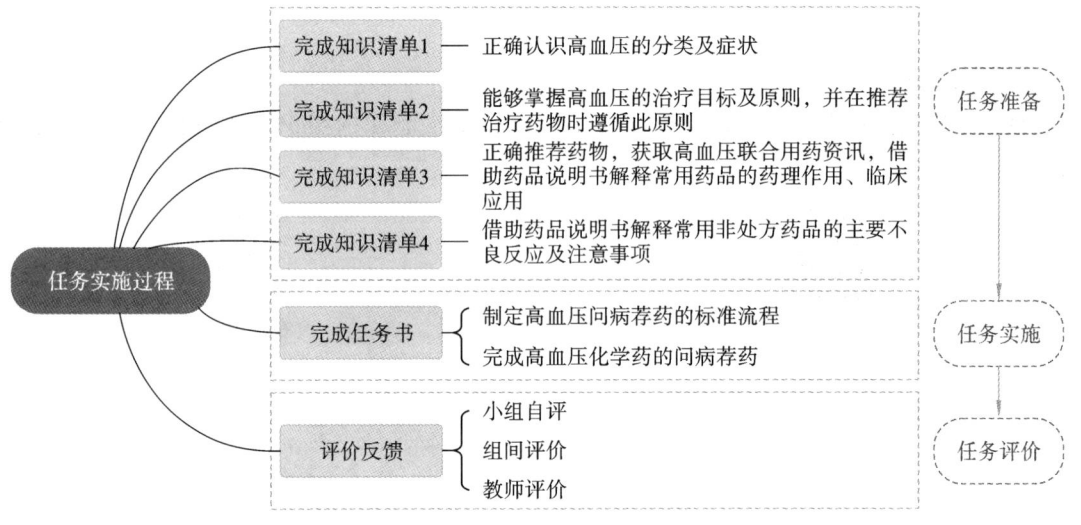

学习目标

1. 通过学习知识清单,正确认识高血压的症状与分类,能正确合理推荐药物,并借助药品说明书解释常用药品的药理作用、临床应用。

2. 通过不同途径获取高血压联合用药资讯,并能借助药品说明书解释常用非处方药的主要不良反应及注意事项。

3. 在教师的指导下,小组成员协作制定高血压问病荐药的标准流程、完成安全用药指导和任务评价(多元评价表见附录)。

4. 建立安全用药的职业准则,树立药师以患者为中心的专业化服务理念。

 任务准备

知识与思政链接
4-12-1

知识清单1

根据病因,高血压分为原发性高血压和继发性高血压两类。临床根据血压的高低及对靶器官的伤害程度,将高血压分为Ⅰ、Ⅱ、Ⅲ级。

病因分类	原发性高血压	继发性高血压
患病人群	约占高血压患者的95%	约占高血压患者的5%
病因	发病原因不明者,主要与遗传、环境(如饮食、精神应激等)有关	由某些确定的疾病或病因而引起,如肾病、内分泌疾病、动脉炎症、原发性醛固酮增多症、嗜铬细胞瘤、肾动脉狭窄等
特点	通常起病缓慢,缺乏特殊的临床表现,常见症状有头晕、头胀、颈项板紧、疲劳、心悸等,症状呈轻度持续性,在紧张或劳累后加重。也可出现视物模糊、鼻出血等较重症状。早期没有症状或不明显,在体检或因其他疾病测量血压后发现血压升高或发生心、脑、肾等器官并发症时才被发现	由明确的原发性疾病引起的并发症

血压水平分类	血压水平的定义和分类		
	类　　别	收缩压/mmHg	舒张压/mmHg
	正常血压	<130	<85
	正常高值	130~139	85~89
	高血压	≥140	≥90
	1级高血压(轻度)	140~159	90~99
	2级高血压(中度)	160~179	100~109
	3级高血压(重度)	≥180	≥110
	单纯收缩期高血压	≥140	<90

续表

病因分类	原发性高血压	继发性高血压
并发症	（1）心脏：血压升高后，心脏后负荷加重，引起左心室肥厚，继而出现心脏扩大、心律失常和心力衰竭反复发作；高血压合并冠心病时，患者出现心绞痛、心肌梗死等。高血压早期患者心功能可正常，随着病程进展可出现左心室舒张功能障碍，继而出现收缩功能不全的症状。患者可有心悸、劳力性呼吸困难，严重者可发生夜间阵发性呼吸困难、端坐呼吸、咳粉红色泡沫样痰等。心力衰竭反复发作时，左心室可产生离心性肥厚，心脏扩大，甚至发生心源性猝死等后果。 （2）肾脏：早期无明显症状。伴随病情进展，可出现夜尿增多及尿液检查异常，如蛋白尿、管型尿、血尿。有严重肾衰竭的患者可出现厌食、少尿，血肌酐、尿素氮水平升高，代谢性酸中毒及电解质紊乱等症状。 （3）脑：高血压可导致脑部小动脉痉挛，出现头痛、头胀、眼花、耳鸣、健忘、失眠和乏力症状。当血压突然显著升高时可产生高血压脑病，出现弥漫性严重头痛、呕吐、视力减退、抽搐、昏迷等颅内高压症状。高血压脑病的主要并发症是脑卒中，引起脑出血和脑梗死，在血压明显升高和剧烈波动、情绪激动、排便、用力等情况下发生。 （4）血管和视网膜：严重高血压可促使血液渗入主动脉壁中层形成夹层血肿，并沿着主动脉壁延伸剥离，是一种严重的心血管急症，也是猝死的病因之一；高血压也是导致动脉粥样硬化的重要因素，引起冠心病、脑血栓形成等，同时可导致视网膜病变，出现眼底出血、渗出和视乳头水肿等	

知识清单 2

知识与思政链接 4-12-2

治疗目标	一般血压控制目标值	<140/90 mmHg
	合并糖尿病、慢性肾病、心力衰竭或病情稳定的冠心病的高血压患者	<130/80 mmHg
	老年高血压患者	<150/90 mmHg
	老年收缩性高血压	收缩压<150 mmHg，如能耐受，可<140 mmHg
治疗原则（小剂量开始、长效制剂优先、联合用药、个体化治疗、药物经济学）	小剂量开始	一般患者采用常规剂量，老年人初始治疗时通常采用较小的有效治疗剂量，根据需要，逐渐增加至足剂量
	优先选择长效制剂	尽可能使用每天给药一次而降压作用持续 24 h 的长效药物，以有效控制夜间血压与晨峰血压，更有效预防心脑血管并发症发生。如使用中、短效制剂，则需每天 2～3 次用药，以达到平稳控制血压的目的
	联合用药	联合用药是高血压药物治疗的基本原则，以增加降压效果又不增加不良反应，在低剂量单药治疗疗效不满意时，可以采用两种或多种抗高血压药联合治疗。血压≤160/100 mmHg 时，初始采用单药治疗；血压≥160/100 mmHg 或血压高于目标血压 20/10 mmHg 的患者或合并靶器官损害、肾功能不全或糖尿病的高血压患者，初始即可采用两种药物小剂量联合治疗
	个体化治疗	根据患者具体情况、药物有效性和耐受性及个人意愿，选择适合的抗高血压药
	药物经济学	高血压治疗是终生治疗，需要考虑用药成本，兼顾患者经济条件

知识清单 3

高血压的治疗

知识与思政链接 4-12-3

非药物治疗	限盐摄入		钠盐可增加高血压发病的风险,保证每人每天摄入食盐量不超过 6 g,在日常生活中减少腌卤制品及烹饪用盐量
	规律运动		运动有助于减轻体重和改善胰岛素抵抗,提高心血管系统调节能力,有助于降低血压。可根据个人爱好和身体状况灵活选择适合自己并容易坚持的运动方式,如快步行走,一般每周 3~5 次,每次 30~60 min
	合理膳食		鼓励摄入多种新鲜蔬菜、水果、鱼类、豆制品、粗粮、脱脂奶及其他富含钾、钙、膳食纤维、多不饱和脂肪酸的食物,并尽量减少食用油(<25 g/d)、脂肪、加工肉类、精制碳水化合物和含糖饮料的摄入,调整膳食结构,保证营养均衡
	控制体重		通过减少总体食物摄入量和增加足够运动量,尽量将体重指数(BMI)控制在<25 kg/m²。体重降低对改善胰岛素抵抗、糖尿病、高脂血症和左心室肥厚均有益
	戒烟少酒		酒精摄入量与血压水平及高血压患病率呈线性相关,饮酒量每日不可超过相当于 50 g 酒精的量
	情绪放松		减轻精神压力,避免情绪波动,保持乐观心态、心理平衡和生活规律
药物治疗	利尿剂	作用机制	通过利钠排水,减少细胞外液容量,降低外周血管阻力而使血压降低
		常用药物	氢氯噻嗪、吲达帕胺等
		临床应用	适用于轻、中度高血压,尤其适用于老年人收缩期高血压及心力衰竭伴高血压的治疗
		不良反应	排钾利尿剂长期大量应用可致低钾血症,氢氯噻嗪还可引起高尿酸血症、高脂血症和高血糖,故痛风、高脂血症及糖尿病患者禁用氢氯噻嗪,可选用吲达帕胺。对磺胺药过敏者禁用吲达帕胺
	RAAS抑制药	ACEI 作用机制	抑制血管紧张素转化酶,使血管紧张素Ⅱ生成减少,同时抑制肽酶,使缓激肽降解减少,血管扩张,血压降低
		ACEI 常用药物	卡托普利、依那普利、赖诺普利等
		ACEI 临床应用	对各种程度高血压均有一定降压作用,特别适用于伴慢性心力衰竭、左心室肥大、心肌梗死后伴心功能不全、糖尿病肾病、非糖尿病肾病、代谢综合征、蛋白尿或微量白蛋白尿的高血压患者
		ACEI 不良反应	持续性干咳最常见,多见于用药初期,不能耐受者可改用血管紧张素Ⅱ受体阻滞剂(ARB)。偶尔会发生低血压、皮疹、瘙痒、血管神经性水肿及味觉障碍
		ARB 作用机制	通过阻断血管紧张素Ⅱ而产生扩张血管、抑制醛固酮分泌、逆转心血管重构等作用
		ARB 常用药物	氯沙坦、缬沙坦、厄贝沙坦等
		ARB 临床应用	治疗轻、中度高血压,适用于不同年龄的高血压患者,对伴有肾病和慢性心功能不全患者有良好疗效
		ARB 不良反应	可引起低血压、高血钾、水肿、心悸、心动过速、类流感样综合征、蛋白尿及血肌酐、尿素氮水平升高

续表

药物选用	肾上腺素受体拮抗药	α受体拮抗剂	作用机制	能选择性地阻断血管平滑肌突触后膜α受体，使全身小动脉和小静脉舒张，外周阻力下降而降压
			常用药物	哌唑嗪等
			临床应用	适用于伴高脂血症的高血压患者和难治性心功能不全患者
			不良反应	常见头痛、眩晕、心悸、口干、乏力等。首次用药后可能出现直立性低血压
		β受体拮抗剂	作用机制	抑制过度激活的交感神经活性、抑制心肌收缩力、减慢心率而发挥降压作用
			常用药物	普萘洛尔、美托洛尔、阿替洛尔等
			临床应用	适用于轻、中度高血压，尤其适用于伴快速性心律失常、冠心病心绞痛、慢性心力衰竭、交感神经活性增高以及高动力状态的高血压患者
			不良反应	常见眩晕、心动过缓、焦虑、精神抑郁、反应迟钝等中枢神经系统反应，可见支气管哮喘、皮疹、粒细胞缺乏、血小板减少等
	钙拮抗剂		作用机制	抑制血管平滑肌及心肌细胞上的钙离子内流，从而使血管平滑肌松弛、心肌收缩力降低，血压下降
			常用药物	硝苯地平、尼群地平、氨氯地平等
			临床应用	用于中、重度高血压的治疗，尤其适用于老年高血压、单纯收缩期高血压、伴稳定型心绞痛、冠状动脉或颈动脉粥样硬化及周围血管患者
			不良反应	二氢吡啶类：心跳加快、面部潮红、脚踝部水肿等不良反应。非二氢吡啶类：抑制心脏收缩功能和传导功能，偶见牙龈增生
	中枢抗高血压药		作用机制	激动中枢α_2受体，还可激动延髓腹外侧区的咪唑啉受体，从而降低外周交感神经张力，反馈性减少去甲肾上腺素
			常用药物	可乐定、甲基多巴
			临床应用	用于治疗中度高血压，常在其他抗高血压药无效时使用；一般口服给药，高血压危象时应静脉滴注给药
			不良反应	口干、便秘、嗜睡等；尚有头痛、腮腺痛、阳痿、水钠潴留等
	去甲肾上腺能神经末梢抑制药		作用机制	通过耗竭周围交感神经末梢的肾上腺素，减少心排血量和降低外周阻力，从而起到降压的作用
			常用药物	利血平等
			临床应用	临床用于轻度和中度高血压的治疗，还可与其他抗高血压药合用，用于重度、晚期或急性高血压，也用于精神病性躁狂症状
			不良反应	鼻塞、口干、抑郁、胃酸增多、腹泻、皮疹等；大剂量可出现面红、心律失常、心绞痛、心动过缓，偶可产生帕金森综合征
	血管扩张药		作用机制	扩张小动脉，降压的同时明显反射性地兴奋交感神经，增加心排血量
			常用药物	肼屈嗪、二氮嗪等
			临床应用	常与其他抗高血压药合用以治疗中度高血压，很少单独使用
			不良反应	心悸、头痛、眩晕、乏力、恶心、呕吐、水钠潴留等，长期大剂量应用可引起系统性红斑狼疮

续表

联合用药	适应证	血压≥160/100 mmHg 或高于目标血压 20/10 mmHg 的高危人群，往往初始治疗即需要应用两种小剂量抗高血压药，如果血压超过 140/90 mmHg，也可考虑初始联合抗高血压药治疗，如仍不能达到目标水平，可在原药基础上加量，或可能需要三种，甚至四种以上抗高血压药
	方法	两药联合时，降压作用机制应具有互补性，同时具有相加的降压作用，并可互相抵消或减轻不良反应
	方案	ACEI 或 ARB＋噻嗪类利尿剂：ARB 或 ACEI 加噻嗪类利尿剂联合治疗有协同作用，有利于改善降压效果
		二氢吡啶类钙通道阻滞剂（D-CCB）＋ACEI 或 ARB：前者直接扩张动脉，后者阻断 RAAS，既扩张动脉，又扩张静脉，故两药有协同降压作用，同时前者导致的踝部水肿，可被 ACEI 或 ARB 消除
		D-CCB＋噻嗪类利尿剂：研究证实，D-CCB＋噻嗪类利尿剂治疗，可降低高血压患者脑卒中发生风险
		D-CCB＋β受体拮抗剂：前者具有扩张血管和轻度增加心率的作用，可抵消后者的缩血管及减慢心率的作用。两药联合可使不良反应减轻
	临床主要推荐	D-CCB＋ARB；D-CCB＋ACEI；ARB＋噻嗪类利尿剂；ACEI＋噻嗪类利尿剂；D-CCB＋噻嗪类利尿剂；D-CCB＋β受体拮抗剂
	可以考虑方案	利尿剂＋β受体拮抗剂；α受体拮抗剂＋β受体拮抗剂；D-CCB＋保钾利尿剂；噻嗪类利尿剂＋保钾利尿剂
	必要时可慎用	ACEI＋β受体拮抗剂；ARB＋β受体拮抗剂；ACEI＋ARB；中枢降压药＋β受体拮抗剂

注：RAAS 指肾素-血管紧张素-醛固酮系统。一线抗高血压药：利尿剂、血管紧张素转化酶抑制剂（ACEI）、血管紧张素Ⅱ受体阻滞剂（ARB）、β受体拮抗剂、钙拮抗剂。

知识清单 4

1. 用药注意

（1）耐心向患者解释高血压治疗的必要性。

①避免长期的高血压对心、脑、肾等器官造成损害。

②降低心血管并发症，防止脑卒中、冠心病、心力衰竭、肾病的发生、发展。

（2）抗高血压药物的选择：在重度高血压或存在高危因素或有其他并发症时，选择合适的抗高血压药尤为重要。

合 并 症	可选择的抗高血压药	不宜选择的抗高血压药
冠心病	氨氯地平、β受体拮抗剂	短效硝苯地平
慢性心功能不全	ACEI/ARB、利尿剂（氢氯噻嗪、螺内酯）、β受体拮抗剂	—

续表

合并症	可选择的抗高血压药	不宜选择的抗高血压药
糖尿病	ACEI/ARB、利尿剂(吲达帕胺)、钙拮抗剂	β受体拮抗剂、氢氯噻嗪
肾功能不全	ACEI/ARB、吲达帕胺、钙拮抗剂、甲基多巴	胍乙啶
急性脑卒中	ACEI/ARB、利尿剂(氢氯噻嗪)	—
上消化道溃疡	ACEI/ARB、利尿剂、钙拮抗剂、β受体拮抗剂、可乐定	利血平

(3) 向患者说明用药方法：多数长效类抗高血压药宜在上午7—8时服药，不宜睡前或夜间服药。

(4) 降压应逐步进行：轻、中度高血压患者的初始治疗常用一种一线药物，从小剂量开始，尤其是老年人。在用药过程中监测 24 h 动态血压，在医师或药师的指导下及时调整用药剂量和药物种类；如果2周后血压未能满意控制，可增加原用药剂量或换药，必要时选用两种或两种以上的药物联合治疗，但联合用药种类不宜过多。当血压超过目标值20/10 mmHg时，应使用两种药物进行初始治疗。

(5) 长期用药：药物治疗需长期坚持，治疗期间注意直立性低血压的危险，停药或更换药物要逐渐过渡，以免停药反跳。

(6) 注意结合非药物治疗(改善生活方式)。

①控制体重。

②合理、均衡饮食，减少钠盐、脂肪摄入，注意补充钾和钙。

③增加体育活动。

④减轻精神压力，保持心理平衡。

⑤戒烟限酒。

⑥补充叶酸、维生素 B_2 等。

2. 特殊人群用药指导

(1) 老年高血压：治疗老年高血压的主要目标是保护靶器官，最大限度地降低心血管事件和死亡的风险。目前推荐将血压降至150/90 mmHg以下作为老年高血压患者的血压控制目标，若患者能够耐受，可将血压进一步降低至140/90 mmHg以下。老年高血压降压治疗应强调收缩压达标，不应过分关注或强调舒张压变化的意义，同时应避免过快、过度降低血压，过低血压会引起头晕、跌倒等问题。可以考虑选用D-CCB、ACEI、ARB、利尿剂或β受体拮抗剂。对于高血压合并心、脑、肾等靶器官损害的老年患者，建议采取个体化治疗、分级达标的治疗策略。

(2) 妊娠期高血压：妊娠合并高血压分为慢性高血压、妊娠期高血压和先兆子痫3类。妊娠期高血压治疗的目的是减少母亲危险，保证母儿安全和妊娠的顺利进行。非药物治疗(限盐、富钾饮食、适当运动、情绪放松)是有效的办法和措施。血压≥150/100 mmHg时开始药物治疗，目标是血压控制在130～140/80～90 mmHg。

(3) 儿童及青少年高血压：儿童及青少年高血压表现为轻、中度血压升高，通常没有明显的临床症状，与肥胖密切相关，不易被发现，近一半可发展成为成人高血压。绝大多数儿童及青少年高血压患者通过非药物治疗即可达到血压控制目标，但如果非药物治疗无效，并出现高血压临床症状、靶器官损害、合并糖尿病、继发性高血压，则需要进行药物治疗。

(4) 高血压并发症：高血压可以合并脑血管疾病、冠心病、心力衰竭、慢性肾功能不全和糖尿病等。脑血管疾病患者降压治疗的目的是减少脑卒中再发，降压过程应缓慢、平稳，不减少脑血流量,尤其是老年患者、动脉狭窄和直立性低血压患者。对于合并心肌梗死和心力衰竭患者,可首先考虑选择 ACEI 或 ARB 和 β 受体拮抗剂。对于合并冠心病患者,可选用具有降压、缓解心绞痛作用的长效 D-CCB 或 β 受体拮抗剂。对于慢性肾功能不全合并高血压患者,降压治疗的目的主要是延缓肾功能恶化。在肾功能不全的早期、中期首选 ACEI 或 ARB,能延缓肾功能恶化,肾病晚期不宜再用 ACEI 或 ARB,因其可使肾功能恶化。2 型糖尿病往往与高血压并存,患者同时还伴有肥胖和血脂代谢紊乱,属于心血管疾病高危人群,药物治疗首选 ACEI 或 ARB。对于伴血浆同型半胱氨酸升高的高血压患者(H 型高血压),需同时考虑控制血压和血浆同型半胱氨酸水平,适量补充叶酸(0.4~2 mg/d)与 B 族维生素。高血压急症是指短时期内(数小时或数天)血压重度升高(血压>180/120 mmHg),伴有重要组织器官如心脏、脑、肾脏、眼底、大动脉的严重功能障碍或不可逆损害,表现为高血压危象或高血压脑病。及时正确处理高血压急症,需立即降压治疗,可在短时间内使病情缓解,预防进行性或不可逆性靶器官损害,降低死亡率。常用抗高血压药有硝普钠、硝酸甘油、尼卡地平等,静脉注射给药。高血压脑病宜应用脱水剂(如甘露醇)或选择快速利尿剂(如呋塞米)静脉注射。

任务实施

1. 岗位情境描述

患者,男,65 岁。

主诉:高血压。

症状:近期健康查体时血压 160/100 mmHg,被诊断为高血压,医师给他开了硝苯地平控释片,他坚持每天服用一次、每次服用 30 mg,过了一段时间后,晚上睡觉前发现脚踝和脚背部开始出现水肿,第二天清晨有所减轻,该患者最近没有服用其他药物。

2. 任务书

按照《中华人民共和国药品管理法》《药品经营质量管理规范》《执业药师业务规范》《药品购销职业技能等级标准》要求,完成以下内容。

(1)根据岗位情境描述,对患者进行疾病评估。写出该患者可能患有的疾病以及判定依据。

(2)结合疾病症状从药品货架上取出一种适用的化学药,放在柜台上。

(3)完成药品推介清单。

(4)对推荐的化学药进行用药交代。

(5)将药品放回原处。

3. 任务分组

按附录中学生任务分配表模板,填写实训报告。

4. 工作准备

(1)完成知识清单 1、知识清单 2、知识清单 3 的学习。

(2)完成知识清单 4 的学习并收集高血压联合用药资讯,列出用药注意事项。

(3)在教师指导下,分析对患者开展问病荐药的难点和常见问题。

5. 工作实施

引导问题 1:岗位情境描述中的患者是高血压的临床诊断依据是什么?

引导问题 2:根据病因高血压常分为_____、_____两种类型。

引导问题 3:根据血压水平,岗位情境描述的患者是哪个级别的高血压?你的判断依据是什么?

引导问题 4:对患者出现脚踝水肿的原因进行解释。

引导问题 5:分析知识清单 3 中抗高血压药的种类、代表药物、临床应用的异同点(用思维导图的形式归纳)。

引导问题 6:药师在进行高血压问病荐药环节需要强调的注意事项有哪些?

引导问题 7:根据任务书要求完成药品推介报告(记录问病荐药过程)。

高血压的化学药推介

姓名:　　　　　　班级:　　　　　　日期:

评价内容	填写内容	
疾病评估	患者可能的疾病:	
判断理由	判断依据:	
推荐化学药	药品名称:	
	基本作用:	
用药交代	单次用量:_____ 每日给药次数:_____ 给药时间:_____ 给药途径:_____	
	储藏方法:	
	常见不良反应:(不少于1条)	(1)
	用药注意事项:(不少于2条)	(1)
		(2)

评价反馈

按附录中多元评价表进行评价。

知识储备

拓展思考题

案例:患者,男,32 岁。

主诉:体形偏胖,平时身体健康,无任何不适,在单位体检时查出血压偏高,血压 140/95 mmHg,其余一切正常,无既往病史,吸烟史 6 年。

目前患者比较焦虑、紧张,前往医院就诊。试给予初步诊断,并进行合理治疗和指导。

答案解析

在线答题

学习任务 13

高脂血症的化学药推介

扫码看 PPT　　微课

学习导引

人体血浆中所含的脂类统称为血脂,包括胆固醇、甘油三酯(TG)和磷脂(PL)。以上物质再与载脂蛋白相结合,形成脂蛋白。脂蛋白可分为乳糜微粒(CM)、极低密度脂蛋白(VLDL)、中密度脂蛋白(IDL)、低密度脂蛋白(LDL)及高密度脂蛋白(HDL)。

高脂血症(hyperlipemia,HL)患者血浆总胆固醇(TC)水平升高、甘油三酯(TG)水平升高、低密度脂蛋白(LDL)水平升高、高密度脂蛋白(HDL)水平降低,现代医学称之为血脂异常,又被称作高脂蛋白血症。高脂血症是动脉粥样硬化和心脑血管疾病的高危因素。

任务实施内容及实施过程

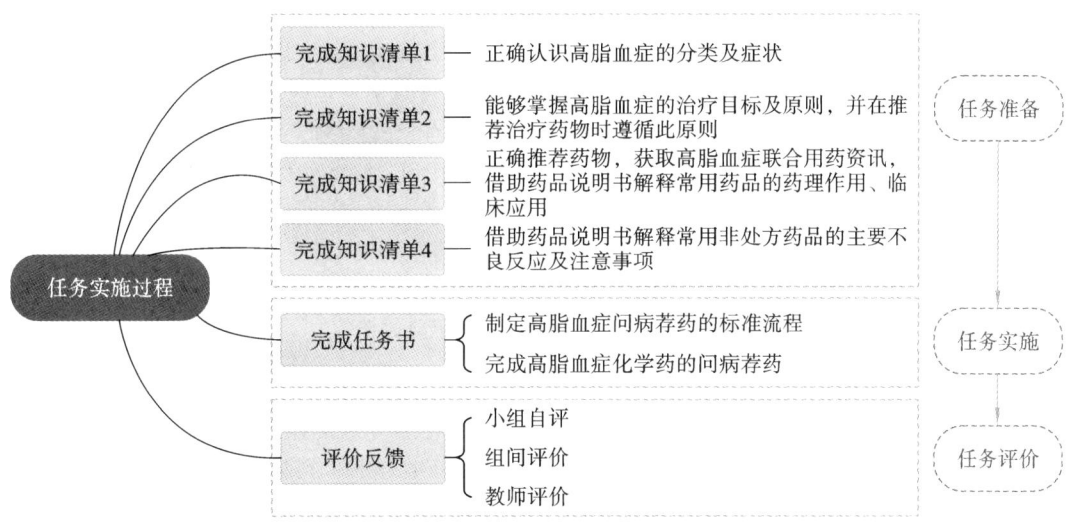

学习目标

1. 通过学习知识清单,正确认识高脂血症的分类及症状,能够掌握高脂血症的治疗目标及原则,并在推荐治疗药物时遵循此原则,能正确合理推荐药物,并借助药品说明书解释常用药品的药理作用、临床应用。

2. 通过不同途径获取高脂血症联合用药资讯,并能借助药品说明书解释常用非处方药的主要不良反应及注意事项。

3. 在教师指导下,小组成员协作制定高脂血症问病荐药的标准流程、完成安全用药指导和任务评价(多元评价表见附录)。

4. 建立安全用药的职业准则,树立药师以患者为中心的专业化服务理念。

任务准备

知识清单 1

世界卫生组织(WHO)以脂蛋白水平为基础将高脂血症分成六型,从实用角度出发,高脂血症可分为以下常见类型。

常见类型		高胆固醇血症	高甘油三酯血症	混合性高脂血症	低高密度脂蛋白胆固醇血症
疾病特点		TC 水平增高	TG 水平增高	TC 和 TG 水平均增高	HDL-C 水平降低
病因	饮食因素	长期摄入过多的胆固醇、高饱和脂肪酸和过多的热量或大量饮酒均易导致高脂血症			
	年龄和体重	高脂血症的好发年龄为 50~55 岁,随着年龄增长,胆酸合成减少,肝内的胆固醇含量增加,LDL 受体活性降低。女性绝经后体内的雌激素减少,LDL 受体活性降低,胆固醇水平也高于同龄的正常男性。随体重增加,高脂血症易发生			
	遗传异常	某些基因的异常可导致 LDL 清除率降低、VLDL 转变成 LDL 增加、LDL 颗粒富含胆固醇酯、载脂蛋白 B 代谢缺陷等			
	继发因素	某些代谢性疾病(如糖尿病、甲状腺功能减退症、肾病综合征、系统性红斑狼疮、骨髓瘤、脂肪萎缩症、急性卟啉病等)和药物(如利尿剂、β 受体拮抗剂、糖皮质激素)也可引起高脂血症			
临床表现		①黄色瘤:常见异常的局限性皮肤隆起,由脂质在真皮内沉积所引起。 ②冠心病、周围血管病:脂质在血管内皮沉积引起动脉粥样硬化,而动脉粥样硬化是心脑血管疾病的主要病理学基础。血浆 TC 水平增高不仅增加冠心病发病风险,也增加缺血性脑卒中发病风险。低密度脂蛋白(LDL)增高是冠心病的主要原因。 ③眼角膜弓(老年环)和眼底改变			

注:TC,总胆固醇;TG,甘油三酯;HDL-C,高密度脂蛋白胆固醇。

知识清单 2

治疗目标	低、中危人群	LDL-C＜3.4 mmol/L(130 mg/dl)	非 LDL-C＜4.1 mmol/L(160 mg/dl)
	高危人群	LDL-C＜2.6 mmol/L(100 mg/dl)	非 LDL-C＜3.4 mmol/L(130 mg/dl)
	极高危人群	LDL-C＜1.8 mmol/L(70 mg/dl)	非 LDL-C＜2.6 mmol/L(100 mg/dl)
治疗原则	降脂达标	按照我国《中国成人血脂异常防治指南(2016 年修订版)》,依据动脉粥样硬化性心血管疾病(ASCVD)发病的不同危险程度确定调脂治疗需要达到的基本目标。以降低低密度脂蛋白胆固醇(LDL-C)水平为治疗的首要目标,以降低非高密度脂蛋白胆固醇(非 HDL-C)水平为次要目标	
	饮食控制	基础药物治疗的降脂效果有局限性,非药物性降脂治疗尤其重要,包括饮食治疗、血浆净化、外科手术和基因治疗等。其中饮食治疗是高脂血症治疗的基础,血浆净化和外科手术很少采用,基因治疗仅适用于极少数严重高脂血症	
	联合用药	常联合应用 2～3 种作用机制不同的药物	

注:上述人群指 ASCVD 危险人群

知识清单 3

高脂血症的治疗

非药物治疗			非药物治疗中,饮食治疗是高脂血症治疗的基础。少摄入饱和脂肪酸和胆固醇,多摄入可溶性纤维,减轻体重,增加体力活动
药物治疗	他汀类	作用机制	抑制细胞内胆固醇合成早期阶段的限速酶——羟甲基戊二酰辅酶 A(HMG-CoA)还原酶,使细胞内的游离胆固醇减少,并通过反馈机制使细胞 LDL 受体数目增多、活性增强,加速血浆 LDL 和 VLDL 的清除
		常用药物	普伐他汀、辛伐他汀、氟伐他汀、阿托伐他汀等
		临床应用	主要用于以高胆固醇血症为主的高脂血症
		不良反应	可见腹痛、腹泻、便秘等消化道症状及头痛、肌肉痉挛、疲乏无力、皮疹和视物模糊等,少数患者肝功能异常,2%～3%的患者服药后出现横纹肌溶解症,可导致急性肾衰竭,危及生命
	贝特类	作用机制	增强脂蛋白脂肪酶的活性,加速血中 VLDL 的分解,并能抑制肝脏中 VLDL 的合成和分泌
		常用药物	吉非罗齐、苯扎贝特、非诺贝特等
		临床应用	主要用于高甘油三酯血症或以甘油三酯水平升高为主的混合性高脂血症
		不良反应	主要为轻度腹胀等胃肠道反应,偶有皮疹、脱发、视物模糊,长期应用可能诱发类似于 I 型自身免疫性慢性肝炎,停药后可逐渐恢复

续表

药物治疗	烟酸类	作用机制	抑制胆固醇的吸收、合成,促进其排出,阻止脂肪的吸收,增强脂蛋白酯酶活性,抑制脂肪组织分解,具有明显的降血脂作用
		常用药物	烟酸、阿昔莫司等
		临床应用	可用于除纯合子型家族性高胆固醇血症及Ⅰ型高脂蛋白血症以外的任何类型的高脂血症
		不良反应	常见面红、皮肤瘙痒,长期应用可致皮肤干燥、色素沉着;偶见肝功能异常、血尿酸增多、糖耐量降低等
	胆酸螯合剂	作用机制	其为碱性阴离子交换树脂,在肠道内能与胆酸不可逆性结合,从而阻碍胆酸经肠肝循环的重吸收,促进胆酸排出。同时促进肝内的胆酸合成,使肝内的游离胆固醇含量减少
		常用药物	考来烯胺、考来替泊等
		临床应用	能显著降低血浆 TC 和 LDL 水平,适用于以高胆固醇血症为主的高脂血症
		不良反应	常见胃肠道症状,大剂量时可导致吸收不良综合征,偶可引起氨基转移酶水平升高
	胆固醇吸收抑制剂	作用机制	抑制胆固醇转运蛋白活性,抑制胆固醇和植物固醇吸收
		常用药物	依折麦布
		临床应用	用于高胆固醇血症和以胆固醇水平升高为主的混合性高脂血症。可单用或与他汀类联合应用
		不良反应	偶有胃肠道反应、头痛、肌肉痛及氨基转移酶水平升高
	抗氧化剂	作用机制	吸收后可掺入 LDL 颗粒核心中,改变 LDL 的结构,使 LDL 易被清除,还能增加肝细胞 LDL 受体活性,抑制胆固醇在小肠吸收,降低血浆胆固醇、低密度脂蛋白水平
		常用药物	普罗布考
		临床应用	主要用于高胆固醇血症尤其是纯合子型家族性高胆固醇血症
		不良反应	以恶心、腹泻、消化不良等消化道反应为主,偶有嗜酸性粒细胞增多、肝功能异常、高尿酸血症、血小板减少等
	多烯脂肪酸	作用机制	有轻度降低 TG 水平和稍升高 HDL 水平的作用。长期服用可预防动脉粥样硬化。有抗血栓、扩张血管、改善微循环等作用
		常用药物	包括来自海洋生物的鱼油制剂如二十碳五烯酸、二十二碳六烯酸和来自植物油的亚油酸、亚麻酸等
		临床应用	主要用于高甘油三酯血症
		不良反应	常见的不良反应为鱼腥味引起的恶心,偶见出血倾向

		分型	首选药	次选药
药物选用	单纯性	高胆固醇血症	他汀类	依折麦布、胆酸螯合剂、烟酸、贝特类
		高甘油三酯血症	贝特类	烟酸、鱼油制剂、亚油酸
	混合性	以高胆固醇为主	他汀类	烟酸、贝特类
		以高甘油三酯为主	贝特类	烟酸
		胆固醇、甘油三酯水平均高	他汀或贝特类	烟酸类、依折麦布、鱼油制剂
		低高密度脂蛋白血症	烟酸类	他汀类、贝特类、鱼油制剂等

续表

联合用药	严重高胆固醇血症	他汀类＋胆酸螯合剂、他汀类＋烟酸或他汀类＋贝特类
	重度高甘油三酯血症	鱼油制剂＋贝特类

知识清单 4

1. 用药注意

（1）降脂药物的选择：一般认为，合适的降脂药物应具备以下作用。

①降脂（尤其降胆固醇）效果确切，在应用常规剂量 4～6 周能使胆固醇水平降低 20%（LDL 水平降低 25%）以上，并能降低甘油三酯水平、升高高密度脂蛋白水平。

②不良反应少，不产生严重的毒性作用。

③能明显降低心血管疾病的死亡率和致残率，不增加非心血管疾病的死亡率。

④具有良好的成本-效益比。

（2）长期治疗，定期随诊。治疗后的 4～6 周应复查血脂达标情况，根据血脂水平调整用药。如血脂水平未能达标，应增加药物剂量或改用其他降脂药物或联合用药。长期连续用药时，每 3～6 个月复查肝肾功能、血钙水平、碱性磷酸酶水平、肌磷酸激酶水平等。

（3）联合用药方案：对严重高脂血症患者采用联合用药。若血脂水平已降至正常或目标值，继续按同样剂量给药，除非血脂水平降至很低，一般不必减少药量。

（4）生活方式改变：应指导患者少摄入饱和脂肪酸（＜总热量的 7%）和胆固醇（＜200 mg/d），多从饮食中摄入可溶性纤维（10～25 g/d），减轻体重，增加体力活动。

2. 健康指导

由于血脂水平异常与饮食和生活方式有密切关系，高血脂患者需做出治疗性生活方式改变，并将其作为治疗的基础措施。无论是否进行药物调脂治疗都必须坚持控制饮食和改善生活方式。

（1）饮食控制：保证低胆固醇饮食（＜200 mg/d）、低饱和脂肪酸饮食（＜10%的总热量）、低反式脂肪酸饮食（＜1%的总热量），增加蔬菜、水果、粗纤维食物、不饱和脂肪酸摄入，限盐，限酒。

（2）增加体力运动：每日进行 30～60 min 的中等强度有氧运动，每周至少 5 天。

（3）维持理想体质量：身体质量指数（体重指数，BMI）维持在 25 kg/m² 以下，超重或肥胖者减重的初步目标为 BMI 较基线降低 10%。

（4）控制其他危险因素：如戒烟。

任务实施

1. 岗位情境描述

患者，男，55 岁。

主诉：高血脂。

症状：该患者体形肥胖，身高 175 cm，体重 90 kg。近来常感觉头晕，血液检测结果显示，甘油三酯、胆固醇和低密度脂蛋白水平均高于正常范围，经医师诊断为血脂异常，以胆固醇和低密度脂蛋白水平高为主。

2. 任务书

按照《中华人民共和国药品管理法》《药品经营质量管理规范》《执业药师业务规范》《药品购销职业技能等级标准》要求，完成以下任务书内容。

(1) 根据岗位情境描述，对患者进行疾病评估。写出该患者可能患有的疾病以及判定依据。

(2) 结合疾病症状从药品货架上取出一种适用的化学药，放在柜台上。

(3) 完成药品推介清单。

(4) 对推荐的化学药进行用药交代。

(5) 将药品放回原处。

3. 任务分组

按附录中学生任务分配表模板，填写实训报告。

4. 工作准备

(1) 完成知识清单1、知识清单2、知识清单3的学习。

(2) 完成知识清单4的学习并收集高脂血症联合用药资讯，列出用药注意事项。

(3) 在教师指导下，分析对患者开展问病荐药的难点和常见问题。

5. 工作实施

引导问题1：岗位情境描述中患者的症状有哪些？

引导问题2：临床高脂血症常分为_____、_____、_____、_____四种类型。

知识与思政链接
4-13

引导问题3：岗位情境描述的高脂血症是哪种类型的？你的判断依据是什么？

引导问题4：根据患者的症状提出治疗方案并说明依据。

引导问题5：分析知识清单3中高脂血症治疗药物的种类、代表药物、临床应用的异同点（用思维导图的形式归纳）。

引导问题6：药师在进行高脂血症问病荐药环节需要强调的注意事项有哪些？

引导问题7：根据任务书要求完成药品推介报告（记录问病荐药过程）。

高脂血症的化学药推介

姓名：　　　　　　班级：　　　　　　日期：

评价内容	填写内容
疾病评估	患者可能的疾病：
判断理由	判断依据：
推荐化学药	药品名称：
	基本作用：

续表

评价内容	填 写 内 容	
用药交代	单次用量：_____ 每日给药次数：_____	
	给药时间：_____ 给药途径：_____	
	储藏方法：	
	常见不良反应：(不少于1条)	(1)
	用药注意事项：(不少于2条)	(1)
		(2)

> 评价反馈

按附录中多元评价表进行评价。

> 知识储备

拓展思考题

案例：患者,男,40岁,70 kg。

主诉：血压 125/85 mmHg,甘油三酯 2.6 mmol/L。

请给患者推荐首选的调脂药物。

答案解析

在线答题

学习任务 14

糖尿病的化学药推介

扫码看 PPT　　微课

学习导引

糖尿病(diabetes mellitus，DM)是一种因胰岛素分泌缺陷或作用缺陷而引起的，以慢性血糖增高为特征的代谢性疾病。以空腹血糖≥7.0 mmol/L(126 mg/dl)，口服葡萄糖耐量试验(OGTT)2 h 餐后血糖≥11.1 mmol/L(200 mg/dl)为诊断的重要指标。糖尿病的典型症状为多尿、多饮、多食、体重减轻(三多一少)。

任务实施内容及实施过程

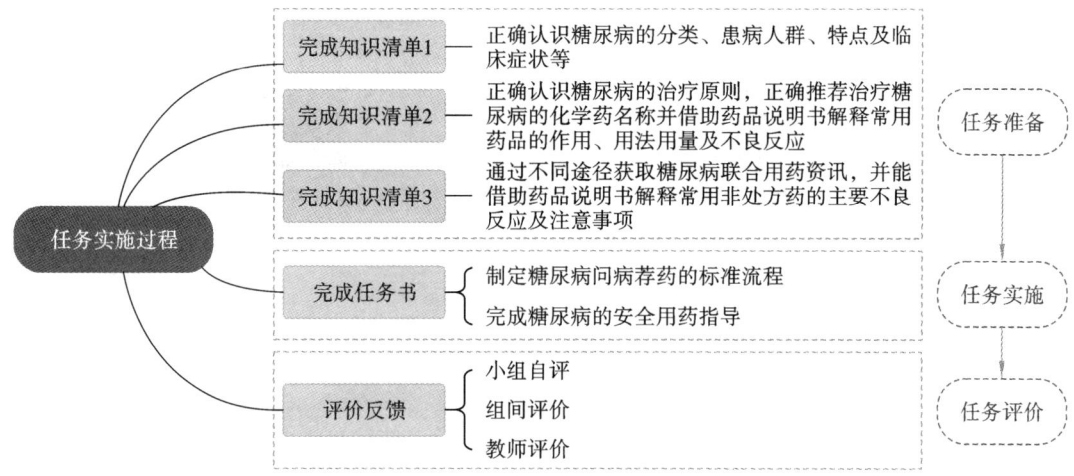

学习目标

1. 通过学习知识清单，正确认识糖尿病的症状与分类，能熟练说出针对不同类型糖尿病所推荐的化学药名称，并借助药品说明书解释常用非处方药的作用。

2. 通过不同途径获取糖尿病联合用药资讯，并能借助药品说明书解释常用非处方药的主要不良反应及注意事项。

3. 在教师的指导下，小组成员协作制定糖尿病问病荐药的标准流程、安全用药指导并完成任务评价(多元评价表见附录)。

4. 建立安全用药的职业准则，树立药师以患者为中心的专业化服务理念。

任务准备

知识清单1

临床上,糖尿病分为1型糖尿病(胰岛素依赖性)、2型糖尿病(非胰岛素依赖性)、其他类型糖尿病和妊娠糖尿病四种类型,前两种类型多见。

常见糖尿病类型	1型糖尿病	2型糖尿病
患病人群	任何年龄均可发病,30岁前最常见,多发于幼年或青少年时期	多发于成人,大多数患者体型肥胖
病因	胰岛β细胞功能丧失,胰岛素绝对缺乏所致	胰岛β细胞功能减弱,胰岛素相对缺乏所致
疾病特点	起病急,血糖波动较大,"三多一少"症状明显,易发生糖尿病酮症酸中毒	起病缓,血糖波动较小,"三多一少"症状较轻,一定诱因下也可发生糖尿病酮症酸中毒或高渗性昏迷
并发症	急性并发症: 糖尿病酮症酸中毒、高渗性非酮体高血糖症、低血糖症(血糖低于2.8 mmol/L)、糖尿病非酮症高渗性昏迷。多病情危重,处理不当,可引起死亡 慢性并发症: ①糖尿病足:表现为足部溃疡、感染、深部组织破坏。一旦发生,很难得到有效治疗,最后往往只能截肢,严重时可致死。 ②微血管病变:主要表现在视网膜、肾、神经和心肌组织,以糖尿病肾病和糖尿病视网膜病变较为重要。 ③大血管病变:糖尿病患者群中动脉粥样硬化的患病率较高,发病年龄较小,病情进展较快,可引起冠心病、缺血性和出血性脑血管疾病、肾动脉硬化或狭窄、肢体动脉硬化等	

知识清单2

常见糖尿病类型	1型糖尿病	2型糖尿病
非药物治疗	饮食干预、体育锻炼和控制体重是血糖控制的基石	首选饮食干预、体育锻炼和控制体重进行血糖控制
药物治疗方案	依赖胰岛素维持治疗	口服降糖药,不一定依赖胰岛素治疗,但最终将使用胰岛素

续表

常见糖尿病类型	1型糖尿病	2型糖尿病
治疗药物选用	胰岛素	常用口服降糖药： 磺酰脲类、格列奈类、双胍类、α-葡萄糖苷酶抑制剂、胰岛素增敏剂； 胰岛素

具体药物知识点

胰岛素		分类	按起效快慢和作用维持时间的长短,胰岛素制剂分为短效制剂、中效制剂、长效制剂;按来源,胰岛素制剂分为基因重组人胰岛素、猪胰岛素等
		临床应用	①1型糖尿病。 ②经饮食控制和口服降糖药治疗无效的2型糖尿病。 ③糖尿病酮症酸中毒、高渗性昏迷和乳酸性酸中毒。 ④糖尿病合并严重感染、急性心肌梗死、脑血管意外以及手术、妊娠、分娩时
		不良反应	低血糖反应,少数人有过敏反应,长期应用有耐受性
口服降糖药	磺酰脲类	机制	刺激胰岛β细胞分泌胰岛素,增加机体对胰岛素的敏感性
		常用药物	格列本脲、格列吡嗪、格列齐特、格列喹酮、格列美脲等
		临床应用	起效慢、时间久,餐前或餐中服用,服药后按时进餐,防止低血糖糖尿病患者不可单独使用该类药物
		不良反应	常见低血糖、体重增加,减量可消失;有肾功能轻度不全的患者宜选用格列喹酮;对空腹血糖较高患者宜选用长效的格列齐特和格列美脲;餐后血糖较高患者宜选用短效的格列吡嗪和格列喹酮;对磺胺类过敏者禁用
	格列奈类	机制	刺激胰岛β细胞分泌胰岛素
		常用药物	瑞格列奈、那格列奈等
		临床应用	吸收快、起效快和作用时间短,主要用于控制餐后血糖,故需在餐前即刻服用,称为"餐时血糖调节剂",可单独使用或与其他降糖药(磺酰脲类除外)联合用药
		不良反应	常见低血糖、体重增加,程度和风险较磺酰脲类轻
	双胍类	机制	抑制肝糖原的分解,增加外周组织对胰岛素的敏感性,增加机体对葡萄糖的利用率
		常用药物	二甲双胍
		临床应用	治疗2型糖尿病的一线药物,尤其是肥胖的2型糖尿病,与胰岛素合用可以减少其用量,控制血糖波动
		不良反应	因引起消化系统的不适感而使食欲降低,体重减轻,最严重的不良反应为乳酸性酸中毒,不宜用于慢性充血性心力衰竭的糖尿病患者,服药期间不宜饮酒

续表

口服降糖药	α-葡萄糖苷酶抑制剂（AGI）	机制	抑制多种葡萄糖苷酶,延缓食物转化为可吸收的葡萄糖、果糖等过程,降低餐后血糖
		常用药物	阿卡波糖、伏格列波糖
		临床应用	宜在进餐时与第一口食物同时嚼服,单独使用不会引起低血糖,作为2型糖尿病的一线用药
		不良反应	胃胀、腹胀、排气增加、肠鸣音等,多在继续用药中消失。发生低血糖时使用葡萄糖纠正
	胰岛素增敏剂	机制	能增加骨骼肌、脂肪组织对葡萄糖的摄取并提高组织细胞对胰岛素的敏感性而发挥降血糖的疗效
		常用药物	罗格列酮、吡格列酮
		临床应用	可明显降低空腹血糖,对餐后血糖亦有降低作用。罗格列酮起效缓慢,需要治疗8~12周后评价疗效和调整剂量。本类药物主要用于治疗其他降糖药疗效不佳的2型糖尿病患者,尤其是存在明显胰岛素抵抗者,不宜用于1型糖尿病
		不良反应	损害肝功能、水肿、增加体重

知识清单3

1. 用药注意

（1）注重自我血糖监测,防止低血糖:成年糖尿病患者学会自我监测血糖,尤其是正在接受胰岛素治疗的患者和妊娠期患者,酌情每日餐前、餐后2 h、睡前监测血糖1~4次,以便根据血糖监测结果调整饮食、运动量及用药剂量,利于综合控制。

（2）坚持规律用药:患者如果药物漏服应尽快补服,若想起时已接近下一次服药时间,应直接省略一次剂量,依原定时间继续规律服药。

（3）选择适宜的服用时间:食物对口服降糖药的吸收、生物利用度和药效都有不同程度的影响,因此,应注意服用时间。

（4）注意保护肝肾功能:糖尿病合并肝病时,宜服用α-葡萄糖苷酶抑制剂;对轻中度肾功能不全者,推荐使用格列喹酮。

（5）老年患者可选择温和降糖、服用方便的降糖药,如瑞格列奈;不宜选用长效、强效降糖药,避免低血糖时机体耐受性差而引起严重的不良反应。

（6）注射胰岛素注意事项:注射时宜变换注射部位,两次注射点要间隔2 cm,以确保胰岛素稳定吸收;未开启的胰岛素应冷藏保存,冷冻后的胰岛素不可再应用;使用中的胰岛素笔芯不宜冷藏,可与胰岛素笔一起保存或随身携带,但在室温下最长可保存4周。

2. 健康指导

（1）建议中老年人每1~2年筛查一次血糖。

（2）糖尿病治疗的"五驾马车",即饮食疗法、运动疗法、药物疗法、血糖监测及糖尿病教育。

（3）监测血糖,避免低血糖。

（4）定期评估糖尿病相关并发症。

（5）注意监测体重,保持体重在理想体重±10%以内,理想体重(kg)=身高(cm)-105。

任务实施

1. 岗位情境描述

患者,男,68 岁。

主诉:糖尿病。

症状:三个月前无诱因出现口干、多饮、多尿、多食、易饥,未予以重视,间断性口服消渴丸,近一周上述症状加重,烦渴、多饮,每日饮水量达 3000 ml 左右,伴明显乏力。查空腹葡萄糖 13.01 mmol/L,餐后 2 h 血糖 20.3 mmol/L。近三个月明显体重下降约 10 kg。

家族史:父亲糖尿病。

查体:T 36.2 ℃,P 79 次/分,R 18 次/分,BP 132/83 mmHg,身高 178 cm,体重 80 kg,BMI 25.2 kg/m^2,神清,精神可。口中无烂苹果味;无深度大呼吸,双肺呼吸音清,未闻及干湿性啰音;心律齐;双下肢无水肿,双侧足背动脉搏动良好。

2. 任务书

按照《中华人民共和国药品管理法》《药品经营质量管理规范》《执业药师业务规范》《药品购销职业技能等级标准》要求,完成以下内容。

(1) 根据岗位情境描述,对患者进行疾病评估。写出该患者可能患有的疾病以及判定依据。

(2) 结合疾病症状从药品货架上取出一种适用的化学药,放在柜台上。

(3) 完成药品推介清单。

(4) 对推荐的化学进行用药交代。

(5) 将药品放回原处。

3. 任务分组

按附录中学生任务分配表模板,填写实训报告。

4. 工作准备

(1) 完成知识清单 1 和知识清单 2 的学习。

(2) 完成知识清单 3 的学习并收集糖尿病联合用药资讯,列出用药注意事项。

(3) 在教师指导下,分析糖尿病问病荐药的难点和常见问题。

5. 工作实施

引导问题 1:岗位情境描述中的患者患有糖尿病的临床诊断依据是什么?

引导问题 2:糖尿病常分为_____、_____两种类型。

引导问题 3:岗位情境描述中的患者患有哪种类型的糖尿病,判断依据是什么?

引导问题 4:简述胰岛素的种类以及临床应用。

引导问题 5:分析知识清单 2 中口服糖尿病的代表药物、临床应用的异同点(用思维导图的形式归纳)。

引导问题 6:药师在进行糖尿病问病荐药环节需要强调的注意事项有哪些?

引导问题 7:根据任务书要求完成药品推介报告(记录问病荐药过程)。

糖尿病的化学药推介

姓名：　　　　　　　班级：　　　　　　　日期：

评价内容	填写内容	
疾病评估	患者可能的疾病：	
判断理由	判断依据：	
推荐化学药	药品名称：	
	基本作用：	
用药交代	单次用量：_____　每日给药次数：_____	
	给药时间：_____　给药途径：_____	
	储藏方法：	
	常见不良反应：(不少于1条)	(1)
	用药注意事项：(不少于2条)	(1)
		(2)

知识与思政链接
4-14-1

知识与思政链接
4-14-2

 评价反馈

按附录中多元评价表完成评价。

拓展思考题

患者张某为1型糖尿病患者，肝肾功能正常，餐后血糖较高（>11.1 mmol/L），推荐使用格列喹酮作为日常控制血糖的降血糖药。利用本节课的知识点分析药物推荐的合理性以及理由。

答案解析

在线答题

学习任务 15

失眠症的化学药推介

扫码
看 PPT

学习导引

睡眠障碍(sleep disorders)是指睡眠的数量、质量、时间或节律紊乱。睡眠障碍性疾病包括失眠症(insomnia)、发作性睡病、阻塞性睡眠呼吸暂停综合征(obstructive sleep apnea syndrome, OSAS)、不安腿综合征等。其中失眠症是以入睡和(或)睡眠维持困难所致的睡眠质量或数量达不到正常生理需求而影响日间社会功能的一种主观体验,是最常见的睡眠障碍性疾病。长期失眠对于正常生活和工作会产生严重的负面影响,甚至会导致恶性意外事故的发生。

任务实施内容及实施过程

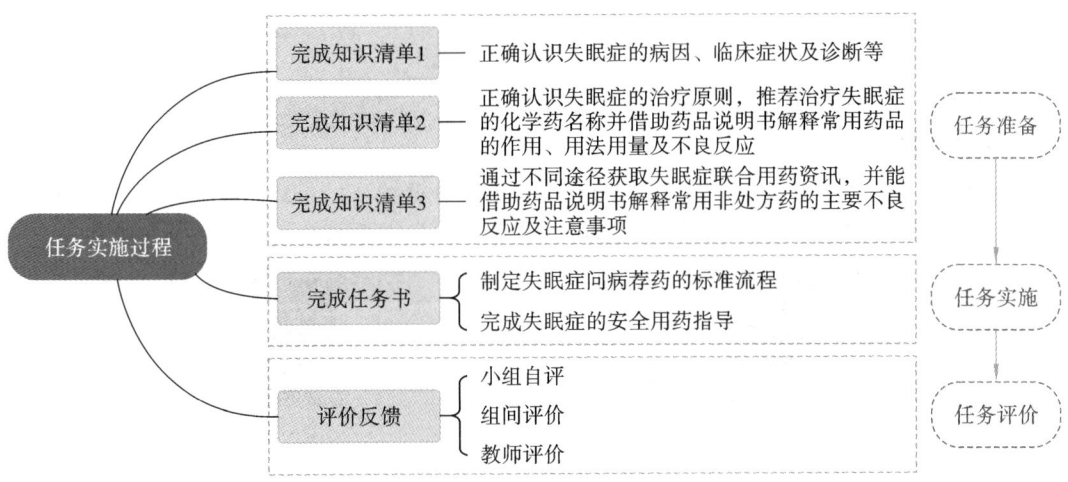

学习目标

1. 通过学习知识清单,正确认识失眠症的症状与分类,能熟练说出针对失眠症所推荐的化学药名称,并借助药品说明书解释常用非处方药的作用。

2. 通过不同途径获取失眠症联合用药资讯,并能借助药品说明书解释常用非处方药的主要不良反应及注意事项。

3. 在教师的指导下,小组成员协作制定失眠症问病荐药的标准流程、安全用药指导并完成任务评价(多元评价表见附录)。

4. 建立安全用药的职业准则,树立药师以患者为中心的专业化服务理念。

 任务准备

知识清单 1

认识失眠症

病因	失眠症可由多种原因引起,常见的有以下几种。 ①心理因素:生活和工作中的各种不愉快事件造成焦虑、抑郁、紧张时可引起失眠症。 ②环境因素:环境嘈杂、空气污浊、居住拥挤或突然改变睡眠环境症。 ③睡眠节律改变:夜班和白班频繁变动,飞行时差引起生物钟节奏变化症。 ④日常生活因素:饥饿、疲劳、性兴奋等。酒精、咖啡、茶叶摄入,睡前饮水过多症。 ⑤药物因素:药物依赖或戒断症状,中枢神经兴奋性药物。 ⑥疾病:各类精神疾病大多伴有睡眠障碍,失眠往往是精神症状的一部分。各种躯体疾病可以导致失眠症,有时很难确定这些疾病与失眠症之间的因果关系,故近年来提出共病性失眠(comorbid insomnia)的概念,用以描述那些同时伴随其他疾病的失眠症
诊断标准	失眠症的诊断必须符合以下条件。 ①存在临床症状之一。 ②在有条件睡眠且环境适合睡眠的情况下仍然出现上述症状。 ③患者至少出现一种与睡眠相关的日间功能损害(疲劳或全身不适;注意力或记忆力减退;学习、工作和(或)社交能力下降;情绪波动或易激惹;日间思睡;兴趣、精力减退;工作或驾驶过程中错误倾向增加;紧张、头痛、头晕,或与睡眠缺失有关的其他躯体症状;对睡眠过度关注)。失眠症与焦虑和情感障碍之间症状的主次和先后有助于鉴别诊断
临床症状	女性、老年人更多见。表现为以下四种类型。 ①入睡困难。 ②睡眠维持障碍,易醒。 ③早醒(醒后不能再睡)。 ④睡眠质量差,次日晨醒后仍困倦,无精力恢复感。多数患者因过度关注自身睡眠问题而产生焦虑,出现紧张、不安、情绪低落,严重者有心率加快、体温升高、周围血管收缩等自主神经紊乱症状。而焦虑又可加重失眠症,导致症状的恶性循环

知识清单 2

失眠症

治疗目标	明确病因,改善睡眠质量或增加有效睡眠时间;提高患者的生活质量;减少或消除与失眠症相关的躯体疾病或与躯体疾病共病的风险;避免药物干预带来的负面效应

续表

非药物治疗		①睡眠卫生教育:帮助失眠症患者认识不良睡眠习惯的危害,寻找形成不良睡眠习惯的原因,建立良好睡眠习惯。 ②放松治疗:应激、紧张和焦虑是诱发失眠症的常见因素,放松治疗可以缓解这些因素带来的不良效应,目的是降低卧床时的警觉性及减少夜间觉醒,可作为独立的干预措施用于失眠症的治疗。 ③行为治疗:包括刺激控制疗法和睡眠限制疗法。前者是一套改善睡眠环境与睡眠倾向(睡意)之间相互作用的行为干预措施,恢复卧床作为诱导睡眠信号的功能,使患者易于入睡,重建睡眠-觉醒生物节律。后者通过缩短卧床清醒时间,增加入睡的驱动能力以提高睡眠效率。 ④认知与行为治疗:改变患者对失眠症的认知偏差,改变患者对于睡眠问题的非理性信念和态度。可同时叠加放松治疗以及辅以睡眠卫生教育,目前被认为是失眠症心理行为治疗的核心
药物治疗		治疗失眠症的理想药物应具有迅速导眠、维持足够睡眠时间、提高睡眠质量且无宿醉反应和成瘾性。 目前临床治疗失眠症的药物主要包括苯二氮䓬类(BZDs)、非苯二氮䓬类(non-BZDs)褪黑素受体激动剂和具有催眠效果的抗抑郁药物。传统应用的催眠药如巴比妥类和水合氯醛等现已被苯二氮䓬类受体激动剂和一些安全性更高的新型催眠药所取代

具体药物知识点

苯二氮䓬类 (benzodiaz- epinedrugs, BZDs)	临床应用	有催眠、抗焦虑、解痉和肌肉松弛等药理作用,可以缩短入睡时间、减少觉醒时间和次数、增加总睡眠时间
	常用药物	地西泮(安定)、氯氮䓬(利眠宁)、硝西泮(硝基安定)、艾司唑仑(舒乐安定)等
	不良反应	有日间困倦、头昏、肌张力下降、跌倒和认知功能减退等。老年患者应用时尤须注意跌倒风险。使用中-短效 BZDs 治疗失眠症时有可能引起反跳性失眠。持续使用BZDs后,在停药时可能会出现戒断症状,长期大量使用会产生耐受性和依赖性。禁用于妊娠或泌乳期妇女、肝肾功能损害者、OSAS 患者以及重度通气功能缺损者。这类药物多数经 CYP3A4 酶代谢,因而易受该酶诱导剂和抑制剂的影响,与其他药物发生相互作用
非苯二氮䓬类 (nonbenzodiazepine drugs,non-BZDs)	临床应用	由于该类药物半衰期短,次日残余效应被最大程度降低,一般不产生日间困倦,产生药物依赖的风险较传统药物低,是目前推荐使用的治疗失眠症的一线药物
	常用药物	唑吡坦、佐匹克隆、右佐匹克隆、扎来普隆等
褪黑素受体激动剂	临床应用	褪黑素:参与调节睡眠-觉醒周期,可以改善时差症状、睡眠时相延迟综合征和昼夜节律失调性睡眠障碍。因不良反应很小,可在老年人群中使用,也用于倒时差
	常用药物	雷美尔通:可缩短睡眠潜伏期、提高睡眠效率、增加总睡眠时间,可用于治疗以入睡困难为主诉的失眠症以及昼夜节律失调性睡眠障碍。该药没有药物依赖性,也不会产生戒断症状,已获准长期治疗失眠症
		阿戈美拉汀:既是褪黑素受体激动剂也是5-羟色胺受体拮抗剂,因此具有抗抑郁和催眠双重作用,能够改善与抑郁障碍相关的失眠症,缩短睡眠潜伏期,增加睡眠连续性

续表

抗抑郁药物	临床应用	部分抗抑郁药物具有催眠镇静作用,在失眠症伴随抑郁、焦虑心境时应用较为有效
	常用药物	低剂量的多塞平(3~6 mg/d)因有专一性抗组胺机制可以改善成年和老年慢性失眠症患者的睡眠状况,具有临床耐受性良好,无戒断效应的特点
		选择性 5-羟色胺再摄取抑制剂(氟西汀、帕罗西汀、氟伏沙明、舍曲林、西酞普兰)并没有特异的催眠作用,但能够通过治疗抑郁和焦虑来改善失眠症
		小剂量米氮平(15~30 mg/d)亦能缓解失眠症
		抗抑郁药物与 BZDs 联合应用慢性失眠症常与抑郁症状同时存在,在应用抗抑郁药物治疗的开始阶段,同时联合使用短效 BZDs 有益于尽快改善失眠症,提高患者依从性。例如,唑吡坦和帕罗西汀联用

知识清单 3

1. 用药监护

(1) 把握获益与风险的平衡。在选择干预药物时需要考虑症状的针对性、既往用药反应、患者一般状况、当前用药的相互作用、药物不良反应以及现患的其他疾病。在遵循治疗原则的同时还需兼顾个体化原则。

(2) 长期服用会有药物依赖及停药反跳,使用原则:使用最低有效剂量、间断给药(每周2~4 次)、短期给药(常规用药不超过 3 周)、减药缓慢和逐渐停药(每天减掉原药的 25%)。

(3) 目前推荐的失眠症药物治疗策略如下:失眠症继发于或伴发于其他疾病时,应同时治疗原发或伴发疾病;药物治疗开始后应监测并评估患者的治疗反应。长期、难治性失眠症应在专科医生指导下用药;原发性失眠症首选短效 BZDs,如唑吡坦、佐匹克隆、右佐匹克隆和扎来普隆;如首选药物无效或无法依从,更换为另一种短-中效的 BZDs 或者褪黑素受体激动剂;BZDs 或褪黑素受体激动剂可以与抗抑郁剂联合应用;对于长期应用镇静催眠药物的慢性失眠症患者,不提倡药物连续治疗,建议采用间歇治疗或按需治疗的服药方式。

(4) 老年失眠症患者首选非药物治疗手段。老年失眠症患者推荐使用 non-BZDs 或褪黑素受体激动剂。必须使用 BZDs 药物时需谨慎,若发生共济失调、意识模糊、反常运动、幻觉、呼吸抑制时需立即停药并妥善处理,同时注意跌倒等意外伤害。从最小有效剂量开始,短期应用或采用间歇疗法,不主张大剂量给药,用药过程中需密切观察药物不良反应。

(5) 妊娠期妇女使用镇静催眠药物的安全性缺乏资料。哺乳期应用镇静催眠药物以及抗抑郁药物需谨慎,避免药物通过乳汁而影响婴儿。推荐采用非药物干预手段治疗失眠症。

(6) 对于围绝经期和绝经期的失眠症妇女,应首先鉴别和处理此年龄组中影响睡眠的常见疾病,如抑郁障碍、焦虑障碍和睡眠呼吸暂停综合征等,依据症状和激素水平给予必要的激素替代治疗,此部分患者的失眠症处理与普通成人相同。

(7) 伴有呼吸系统疾病患者,由于 BZDs 有呼吸抑制等不良反应,在慢性阻塞性肺疾病、睡眠呼吸暂停低通气综合征患者中慎用。Non-BZDs 类药物受体选择性强、次生残余作用发生率低，使用唑吡坦和佐匹克隆治疗稳定期的轻、中度 COPD 的失眠症患者尚未发现有呼吸功能不良反应的报道，但扎来普隆对伴呼吸系统疾病失眠症患者的疗效尚未确定。对高碳酸血症明显的 COPD 急性加重期、限制性通气功能障碍失代偿期的患者禁用 BZDs，必要时可在机械通气支持（有创或无创）的同时应用并密切监护。

（8）共病精神障碍患者常存在失眠症，应该由精神科执业医师按专科原则治疗和控制原发病，同时治疗失眠症。

（9）抑郁障碍常与失眠症共病，不可孤立治疗失眠症，以免进入恶性循环的困境。需要注意抗抑郁药物和催眠药物的使用有可能加重睡眠呼吸暂停综合征。焦虑障碍患者存在失眠症时，以抗焦虑药物为主，必要时在睡前加用镇静催眠药物。精神分裂症患者存在失眠症时，应以抗精神病药物治疗为主，必要情况下可辅以镇静催眠药物治疗失眠症。

2. 健康指导

（1）治疗前告知患者及其家属药物性质、作用、可能发生的不良反应及对策。

（2）治疗期间密切观察病情变化和不良反应。

（3）长期用药时应定期评估治疗的必要性。

（4）在治疗初期和长期治疗中需要定期监测血常规、肝肾功能。

（5）失眠症治疗药物能引起嗜睡，在从事驾驶、仪器操作或其他要集中精神才能完成的操作时应谨慎使用，以免发生事故。

（6）不能过量使用，应避免与酒精或其他能引起嗜睡作用的药物合用。

（7）长期应用苯二氮䓬类药物不能突然停止使用，因为存在症状反跳和戒断综合征的风险。

（8）患者及其家属要警惕患者出现行为异常、病情恶化或自杀倾向。一旦出现，应立即就诊。

任务实施

1. 岗位情境描述

患者：吴某，女，55 岁。

主诉：失眠。

症状：入睡困难，晚上睡眠轻，易醒，睡眠时间短，白天头昏脑涨，精神不振。

既往史：否认高血压、心脏病史，否认肝炎、结核病史。

查体结果：T 37.0 ℃，P 87 次/分，BP 118/73 mmHg，身高 162 cm，体重 57 kg。心率 85 次/分，律齐。

2. 任务书

按照《中华人民共和国药品管理法》《药品经营质量管理规范》《执业药师业务规范》《药品购销职业技能等级标准》要求，完成以下内容。

（1）根据岗位情境描述，对患者进行疾病评估。写出该患者可能患有的疾病以及判定依据。

（2）结合疾病症状从药品货架上取出一种适用的化学药，放在柜台上。

（3）完成药品推介清单。
（4）对推荐的化学药进行用药交代。
（5）将药品放回原处。

3. 任务分组
按附录中学生任务分配表模板，填写实训报告。

4. 工作准备
（1）完成知识清单1和知识清单2的学习。
（2）完成知识清单3的学习并收集失眠症联合用药资讯，列出用药注意事项。
（3）在教师指导下，分析失眠症问病荐药难点和常见问题。

5. 工作实施
引导问题1：失眠的原因有哪些？
引导问题2：对于失眠症进行科学诊断的标准是什么？
引导问题3：岗位情境描述的患者达到失眠症标准了吗，诊断依据和症状是什么？

知识与思政链接
4-15

引导问题4：分析知识清单2中治疗失眠症的代表药物分类和临床应用的异同点（用思维导图的形式归纳）。
引导问题5：药师在进行失眠症问病荐药环节需要强调的注意事项有哪些？
引导问题6：根据任务书要求完成药品推介报告（记录问病荐药过程）。

失眠症的化学药推介

姓名：　　　　　班级：　　　　　日期：

评价内容	填写内容	
疾病评估	患者可能的疾病：	
判断理由	判断依据：	
推荐化学药	药品名称：	
	基本作用：	
用药交代	单次用量：_____ 每日给药次数：_____ 给药时间：_____ 给药途径：_____	
	储藏方法：	
	常见不良反应：（不少于1条）	(1)
	用药注意事项：（不少于2条）	(1)
		(2)

▶ 评价反馈

按附录中多元评价表进行评价。

知识储备

拓展思考题

患者,男,51岁,近一个月以来,出现入睡困难,睡眠浅,易被扰醒,睡眠时间明显减少,并且白天精神疲乏,嗜睡,体力不支,近期出现记忆力下降,反应迟钝,心慌,易怒,情绪低落。诊断:失眠症。应用本节课学习的知识,分析哪些治疗方案可改善患者的症状。

答案解析

在线答题

学习任务 16

缺铁性贫血的化学药推介

扫码
看 PPT

学习导引

贫血(anemia)是外周血中单位容积的血液中红细胞计数、血红蛋白浓度及血细胞比容低于正常值的症状。缺铁性贫血(iron-deficiency anemia，IDA)是机体对铁的需求与供给失衡，导致体内储存铁耗尽，继而红细胞内铁缺乏从而引起的贫血，是最常见的贫血类型。

任务实施内容及实施过程

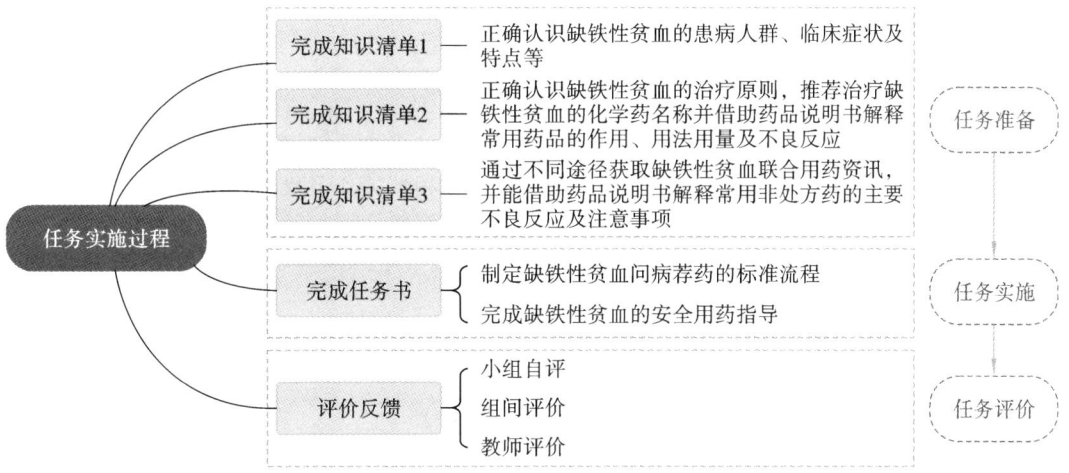

学习目标

1. 通过学习知识清单，正确认识缺铁性贫血的症状与分类，能熟练说出针对缺铁性贫血所推荐的化学药名称，并借助药品说明书解释常用非处方药的作用。

2. 通过不同途径获取缺铁性贫血联合用药资讯，并能借助药品说明书解释常用非处方药的主要不良反应及注意事项。

3. 在教师的指导下，小组成员协作制定缺铁性贫血问病荐药的标准流程、安全用药指导并完成任务评价(多元评价表见附录)。

4. 建立安全用药的职业准则，树立药师以患者为中心的专业化服务理念。

任务准备

知识清单 1

铁参与人体内血红蛋白的组成,铁的缺少导致红细胞生成减少引起缺铁性贫血,该类型的贫血是临床最常见的贫血。

认识缺铁性贫血

患病人群	妊娠期和育龄期女性、婴幼儿和儿童是缺铁性贫血的高危人群,大于 65 岁的老年人贫血发生率比普通人群高 4~6 倍
病因	①需铁量增加:如妊娠期或哺乳期、儿童生长发育迅速。 ②铁丢失增加:慢性失血比急性失血更常见,如溃疡病、痔疮、月经过多、鼻出血、结直肠息肉或肿瘤、钩虫病、肠道血管畸形等慢性失血性疾病。 ③铁摄入不足:如偏食。 ④铁吸收或利用减少:胃酸缺乏(胃大部切除术后、萎缩性胃炎、长期服用抑酸药物)
诊断标准	正常成人血红蛋白浓度:男性为 120~160 g/L,女性为 110~150 g/L,孕妇大于 100 g/L;红细胞计数:男性为 $(4.0\sim5.0)\times10^{12}$/L,女性为 $(3.5\sim5.0)\times10^{12}$/L;凡低于以上指标则为贫血。 血红蛋白浓度为 90~120 g/L 为轻度贫血,60~90 g/L 为中度贫血,小于 60 g/L 为重度贫血
症状	①贫血的症状:常见倦怠、乏力、头昏、头痛、眼花、耳鸣、心悸、气促、面色萎黄或苍白、食欲缺乏等。 ②组织缺铁的表现:精神行为异常,如烦躁、易怒、注意力不集中、异食癖;体力耐力下降;易感染;小儿生长发育迟缓、智力低下;口腔炎、萎缩性舌炎、吞咽困难、咽部异物感、口角炎;毛发干枯、脱落;皮肤干燥、皱缩;指(趾)甲缺乏光泽、脆薄易裂,重者指甲变平,甚至凹下呈勺状(反甲)。 ③缺铁的原发病表现:如消化性溃疡、肿瘤或痔疮导致的出血;肠内寄生虫感染导致的腹痛;月经过多、恶性肿瘤疾病导致的消瘦;血管内溶血导致的血红蛋白尿

知识清单 2

1. 缺铁性贫血治疗

非药物治疗		除补铁外,合理膳食同样重要:①多吃动物肝脏、瘦肉类、蛋奶及豆制品等富含优质蛋白质的食物;②吃含铁丰富的食物,如动物肝肾、舌、乌贼、海蜇、虾米、蛋黄等动物性食物,以及芝麻、海带、黑木耳、黄豆、黑豆、芹菜、苋菜、大枣等植物性食物;③提倡使用铁锅烹饪
药物治疗方案		缺铁性贫血是一种由各种原因导致的营养性铁缺乏症,治疗方案应以补充铁剂和去除病因为主。治疗缺铁性贫血首选口服铁剂,胃肠道反应重或经胃肠道不能吸收,或需要快速补铁的情况下,可选择静脉注射或肌内注射铁剂
治疗药物选用	非处方药	口服铁剂:硫酸亚铁、富马酸亚铁、乳酸亚铁、葡萄糖酸亚铁、右旋糖酐铁和琥珀酸亚铁等。常用硫酸亚铁和富马酸亚铁,两者口服吸收良好,胃肠道刺激性小,铁利用率高
	处方药	静脉注射铁剂:右旋糖酐铁注射液,氢氧化铁蔗糖复合物,注射用重组人促红素等

2. 非处方药物知识点

药品名称	含铁量/(%)	剂量	作用特点
硫酸亚铁	20	预防量 0.3 g/d；治疗量 0.3 g/d，儿童 50～100 mg,tid	胃肠道不良反应多见：腹痛、恶心呕吐、便秘
乳酸亚铁	19	10～20 ml,tid	吸收率高
葡萄糖酸亚铁	12	成人 0.4～0.6 g,tid；儿童 0.1 g,tid；作用温和，铁利用度高	起效快，胃肠反应较轻
富马酸亚铁	32.9	成人 0.2～0.4 g,tid；儿童 0.05～0.2 g,tid，连续 2～3 周	含铁量高，起效快
右旋糖酐铁	27～30	成人 25 mg,tid	用于其他铁剂疗效不佳者
琥珀酸亚铁	35.5	预防量 100 mg/d，妊娠期妇女 200 mg/d，儿童 30～60 mg/d。治疗量 0.2～0.4 g/d，儿童 0.1～0.2 g/d	吸收平稳，在蛋白膜保护下，避免胃酸和胃蛋白酶作用，不良反应少，对胃黏膜刺激性小

3. 处方药物知识点

胃肠反应重或经胃肠不能吸收，或需要快速补铁的情况下，可以选择静脉注射或肌内注射铁剂治疗。有两种给药方式，一种为大剂量给药，每次至少 500 mg；另一种为小剂量长期给药，在血液透析患者中更为常用，每次补充铁元素 100 mg，10 周以上。

静脉注射铁剂有右旋糖酐铁和蔗糖铁，注意首次用药前，先给予试验剂量，并且应具备治疗过敏反应的应急措施，1 h 内无过敏反应再给予足量治疗。

知识清单 3

1. 用药注意

（1）治疗应从小剂量开始，逐渐达到足量。

（2）口服铁剂首选二价铁，其溶解度大，易于被人体吸收。对胃酸缺乏者，宜与稀盐酸并用，以利于铁的吸收。

（3）注意铁剂与药物食物的配伍禁忌。四环素类、考来烯胺等可在肠道与铁结合，影响铁的吸收；抗酸药可使二价铁转变成三价铁，减少铁的吸收；牛奶、蛋类、钙剂、磷酸盐、草酸盐等可抑制铁剂的吸收，茶和咖啡中的鞣质等易与铁形成不被吸收的盐，影响铁的吸收。肉类、果糖、氨基酸、脂肪可促进铁剂的吸收；维生素 C 作为还原剂可促进三价铁转变为二价铁，从而促进铁的吸收，故口服铁剂应同时应用维生素 C。

（4）口服铁剂对胃肠道有刺激，表现为恶心、腹痛和上腹部不适等，饭后服用可减轻。但受食物中的磷酸盐、草酸盐等影响，铁吸收减少。铁剂与食物同时服用，其生物利用度为空腹时的 1/2 或 1/3。

（5）血红蛋白病或含铁血黄素沉着症及不伴缺铁的其他贫血（地中海贫血）、肝肾功能不全，尤其伴有未经治疗的尿路感染者不宜用铁剂。对酒精中毒、肝炎、急性感染、肠炎、结肠炎、溃疡性结肠炎、胰腺炎、消化性溃疡者应慎用铁剂。

(6) 铁剂均具有收敛性,服后常有恶心、腹痛、腹泻、便秘等不良反应,反应强度多与剂量和品种有关。其中以硫酸亚铁的不良反应最为明显,可选择其缓释制剂。

(7) 预防铁负荷过重,铁剂在胃肠道的吸收有黏膜自限现象,即铁的吸收与体内储存量有关,体内铁储存量过多时铁吸收减少。正常人的吸收率为10%,贫血者为30%。但一次摄入量过大,会腐蚀胃黏膜和使血液循环中的游离铁过量,出现细胞缺氧、酸中毒、高铁血红蛋白血症、休克和心功能不全等中毒症状,应及时清洗胃肠和对症治疗。

(8) 铁剂治疗量不宜长期使用,且治疗期间应定期检查血常规和血清铁水平。

2. 健康指导

(1) 除补铁外,合理膳食同样重要,宜多食含铁丰富的食物如猪肝、黄豆、蔬菜、水果、大枣、蜂乳、芝麻、黑木耳等。使用铁锅烹饪或煮粥,有助于铁元素的补充。同时注意要有足够蛋白质的摄入。

(2) 老年人用药数量多,应事先核查,注意与其他药物之间的相互作用。注意避免同时服用影响铁吸收的药物或者食物。

(3) 服药前需要向患者及其家属解释:铁剂可引起肠道蠕动减慢、引起便秘;部分患者胃肠道反应较重,可在餐后服用;铁剂可使大便颜色变黑,可掩盖消化道出血或因怀疑消化道出血而过于担心。

任务实施

1. 岗位情境描述

患者:女,37岁。

症状:近半个月出现头晕、心悸、乏力。

既往史:否认高血压、心脏病史,否认肝炎、结核病史。

查体:T 36.3 ℃,P 84 次/分,R 18 次/分,BP 110/75 mmHg,身高 165 cm,体重 55 kg,神清,倦怠。皮肤黏膜苍白,毛发无光泽,舌质淡,心尖区闻及收缩期杂音,指端苍白,指甲脆裂呈勺状,余正常。

实验室检查:Hb 50 g/L,RBC 2.5×10^{12}/L,WBC 9.6×10^9/L,PLT 130×10^9/L,红细胞呈小细胞低色素性。

2. 任务书

按照《中华人民共和国药品管理法》《药品经营质量管理规范》《执业药师业务规范》《药品购销职业技能等级标准》要求,完成以下内容。

(1) 根据岗位情境描述,对患者进行疾病评估。写出该患者可能患有的疾病以及判定依据。

(2) 结合疾病症状从药品货架上取出一种适用的化学药,放在柜台上。

(3) 完成药品推介清单。

(4) 对推荐的化学药进行用药交代。

(5) 将药品放回原处。

3. 任务分组

按附录中学生任务分配表模板,填写实训报告。

4. 工作准备

（1）完成知识清单1和知识清单2的学习。

（2）完成知识清单3的学习，并收集缺铁性贫血联合用药资讯，列出用药注意事项。

（3）在教师指导下，分析缺铁性贫血问病荐药难点和常见问题。

5. 工作实施

引导问题1：岗位情境描述的患者是什么疾病，临床诊断依据是什么？

引导问题2：贫血常分为_____、_____、_____三种类型。

引导问题3：岗位情境描述的患者是哪种类型的贫血，你的判断依据是什么？

引导问题4：治疗贫血的药物的种类以及选择的依据是什么？

引导问题5：分析知识清单2中处方药与非处方药的代表药物、临床应用的异同点（用思维导图的形式归纳）。

引导问题6：药师在进行缺铁性贫血问病荐药环节需要强调的注意事项有哪些？

引导问题7：根据任务书要求完成药品推介报告（记录问病荐药过程）。

知识与思政链接

4-16

缺铁性贫血的化学药推介

姓名： 　　　　　班级： 　　　　　日期：

评 价 内 容	填 写 内 容	
疾病评估	患者可能的疾病：	
判断理由	判断依据：	
推荐化学药	药品名称：	
	基本作用：	
用药交代	单次用量：_____ 每日给药次数：_____	
	给药时间：_____ 给药途径：_____	
	储藏方法：	
	常见不良反应：（不少于1条）	（1）
	用药注意事项：（不少于2条）	（1）
		（2）

评价反馈

按附录中多元评价表进行评价。

知识储备

拓展思考题

若患者张某为缺铁性贫血患者,重度贫血,胃肠反应重,需要快速补铁,利用本节课的知识点分析药物推荐的合理性以及理由。

答案解析

在线答题

模块五

岗位实战

思政加油站

专家指出,药学服务将是新一轮药店竞争的重要资本,问病荐药作为药学服务的主要技能具有重要作用。根据教育部对高职高专人才培养目标的要求,零售药店店员应能通过问诊对购药者进行全面、系统的询问而获得疾病相关资料,并设计最佳、最经济的用药方案,指导患者花最少的钱,采购最安全、最有效的药物,使疾病得到最好的治疗。能否正确问病荐药是指导患者合理用药的关键,关乎人民用药安全,关乎人民健康。

党的二十大报告中指出,要增进民生福祉。报告要求发展壮大医疗卫生队伍,把工作重点放在农村和社区;促进中医药传承创新发展。

中医药类高职毕业生将是社区医疗卫生队伍中的重要一员,通过合理的问病荐药,做好社区安全用药普及工作,为推进健康中国建设添砖加瓦。

思政关键词:安全用药、社会责任感、社会使命感、职业认同感。

学习导引

在实际工作过程中,能够通过与患者沟通、询问疾病,科学合理地为患者推荐药品,介绍药品,指导患者用药是药师必备的能力之一。

学习目标

1. 能够通过与患者沟通、询问疾病进行疾病评估。
2. 能够选择本病适用的化学药或医疗器械以及中成药。
3. 能够介绍重点推荐的药品和联合用药/医疗器械的名称、作用或特点、作用机制。
4. 能够进行重点推荐药品的用药交代。
5. 培养良好的思想品德和爱岗敬业、一丝不苟、安全用药的职业精神。

任务实施

1. 任务要求

(1) 根据给定的背景资料对患者进行疾病评估,写出可能患有的疾病,以及判断依据。

(2) 从药品货架上取出一种适用的化学药/医疗器械,放在柜台上请教师检视。

(3) 分别推荐一种主要治疗药物和联合用药/医疗器械,写出药物名、每种药物的作用或特点各 3 条,分别写出其作用机制。

(4) 对推荐的主要治疗药物进行用药交代。

(5) 推荐一种中成药,放在柜台上请考评员检视,并写出其基本作用,并进行用药交代。

(6) 完成任务实施报告后请将药品放回原处。

2. 任务实施报告

评价内容	填写内容
疾病评估	患者可能的疾病:
判断理由	判断依据:
推荐化学药/医疗器械	主要治疗药物名称:
	联合用药/医疗器械名称:
推荐化学药/医疗器械的作用或特点	主要治疗药物: (1) (2) 联合用药/医疗器械: (1) (2) (3)

续表

评价内容	填写内容		
作用机理	主要治疗药物：		
	联合用药/医疗器械：		
用药交代	单次用量：_____	每日给药次数：_____	
	给药时间：_____	给药途径：_____	
	储藏方法：		
	常见不良反应：(不少于1条)	(1)	
	用药注意事项：(不少于2条)	(1)	
		(2)	
推荐中成药	药品名称：		
	基本作用：		
用药交代	单次用量：_____	每日给药次数：_____	
	给药时间：_____	给药途径：_____	
	储藏方法：		
	常见不良反应：(不少于1条)	(1)	
	用药注意事项：(不少于2条)	(1)	
		(2)	
清场			

3. 背景资料

(1) 患者，男，30岁，近半年来经常出现鼻塞、打喷嚏、流鼻涕等症状。尤其在春天，柳絮纷飞，患者自觉症状加重，故来到药店购买药物。经询问，患者为食品检测人员，无用药史。

(2) 患者，女，5岁，身高110 cm，体重15 kg。昨日因生日到餐厅就餐，大量食用海鲜，今日凌晨开始出现腹泻，一天内排便超过5次，量少，排黄色黏液便，无咳嗽、呕吐。经询问，患儿无过敏史，无用药。

(3) 患者，女，50岁，自诉持续3天没有排便，自感腹胀不适，经询问：顾客近几年基本2～3天排便1次，且大便干结，每次排便困难，有排不尽感。有高血压病史3年，目前服用硝苯地平控释片控制血压良好。患者除日常买菜，基本不外出活动，喜欢待在家看电视，因消化不好平时蔬菜摄入较少。未曾到医院就诊，否认有过敏史。

(4) 患者，男，35岁，自诉2天前天气变冷，出现头痛、鼻塞、流清涕、打喷嚏、畏寒低热、轻微咳嗽等症状。经检查：体温38.2 ℃。经询问：因近日天气变化受凉，出现上述症状。患者每天开车上下班，有3年的高血压病史，睡眠、饮食不规律，运动量较少。因症状轻微未曾到医院就医，没有药物过敏史。

4. 注意事项

(1) 关爱生命、尊重患者，注重仪容、仪态，语气适当，不得有任何歧视的表情和语言，给顾客留有一定空间，介绍药品时注意与顾客保持半臂距离。

(2) 进行用药与健康指导时，正确介绍药品，坚持以患者为中心，坚守职业道德与情操。不使用绝对化的语言，不得以营利为目的。

(3) 对某些特殊剂型（如栓剂、气雾剂、滴眼液等），应提示顾客如何正确使用。

(4) 为了避免顾客因错记、未听清或同时服用多种药物、年龄较大、记忆有困难等情况而发生漏服、错服现象，可以提供用药指导服务，即将药品的具体服用方法和注意事项进行标注（纸质或电子）。

评价反馈

评价内容	评分细则	赋分	扣分	得分
疾病评估	疾病判断准确	1		
判断理由	理由描述准确	1		
推荐化学药/医疗器械	推荐药品，每错一个扣1分	2		
推荐化学药/医疗器械的作用或特点	作用特点每错1处，扣1分	4		
作用机制	作用机制每错1处，扣1分 描述不准确每处扣1分	4		
用药交代（主要治疗药物）	用法用量每错1处，扣0.5分	2		
	储藏方法	1		
	常见不良反应	2		
	用药注意事项每错1处扣1分	2		
推荐中成药	药品名称错误扣1分	1		
	基本作用每错1处扣1分	2		
用药交代（中成药）	用法用量每错1处，扣0.5分	2		
	储藏方法	1		
	常见不良反应	2		
	用药注意事项每错1处扣1分	2		
清场		1		
合计		30		

 知识储备

背景资料解析

拓展思考题

1. 患者，男，55岁，已被确诊为高血压15年，一直服用牛黄降压片，效果尚可。近期收缩压总是处于临界值，病友向其推荐六味地黄丸，请分析患者是否可以将牛黄降压片更换为六味地黄丸，并说明原因。

2. 患者，女，51岁，患有冠心病，最近一直气短、胸闷，曾经服用家里为父亲准备的速效救心丸，有所缓解。这次就诊医生开具益心舒胶囊，她自诉家里还有速效救心丸，前来咨询这两种药是否一样？能否一起吃？

3. 患者，女，40岁，平时工作紧张，压力大，经常不能正点吃饭，爱上火，便秘。吃过西药，病情有反复，听人说中药有麻仁润肠丸和苁蓉通便口服液，不知道选哪种，请做出用药推荐并说明原因。

4. 患者,男,50岁,近期有失眠症状,正在服用安神补脑液,同时服用B族维生素,他发现安神补脑液中也含有B族维生素,前来咨询这两种药是否可以一起服用？一起服用会不会导致B族维生素超量？

5. 患者,女,32岁,最近感冒,睡眠也不太好,服用感冒清热颗粒和人参归脾丸病情不见好转,请分析疗效不佳的原因。

6. 患者,男,55岁,服用活力苏口服液和安神补脑液后血压明显升高,请分析血压明显升高是否是药物导致？

7. 患者,女,70岁,遵医嘱服用天舒胶囊和银杏叶片,请分析这些中成药应该饭前服用还是饭后服用,并说出用药注意事项。

模块五答案解析

附　　录

1. 药品购销职业技能等级标准
2. 药品购销(中级)操作技能考核试题样卷
3. 方歌
4. 多元评价表
5. 学生任务分配表模板

参 考 文 献

[1] 国家药典委员会.中华人民共和国药典[S].北京:中国医药科技出版社,2020.
[2] 国家执业药师资格考试命题研究委员会.中药学专业知识(二)[M].北京:科学出版社,2017.
[3] 国家执业药师考试命题研究委员会.中药学综合知识与技能[M].北京:科学出版社,2017.
[4] 赵宝林,陆鸿奎.实用方剂与中成药[M].北京:中国医药科技出版社,2017.
[5] 中国医药教育协会职业技术教育委员会.药品购销技术[M].北京:化学工业出版社,2020.
[6] 秦红兵,陈俊荣.药物服务实务[M].北京:人民卫生出版社,2018.
[7] 秦红兵,康红钰.药理学[M].北京:中国医药科技出版社,2018.